科学出版社"十四五"普通高等教育研究生规划教材

供中医学、中西医结合临床、中药学等专业使用

中西医结合临床诊疗思路

主　编　王新昌　刘英超

顾　问　范永升　沈剑刚

科学出版社

北　京

内 容 简 介

本教材是科学出版社"十四五"普通高等教育研究生规划教材之一，根据《中西医结合临床诊疗思路》的教学大纲的基本要求和课程特点编写而成。本教材分为总论篇、各论篇两部分。总论篇阐述了中西医结合发展历史、成就，中、西医两种医学模式与方法比较，中、西医学的比较和中西医结合的可能性与必然性，中西医结合临床诊疗基本思路与方法，中西医结合临床疗效评价方法，整体介绍中西医结合临床诊疗思路背景，为临床具体专科疾病诊疗思路的形成奠定基础。各论篇按系统疾病分别论述中西医结合临床诊疗思路，其中概述部分包括背景及常见症状体征、常见病因病机及中医证候表现、"病证结合"诊断思路、中西医结合治疗特色与新进展四个方面。在各系统中西医结合诊疗的常见病、优势病中，各选取具有代表性的 1 个病种，从中西医结合概述、中西医结合诊断思路与方法、中西医结合治疗思路进行论述，并设有中西医结合诊疗流程图，使读者能够对本病的诊疗流程一目了然，有助于学习记忆，并能起到举一反三的作用。

本教材可供普通高等中医药院校中医学、中西医结合临床、中药学等专业的研究生使用。

图书在版编目（CIP）数据

中西医结合临床诊疗思路 / 王新昌，刘英超主编. -- 北京 ：科学出版社，2024. 11. -- （科学出版社"十四五"普通高等教育研究生规划教材）. -- ISBN 978-7-03-080043-5

Ⅰ. R4

中国国家版本馆 CIP 数据核字第 2024KD7980 号

责任编辑：刘　亚 / 责任校对：刘　芳
责任印制：徐晓晨 / 封面设计：陈　敬

科学出版社 出版
北京东黄城根北街 16 号
邮政编码：100717
http://www.sciencep.com

固安县铭成印刷有限公司印刷
科学出版社发行　各地新华书店经销
*

2024 年 11 月第 一 版　开本：787×1092　1/16
2024 年 11 月第一次印刷　印张：15
字数：385 000
定价：88.00 元
（如有印装质量问题，我社负责调换）

编 委 会

庞立健 （辽宁中医药大学附属医院）

郑国庆 （浙江中医药大学附属第一医院）

姚血明 （贵州中医药大学）

姚庆华 （浙江中医药大学附属第二医院）

赵　伟 （贵州中医药大学）

赵正阳 （南阳理工学院）

赵宏利 （杭州市中医院）

郝慧琴 （山西中医药大学）

胡一梅 （成都中医药大学）

钟继红 （浙江中医药大学附属第二医院）

段　跃 （浙江中医药大学附属第二医院）

施　荣 （上海中医药大学附属曙光医院）

顾坚毅 （上海中医药大学附属曙光医院）

高　磊 （南方医科大学）

黄　晨 （浙江中医药大学）

黄建波 （浙江中医药大学）

蔡　宏 （中国人民解放军空军特色医学中心）

臧凝子 （辽宁中医药大学附属医院）

学术秘书 吴德鸿（浙江中医药大学附属第二医院）

沈　雁（浙江中医药大学附属第二医院）

前　言

　　《中西医结合临床诊疗思路》是科学出版社"十四五"普通高等教育研究生规划教材之一，是普通高等中医药院校中医学、中西医结合临床、中药学等专业研究生的一门重要临床课程，对从事中西医结合教学、临床和科研的工作人员也有一定参考价值。在编写过程中，特别注重将中国共产党"二十大"精神融入其中，紧扣"增进民生福祉，提高人民生活品质"的战略要求，强调中西医结合在建设健康中国中的独特价值，进一步体现中医药文化自信与守正创新的核心理念。本教材分为总论篇、各论篇两部分。总论篇阐述中西医结合发展历史、成就，中、西医两种医学模式与方法比较，中、西医学的比较和中西医结合的可能性与必然性，中西医结合临床诊疗基本思路与方法，中西医结合临床疗效评价方法，整体介绍中西医结合临床诊疗思路背景，为临床具体专科疾病诊疗思路的形成奠定基础。各论篇按系统分别论述疾病的中西医结合临床诊疗思路，其中概述部分包括背景及常见症状体征、中医病因病机及主要证候表现、中西医"病证结合"诊断思路、中西医结合治疗优势与新进展四个方面。在各系统中西医结合诊疗的常见病、优势病中各选取具有代表性的1个病种，从中西医结合诊疗概述、中西医结合诊断思路与方法、中西医结合治疗思路三方面进行论述，并设有中西医结合诊疗流程图，使学习者能够对本病的诊疗流程一目了然，有助于学习记忆，并能起到举一反三作用。使学习者对中西医结合临床诊疗思路有较为全面的了解，帮助学习者提纲挈领地掌握重点内容，为进一步学习中西医结合其他课程奠定良好基础。

　　本教材的编写遵照全国中医药研究生核心课程规划教材编写的指导精神，并根据专业课程特点、教学规律和教学对象，本着"病证结合，优势互补，求同存异"的中西医结合思路与方法总原则，结合多年的教学心得和临床实践，对教材体例和内容进行精心设计，注重临床诊疗思路的培养，从而提高研究生的中西医结合临床诊疗能力和思维能力，优化教学质量。本教材紧跟中西医结合发展最前沿，及时吸纳中西医结合临床诊疗的新思路、新方法、新理念，体现了教材服务教育、"立德树人"的根本任务，强调了文化自信、学科交叉、创新能力、临床疗效、思维能力的思政要求。

　　本教材共十八章，编者均为长期从事中医和中西医结合教学工作的一线教师。第一章由王新昌、李霄鹏编写；第二章由黄建波、黄晨编写；第三章由郝慧琴、刘杨编写；第四章由沈剑刚、高磊编写；第五章由庞立健、朱凌云、臧凝子编写；第六章由吴美平、施荣编写；第七章由刘英超、沈雁、钟继红编写；第八章由段跃、顾坚毅编写；第九章由包洁编写；第十章由马武开、姚血明、赵伟编写；第十一章由王新昌、吴德鸿编写；第十二章由郑国庆、李净娅编写；第十三章由刘兰英、王亚萍、刘立瑾编写；第十四章由姚庆华、陈海滔编写；第十五章由胡一梅、陈日高编写；第十六章由蔡宏、李媛丽编写；第十七章由赵宏利、方晓红编写；第十八章由卞华、赵正阳编写。各副主编对教材进行交叉互审后，再返给编者进行修改补充，最后由主编修改、定稿。

　　在编写过程中，我们广泛征求了各方面的意见，采取了集体讨论、分工互审、主编负责的方法，并经全体编写人员反复推敲，精心编撰。但我们水平有限，书中难免存在疏漏之处，敬请各院校师生及中医、中西医结合同道提出宝贵意见，以便再版时进一步修订。

编　者

2024 年 6 月

目 录

总 论 篇

各 论 篇

总　论　篇

第一章 绪 论

第一节 中西医结合形成的历史沿革

中西医结合的思想萌芽于明末清初，在西医完全不同的思想体系和科学方法的冲击下形成了中西医汇通派思潮，在近代社会巨变中医存废的危机下奠定了基础。中西医结合的概念则确立于中华人民共和国成立后方兴未艾的卫生事业，其临床模式成型于中华人民共和国成立后的医疗实践，并在改革开放后得到持续发展，目前已经形成了一个包括临床实践、科学研究、人才培养的完整体系。

明清以来的西洋传教活动使得西医知识在我国的传播得到加速，以唐宗海、张锡纯等为代表的中西医汇通派提出"中医吸收西医之长""中西药物并用"等观念。基本出发点在于"中学为体，西学为用"，以中国传统医学对西医的吸收、引进和融通为基本特点，突出表现在部分中医大家吸纳西方解剖生理等知识，尝试用西医理论解释中医，对中医理论基础进行充实和完善。

近代以来，随着西方政治、经济、文化领域的全面渗透，西医的医学知识体系开始系统传入我国，引发"中医存废之争"等学术争论，引发中医学的强烈抗争与基于现代科学知识的反思。部分中医从业人员主张实行中医的科学化运动，吸收西医生理、解剖及病理之所长，以补中医之不足，中医逐渐开始借鉴和吸收西医的理论和实践，为中西医结合的发展奠定基础。

中华人民共和国成立后，经历了短暂的废止中医思想回潮，革命战争年代形成的团结中西医的方针得以延续并发扬光大。党中央对中医药价值判断这一近代以来的历史难题和理论问题做出了深刻剖析和正确处理，形成了全面准确认识中医药的科学研判。在1950年确立"团结中西医"为三大卫生工作方针之一的基础上，1956年提出了"把中医中药的知识和西医西药的知识结合起来，创造中国统一的新医学、新药学"，"中西医结合"的概念正式被提出，中西医结合正式成为国家医疗卫生事业的一项工作方针。在卫生部（现国家卫生健康委员会）组织的"西医学习中医离职班"等活动的大力推动下，中西医结合工作得到了跨越式发展，同时使用中、西医两种方法诊治疾病的临床模式逐渐成熟。"西学中"研究班培养了一大批可用之才，为中西医结合事业奠定了坚实基础。20世纪60年代中期后，在大量临床实践的基础上，中西医结合的临床研究、实验研究也得到了蓬勃发展，并用中西医结合治疗急腹症、异位妊娠、骨折等疾病取得了系统性成果，在针刺麻醉、青蒿素的发现、肾本质研究等前沿领域取得了举世瞩目的成就。

1980年3月卫生部在北京召开的中医、中西医结合工作会议上提出"中医、西医、中西医结合三支力量都要大力发展，长期并存"，标志着中西医结合已成为我国医学现代化的一支重要力量，1982年国务院学位委员会将"中西医结合"设置为一级学科，并在1992年《中华人民共和国学科分类与代码国家标准》将"中西医结合医学"设置为一门新学科，则标志着中西医结合完成了从临床实践到独立学科的变化。

改革开放以来，系列政策、法规的出台，中西医结合在临床、科研、教育等方面都进入了全面发展的时期，诊疗及科研行为逐步规范化，总结出"病证结合""宏观辨证与微观辨证相结合"等创新理论，出现了一批如"砷制剂抗白血病效应的发现及其机制的阐明""血瘀证及活血化瘀研究""中医药防治新冠肺炎"等为代表的临床及机制研究结合的系统性研究成果。中西医结合这一领域仍然处于发展之中，在很多基本概念层面，仍面临如何更好地整合两种医学体系的挑战。

第二节　中西医结合的基本概念

中西医结合的概念是在一定的历史沿革下逐渐形成并发展的，但"中西医结合"这一专有词语，一般认为是 1958 年 6 月在天津召开的家庭病床经验交流现场会议上由时任卫生部副部长徐运北最早提出。

中西医结合在实际中常表现为一个含义复合且不断变革的概念，除了中医、西医各自理念的进步，"结合"的概念和方式也在不断发生变化。中西药合用，是最早出现且最有生命力的中西医结合形式；"团结中西医"方针，不仅是特定医疗环境压力下形成的卫生方针，更是中西医结合发展的主要推动力；中西医诊疗方案和理论体系的结合，是在临床实践中逐渐形成的成熟模式；应用现代科学知识来解释中医药，是中西医结合的深层次要求，其本身也是中医现代化的重要部分，中西医两种医学模式的相互借鉴与吸纳，是构建我国未来新医学的理论基础。

此外，对国际上存在的一些其他相关概念也需要仔细分辨。这些概念的提出和发展可提供一种从现代医学视角下对中医学的认知，应该客观对待并正确使用，需充分认识其提出的立场、用途及文化背景，既不宜全盘接受，也不应粗暴排斥。举例如下。①传统医学：世界卫生组织（World Health Organization，WHO）定义为利用基于植物、矿物的药物、精神疗法、肢体疗法，治疗、诊断和防治疾病或者维持健康的医学。②补充替代医学：由美国国家卫生研究院和政府机构确定的统一认可的名称，指本质上不同于西方主流医疗系统的医学、卫生保健和康复系统的多样性集合。③整体医学：与分析医学相对应，中医及古希腊、古印度等传统医学均有相似的概念。而现代的整体医学则是基于复杂性科学的理念和方法，将古代传统医学的整体观念与现代科学的实证方法有机结合的全新的医学体系，其理念与传统中医学及现代中西医结合思想较为接近。

中西医结合在中国文化背景下是客观必然的存在，且已得到广泛实践。通过中西医结合的临床实践和科学研究，不仅产生了众多的医学新概念、新理论、新方法，还形成了新的学科。中西医结合医学在《中华人民共和国学科分类与代码国家标准》中设在中医学门类下，下设中西医结合临床与中西医结合基础两个专业。中西医结合临床专业主要研究传统中医学理论、西方现代医学技术等方面的基本知识和技能，将中医药与西医技术结合，进行疾病的预防、临床诊断和治疗，能在医疗卫生领域从事医疗、预防、保健、康复等工作；而中西医结合基础专业则主要研究中西医结合的生理、病理、药理等方面的理论和方法，需要了解中医和西医的理论知识，掌握中西医结合的基础研究方法和技能。

清晰的历史沿革、成功的临床实践、国际视角下的认知和完整学科的形成，从不同角度对中西医结合这一基本概念进行了注释。

综上所述，中西医结合可定义为综合运用中、西医药学理论与方法，以及中、西医药学互相交叉综合研究、运用中产生的新理论、新方法，研究人体系统结构与功能、人体系统与环境系统关系等，探索并解决人类健康、疾病及生命问题的科学。

第三节　中西医结合的内涵与外延

中西医结合的形式虽然在不断发生变化，但其内涵始终保持一致，即通过两种医学知识结合而非简单叠加，产生新的医学知识、诊疗方法和理论体系，这也是中西医结合区别于中西医汇通、补充替代医疗等概念的根本所在。

相较于较为稳定的内涵，中西医结合的外延则更具变化性和复杂性。变化性在于中西医结合应代表医学科学发展先进的、前瞻的思想与观念，随着人类认识层次及医学领域的变化而不断发展；复杂性在于中西医结合是涉及政策方针、临床实践、学科建设等多个维度解释的概念，且其外延的边界并非完全清晰。

在中西医结合政策方针层面，国家大力发展中医药事业，坚持中西医并重、传承与创新相结合，发挥中医药在医疗卫生与健康事业中的独特作用。为落实习近平总书记"走中西医结合的道路"指示精神，推动中国特色医学体系建设，2023 年 11 月由浙江省中医药学会、浙江省医学会等联合发布的《中西医学协同发展杭州共识》提出了"以科学的态度，尊重两种医学的理论、知识与方法，客观包容地对待两种医学的差异""倡导中西医互相学习、融合发展""坚持把更有效促进全民健康为根本目标""鼓励协同攻关……探索全生命健康周期的中西医协同'中国方案'"等9条共识，可以看作是中西医学界对中西医结合事业的基本共识。中西医结合、中西医协同、中西医并重等多个概念并行，侧面反映了中西医结合政策建设仍处于持续探索完善的道路上。在实际建设中，我国中西医结合人员在考研、就业、晋升等方面仍存在一定困难，中西医结合工作的评价标准还基本参照中医执行，需要在政策法规、医院科室建设、专业设置等多方面进一步加强。

在中西医结合临床实践层面，其涉及范围越来越广，几乎涵盖了临床医学所有门类，涵盖诊断、治疗、预防、护理、养生、康复等临床所有环节。目前社会整体对中西医结合的认识不断深化，西药加中药治疗比较普遍，辨病与辨证施治应用广泛，但仍存在思想认识不平衡、中西药叠加使用离科学结合差距很大、能有机结合的中西医治疗方案不多等问题。对于中西医结合临床实践，可以从发展目标与具体实践两方面对其进行限定。中西医结合临床的发展目标为实现两种医学的优势互补，根据不同病种，不同阶段的不同要求，追求疗效更好，副作用更小，卫生经济学指标更优的中西医结合临床诊疗方案。中西医结合临床的具体实践为寻找值得结合的病证、分析中西医在治疗中的长处与不足，制定中西医有机结合的治疗方案，对治疗方案开展多中心的临床评价、修改、完善，对成熟的临床方案进行推广。

在中西医结合学科建设层面，相较于临床实践的蓬勃发展，中西医结合基础学科尚处于体系建立阶段，作为建立在中、西医学基础理论之上的边缘学科，需要研究者对中、西医学科均有深入的理解和全面的掌握。其外延除了上面阐述的临床实践内容外，还涉及对中医理论基本概念的现代化阐释、病因病机病证研究、中西医结合生理学、中西医结合病理学、中西医结合循证、中西医结合动物模型研究、中西医结合基础研究方法体系的构建等内容。

综上所述，中西医结合是一个有着明确内涵和丰富外延的概念。其外延的丰富，除了体现在其拥有不同层次的含义和内容，还体现在中西医结合实际临床诊疗工作和诊疗思维的形式多样。

第四节　中西医结合诊疗思维的表现形式

中西医结合诊疗思维与中西医结合研究思维有所不同，相较其他学科，中西医结合诊疗思维更加强调实用性。中西医结合诊疗思维需综合两种医学体系的思考方式，旨在最大限度地发挥中西医之间的互补优势，为患者提供更加全面和个性化的医疗服务。在诊断方面强调综合运用中医的望、闻、问、切四诊方法和西医的客观检查和实验室检验手段，全面了解患者的体质和病情。在治疗方面强调个体化治疗，根据患者的具体情况，综合运用中、西医治疗手段，以达到最佳的治疗效果，同时注重预防和康复，强调整体观念。目前主要表现形式如下所述。

一、中西药结合

中西药结合是指对同一患者同时或先后使用中药与西药。该诊疗模式简单易操作，疗效明确，临床广泛应用。临床实践中创建"辨病用药"，即针对某一种疾病，为提高疗效，在使用西药的基础上，不考虑中医证候，加用中成药治疗，仅推荐在疾病特定阶段、中成药成分简单、疗效机制明确的前提下短期应用；或者在中医辨证治疗基础上，加用对症的西药以快速缓解症状；或者针对具有明显毒副作用的西药，发挥中药作用全面灵活的特点，起到增效减毒作用。

此类诊疗思维模式，需要注意避免"中药西药化"，如非处方药存在同一种药物同时含有中药和西药两类成分的情况，实践中不应将中药或西药视为"附赠品"，应分别运用中西医两种临床思维判定药物是否恰当使用，或使用中西医结合诊疗思维综合判断。

二、病证结合

"病"指的是西医的病名，是具有稳定的内在规定性的特异的诊断概念，是对疾病全过程的总体属性、特征和疾病病理规律的概括。辨病就是确立病名的诊断过程，论治是根据"病"的诊断结果直接施以特异性的治疗方法。其优势在于能全程把握疾病发生、发展的客观规律，对其发生、发展、转归及预后都有前瞻性的认识。"证"作为中医所特有的概念，指疾病发展过程中某一阶段的病理概括，包括疾病的原因（如风寒、风热、瘀血、痰饮等）、病的部位（如表、里、某脏、某腑等）、病的性质（如寒、热、虚、实等）和正邪关系（如虚、实等），反映了疾病发展过程中某一阶段病理变化的情况。临床上结合病与证两个维度进行诊疗，即病证结合。目前多采用西医的病名，然后运用中医的"证"进行辨证治疗，这样既能全程把握疾病发生、发展及预后的客观规律，又能掌握疾病在发生、发展过程中某一阶段的病理变化，是目前较为成熟的中西医结合诊疗模式。中国中西医结合学会近年来发布的疾病中西医结合诊疗指南多采用此类诊疗思维模式。

此诊疗思维模式，一要区分辨证分型与分期分型，坚持中医辨证、避免机械套用；二要明确疾病不同阶段、不同状态下的特点，坚持"宜中则中，宜西则西"的原则。

三、多手段内外治相结合

中医具有丰富的外治手段，现代医学也发展了多种物理治疗，都可以与中西药治疗手段互相结合，发展出更加多样的外治手段。如现代医疗设备辅助中药使用，利用超声仪、熏蒸仪、离子导入仪等对中药药液进行雾化、离子导入等可增强传统中药熏洗、外敷的疗效;中药制剂替代西药应用于局部注射、关节腔注射等西医特殊疗法增加了用药选择;传统的拔罐、艾灸、灌肠等治疗借助现代设备可发挥更大作用。

此类诊疗思维模式需要更加注意医疗安全,尤其是侵入性治疗用药需要有充分的理论和循证证据支持。

四、现代技术与传统中医药结合的产品

利用现代科学技术方法革新中医药传统治疗手段。如电针的发明和推广,深刻影响了针灸学的临床实践和学术发展;中药单体、中药组分药的研发,使得部分中成药具备更强的效力;现代中药制剂结合水凝胶、光敏及纳米等新型药物载体等技术,在剂型方面也出现了不少新的突破。

此类诊疗思维模式需要注意部分成果产出过程中丢失了中医理论和辨证特色的支撑,实践中存在中西医药品和技术交互带来的理论认知混乱。

五、现代医学知识应用于中医辨证治疗

基于人体疾病的客观性,将现代检验手段视为中医四诊信息的延伸,通过科学探索与临床验证,构建起临床实用的微观辨证方法,尤其在证候不太明显导致"有病无证""无证可辨",或者证候过于复杂的情况下,显示出一定优势。在治疗上,将中药现代药理研究成果,作为中医辨证处方的辅助手段,指导部分中药的加减选弃,也是部分医家行之有效的做法。

此类诊疗思维模式需要对中、西医知识进行全面掌握,充分获得循证证据,避免基于片面依据的机械推断与基于个人想象的无限外延。

六、医养护结合

在中西药治疗的基础上,根据患者体质、营养状况等因素,遵循辨证论治的基本原则,以及"虚则补之""实则泄之""寒者热之""热者寒之""温者清之""凉者温之"等原则进行医养护结合的综合调摄。根据"证"的阴阳、虚实、寒热,分别给予不同的饮食配方。因人、因时、因地选食治疗,以调整脏腑功能,恢复阴阳平衡为目的。通过食物来扶正祛邪,以帮助患者恢复健康。除药物等治疗外,还需关注患者的心理变化,注重情志的调节。调节情志除心理开导外,还可运用太极拳、五禽戏等运动疗法,也适用于疾病稳定期的患者。此外,鼓励患者进行一些力所能及的劳动和社会活动,不仅能够移情易性,调节情志,还能促进免疫功能的协调与稳定。而在围手术期、康复期综合应用中医药治疗,也是临床实践中常用的方法。

七、传统中医理念应用于西医诊疗体系

将中医的整体观、辨证论治、治未病、以人为本等核心理念应用于西医复杂疾病临床策略的选择,将中医传统理念与现代科学技术探究病因病机的先进性相结合,有助于新的医学模式的建立。如生物心理社会医学、精准治疗、表观遗传等与中医相似理念的提出,对中、西医思维体系的完善都有帮助,更有助于中西医结合体系的发展和传播。

　　总之,中西医结合诊疗思维的培养是一个从简单中西药叠加的正确使用到中西医理念融合的长期过程。在学习过程中要以患者为中心,实事求是,既不轻视形式简单、没有实现"有机结合"的中西医结合治疗手段,也要格外注重个人在中西医理论层面的探究,力争实现中西医融会贯通的高层次结合。

第二章 中、西医医学模式比较

第一节 医学模式的基本概念和作用意义

模式，一般是指事物的标准样式，代表事物发展过程中的结构或者形成的体系，可借鉴，可参考，具有事物本身深层次的意义，是一种比较确定的、具有普遍代表性的或者相对规范的样式。医学模式是关于医学发展并形成共识的标准样式，简单来说是人类对健康状态、亚健康状态和疾病状态的总的看法，体现了人类健康、亚健康和疾病状态下的整体特征与相互之间发展变化过程的本质所在，是医学科学范畴，是一切医学传承创新发展和医疗实践活动的指导思想。

医学模式具有哲学特性，高度概括了在不同社会发展时期的医学思想观念及总体特征，指导医学理论和实践的有序发展。医学模式具有社会学特性，是一定社会发展时期内医学研究的对象、方法和范围的总和，其发展过程中的各个阶段一定带有社会文化背景，是社会文化的产物。医学模式具有实践特性，在医学教育、医学研究、疾病诊疗等医学实践活动中，逐步形成了对医学的认识和共识，反过来又影响医疗实践的行为方式。

人类社会的发展史就是各类医学模式的形成史，医学模式的确立和运用，对于推动医学认识论和方法论的发展具有重要的作用和意义。

医学模式是哲学思维指导医疗实践的重要反映。任何能够被真正地称为科学的模式，其中必然贯穿着科学的哲学思想，才能在一定历史条件下形成符合客观正确的发展规律。现代医学模式就是在辩证唯物主义科学观指导下医学科学深入研究发展并与之结合的产物。

医学模式具有指导医学方法论的作用。医学模式在反映医学科学总体特征的同时，直接影响人们对疾病与健康状态的认识和开展医疗实践活动的行为方式。医学模式的演变反映了医学的本质特征和发展规律，并对医学教育、医学研究、疾病诊疗等医疗实践领域产生了重大影响。

第二节 中医学的医学模式和方法

中医学在我国古代人民长期同疾病斗争实践中形成和发展，具有独特的理论体系和实践体系。中医医学模式将人的健康与疾病及整个生命活动过程都与"天人相应"紧密联系在一起，深刻反映人与自然、人与社会、健康与疾病的客观规律，具有十分丰富的科学内涵。

一、生命救护模式

上古时期和夏、商、周时期，先民们面对生存，就要排除千难万险，获取生存机会成为首要任务，出现了以生命救护为目标的古代医学模式。救护生命也是医学事业的核心，为后世"生生不息""救死扶伤"等思想的产生奠定了基础。

《韩非子·五蠹》曰："上古之世，人民少而禽兽众……有圣人作，构木为巢以避群害……号曰有巢氏。民食果蓏蚌蛤，腥臊恶臭而伤害腹胃……有圣人作，钻燧取火以化腥臊……号之曰燧人氏。"表明中华先人从住和吃来适应大自然，以获取生存。山东东营傅家大汶口文化遗址发现墓主生前曾有过头颅手术，手术颅骨洞口有钝化现象，推测术后存活了较长时间，可见当时为了生命存活而使用的救护方法不容小觑。

夏商周时期的生命救护主要体现在对天的态度，包括研究天文和迷信上天。夏朝《大戴礼记》中"夏小正"篇是记载"夏历"的重要文献，对每个月的天文、物候及农事活动都有记载。殷商时期出现了巫文化，《礼记·表记》曰："殷人尊神，率民以事神，先鬼而后礼。"奉天运，祭鬼神成为医学模式的重要组成部分。周朝时期认为上天庇佑的是有德之民、有德之族，合道、尊道、守道而为，则"天自佑之""以德配天"成为周朝人的价值观，走上"医巫分家"，追求"以医见道"之路。

二、宇宙生命模式

《淮南子·齐俗训》曰："往古来今谓之宙，四方上下谓之宇。"《庄子·杂篇·庚桑楚》曰："有实而无乎处者，宇也。有长而无本剽者，宙也。"宇宙成为人类生存的时空概念，宇宙生命实际上反映的是天人思维，是人类追求与天合拍的要义所在，也为后世"天人合一""人与自然和谐共生"思想奠定了基础。

先人对宇宙生命的概念包括了"盖天说""浑天说""宣夜说"三种学说。"盖天说"认为天圆如张盖，地方如棋局。"浑天说"认为天地未开辟之前处于混沌状态，《淮南子·诠言训》曰："洞同天地，浑沌为朴，未造而成物，谓之太一"。"宣夜说"包含了无限宇宙的概念，认为宇宙中充满了气体，所有天体都在气体中漂浮运动。

宇宙生命模式阐述了生命的起源与时空的关系，说明了人类的由来。《管子·内业篇》曰："凡人之生也，天出其精，地出其形，合此以为人。"《素问·宝命全形论》曰："人以天地之气生"，"夫人生于地，悬命于天，天地合气，命之曰人"。说明天地合气为"人"，人是天地自然的产物，是天地精气所化生。

三、天人相应模式

天人相应模式源于宇宙生命，易学"三才"，生生不息，阴阳五行，受到"和"思想的影响。宇宙生命本身阐述的就是生命与宇宙的关系，核心是天人思维，其要义是人类要与天合拍，才能终其天年。易学定八卦，由三划组成，代表天地人"三才"，是构成万物最基本的元素，人类位于天地之间，属于天人一体化整体思维，初步确立了中华人民"天人合一""人与天地相参"的生存模式。生生不息反映了自强不息、以生为贵是万物规律，目标是保护生命，维持人体生命的延续，解决"生生"医学问题，就是解决天与人的矛盾问题，也助推了医学范式的建立。万物分阴阳，阴阳是分析事物间普遍联系的基本方法，五行即木、火、土、金、水，五行理论说明了世界万物的形成及其相互之间的关系。阴阳五行是认识世界的基本方式，阴阳五行与气化是中医学基本理论，气化是自然界"六气"的变化，人的生命活动与自然界"六气"变化息息相关，阴阳五行处于平衡状态是"天人相应"的关键。"和"思想追求生存在天地之间的人类处于最佳状态，寻求人类与天时、地域、人体生命现状和谐合拍的状态，目的是达到人与人之间、人与社会之间、人与自然之间的最佳状态，所以说"和"思想影响天人相应模式的形成，体现了"天人相应"的基本内涵。

天人相应模式以整体观念为指导，以"天人合一"为理论基础，反映了自然界和人互相感应、互为映照的一种状态，追求"天道"和"人道"合一，即天与人和谐相应，"天"是大宇宙，"人"是小宇宙；"天"是大整体，"人"是小整体。"天人相应模式"反映了人自身藏象系统、形神系统等在健康和疾病状态下相互之间影响的客观规律，反映了自然界和人、环境和人在健康及疾病状态下的客观规律，属于整体辨证医学模式。天人相应模式追求人与自然的和谐共生，具有十分丰富的科学内涵，具体包括整体观念指导下的五脏调和、形神统一和人与外界环境的统一。

1. 整体观念　是中医学"天人相应"医学模式的指导思想，"天人相应"说明了人自身的完整性及人和自然社会的整体性。"天人相应"，人体就处于健康状态，机体就保持着自身的动态平衡及与外界环境的动态平衡。人体自身形神不一、脏腑功能失调，人不能适应自然及社会环境的变化，就会产生疾病，处于"天人不相应"状态，要整体分析时间、地域、社会关系及脏腑功能等原因，辨证施治，使机体重新恢复"天人相应"的平衡状态。

2. 五脏调和　中医学认为五脏之间不是孤立的、单一的。一方面，五脏代表着肝、心、脾、肺、肾五脏系统，与六腑、五体、五官、九窍、四肢百骸等构成有机整体，是某一小系统的功能单位，如肝系统包括肝、胆、筋、目、爪，肝系统的具体组成单位之间具有一致性；另一方面，五脏之间相互影响、相互制约，存在相生相克关系。五脏调和包含五脏之间的平衡统一和五脏与外界环境的统一性。五脏系统各有其生理病理特点，生理变化和病理变化相互联系、相互影响，并和自然界的五时、五方位、五气、五化及社会环境等外部因素息息相通，人体具有天然自愈力，人体和外界具有高适应性，是"天人相应"的具体体现。在病理状态下，五脏功能失调、系统失衡，出现"天人不相应"。"天人相应"指导下的中医药调治，注重整体调治，使机体阴阳平衡，五脏调和。

3. 形神统一　"天人相应"模式非常重视形神统一，形神统一包括形神同构、形神体用和形神存亡。形神同构表现为生命构成及其生长壮老的过程，是形与神变化的外在表现；形神体用表现为形为神之体，神为形之用，神为生命活动的主宰；形神存亡表现为形坏则神去，神去则形死。"形"包括脏腑、经络、骨、脉、肉、气血津液、髓等形体及生命物质。"神"指整个生命活动的主宰及其外在表现，包括意识、思维、情志等精神活动。中医学认为有形体才有生命，才能产生精神活动，形体与精神同构、同存、同亡，两者具有统一性，即"形与神俱"。《素问·上古天真论》曰："故能形与神俱，而尽终其天年，度百岁而去。"形与神俱和生命息息相关，只有做到道法自然，保持精神愉悦，人体才会健康，生命才会得以延续，直至终其天年。

4. 人与外界环境的统一　人来自自然界，自然界是大系统，人是小系统，大系统和小系统最重要的主体是"人"。人的活动和外界环境变化相互关联，人和自然界是一个整体，人要保持健康，就要去主动顺应天地变化，适应自然界春夏秋冬的转换规律，适应政治、经济地位等社会角色的变化。反过来讲，人无法适应外界环境变化，必然损害健康，导致疾病的产生。人与外界环境包括人与四时气候、地区方域、时间变换、物资存储、自然变化、社会地位等，这些外界环境和人的形体、生理、性格、声音、寿命和疾病等密切相关，人只有与外界环境相适应，才能去除疾病，延长寿命。人与四时气候的统一性要求正确认知四时的寒热温凉等气候与天、地和人的关系，采取一定的措施，达到人对气候的适应；人与地方区域的统一性要求正确认知地理特征等地理因素与天、地和人的关系，采取一定的措施，达到人对地域特征的适应；《灵枢·岁露篇》曰："人与天地相参也，与日月相应也"，人和时间变换的统一性要求准确判断时序变化，包括人与天干地支在内的与历史发展、四季、节气、昼夜晨昏在养生、治病、用药的统一性；《素问·平人气象论》曰："人以水谷为本，故人绝水谷则死"，人和物资的统一性要求准确判断物资存储情况，包括空气、水、饮食物、矿物质、药品等；人和自然变化的统一性要求准确判断自然环境的变化，主要是指包括风、寒、暑、湿、燥、火在内的气的变化；人和社会地位的统一性要求准确判断包括人际关系在内的人的政治、经济、家庭等地位的变化。

第三节　西医学的医学模式和方法

西医学在漫长的历史长河中，经历了神灵主义医学模式、自然哲学医学模式、僧侣医学模式、机械论医学模式、生物医学模式、生物-心理-社会医学模式等。西医医学模式是在研究现代疾病和死亡状态数据变化结合现代科学研究系统论而提出的。

一、神灵主义医学模式

远古时期，自然科学知识极度贫乏，科学思想尚未建立，人类通过求神和祈福来救护生命健康、消除灾害，神灵主宰着人类，这就是神灵主义，神灵主义医学模式就这样孕育而生，并且持续长达数万年。神灵主义医学模式认为包括健康和疾病在内的生命现象都是神灵所赐。

神灵主义医学模式产生于原始社会和奴隶社会初期。当时人们的医学知识薄弱，无法准确认识健康状态和疾病状态，医学水平无法实施科学的生命救护，人类把生与死都归于无所不能的神灵，神灵主义医学模式包含了人类早期的健康意识、疾病认知和调治手段。调治手段虽然用了一些自然界的药物，但不能超越神灵主宰，人类仍然认为求神问卜、符咒祈祷是保护健康、治疗疾病和除瘟神疫鬼的根本所在。神灵主义医学在一定程度上体现了医术与巫术混杂的特点。

二、自然哲学医学模式

公元前7世纪至公元前1世纪，随着社会生产力和科学技术水平的发展进步，人们认识自身、宗教信仰、自然界和社会环境的能力也有所增强，人们开始探究生命的本源，把观察和研究自然环境、社会环境作为分析健康和疾病的存在状态的关键，开始以自然哲学理论的思维方式来解释医学现象，形成自然哲学医学观念，慢慢形成自然哲学医学模式。自然哲学医学模式是伴随着古代哲学、自然科学和医学的初步发展而形成的。

根据古希腊哲学家恩培多克勒提出的"四根（四元素）学说"，希波克拉底提出人体内存在有与四元素对应的黏液、血液、黄胆汁、黑胆汁4种液质，并以这4种液质的数量构成比例来解释人的性格、气质、体质和病。自然哲学医学模式认为体液的腐败变质是疾病发生变化的根源。当4种液质数量构成比例合理，处于平衡状态时，则身体健康；反之，如果机体内4种液质失去平衡，则疾病随之发生。古罗马医学家盖伦发明的"灵气论"认为机体内的"灵气"分属于消化、呼吸和神经解剖系统中，属于自然哲学观点的引申。因此，在自然哲学医学模式指导下人们已经有了认识较为深刻的健康观和疾病观，对后世医学的推动发展起到了很大的作用。

三、僧侣医学模式

一般来讲，僧侣医学模式属于唯心的充满宗教神学色彩的医学模式，和神灵主义医学模式主要区别在于僧侣医学模式充满了宗教色彩。当时僧侣治病和患者却病主要依靠"向主祷告"，属于反科学的医学模式，西方医学文明受到严重摧毁，西医医学发生了大倒退。僧侣的神学禁锢了西方的医学成为僧侣医学模式形成的主要原因。宗教教义一定程度上控制了医学及医学科学精神，重视解剖、生理的盖伦医学长期被宗教医学所利用，蒙上了宗教层面的神学色彩，僧侣医学模式核心就是僧侣"医生"在治病，生与死归于"圣迹"和"魔鬼"，而僧侣"医生"治病的主要方式就是不断地祈祷和行"按手礼"。

四、机械论医学模式

欧洲文艺复兴时期，西方医学摆脱神权，开始"用实验方法研究自然"。当时机械运动和力学研究取得了较大成就，机械唯物论就此产生，影响医学事业的发展，机械论的医学模式也因此逐渐发展和成熟起来。法国医生拉美特利提出"人是机器"的观点，把人当作自己发动自己的机器，对健康的保护与保护机器的原理一致，疾病是机器出现故障和失灵，医生的任务就是修补与完善，形成机械的医学观，产生了"修理机器"（治疗）为主的机械论的医学模式。

机械论的医学模式所包含的医学思想以机械唯物主义的观点，批驳了唯心主义指导下的生命观、健康观、疾病观和医学观，西医学进入实验医学时代，掀起了基础实验医学研究的小高潮，为近代实验医学的兴起奠定了坚实的基础，包括血液循环的发现，病理解剖学的创立，植物细胞、动物细胞的发现，以及细胞病理学的提出。机械论的医学模式对医学的发展发挥了重要的作用。但是，机械论的医学模式忽视了生命具有极其复杂性的问题，也忽视了人有社会性和生物特性的问题，研究和观察的片面性、机械性也是存在的问题，当然机械论指导下的固有思维一定程度上限制了自然科学家的研究思想和思路。

五、生物医学模式

近代西医学和现代西医学都十分重视生物科学，认为人的健康状态和疾病状态的相互转化，都可以从生物机体的器官、组织、细胞和分子生物水平等观察和研究入手，发现其结构和功能的变化。18～19 世纪，随着社会经济和科学技术的快速发展，生物科学也得到了快速发展，人们开始运用生物学的观点认识生命、健康与疾病，生物科学也成为整个医学科学研究的重点。西方医学逐渐形成了包括解剖学、生理学、病理学、组织胚胎学、生物化学、微生物学、遗传学等较完整的生物医学科学研究体系，这种研究生物医学科学的医学模式方法就是"生物医学模式"，成为西医学发展过程的核心标志。

生物医学模式经历了较长时间，发明新的实验仪器，发现新的实验方法和新的实验结果，为生物医学的发展提供了更好的条件。荷兰科学家列文虎克发明的显微镜促进了细菌学、病理学等学科的快速发展；法国微生物学家巴斯德和科赫等先后发现了结核杆菌、伤寒杆菌、霍乱弧菌等多种微生物，形成疾病发生的细菌学病因理论，促进了免疫学的发展。

医学的任务就是寻找特异性的致病因子，采取特异性的治疗方法，最终治愈疾病。生物科学促进了影响人体健康的环境因素及产生疾病病因的研究，认为病因具有生物特征和理化特征，每种疾病都可以研究确定出生物的或物理的特定原因。疾病发生后，可以在组织器官、细胞或分子上找到形态学或化学改变，针对生物的或物理的原因及机体上形态学或化学改变状况，确定相对应的调理和治疗手段。综上，生物医学模式可以从生物学因素为主来解释、诊断、治疗和预防疾病，这就是生物医学模式的特点和思维模式。

生物医学模式为人类健康和卫生事业做出了巨大的贡献，是基础医学、临床医学等取得快速发展的根本性原因，生物医学模式有力地推动了西医学学科的发展。基础医学研究中，阐明了多种疾病是生物因素造成的，揭示了发病病因，确定了有效的防治方法。临床医学研究中，对于一些器质性疾病，发现借助细胞病理学手段可以做出定性诊断；为了减轻手术痛苦，防止伤口感染，发明了无菌操作、麻醉剂和抗菌药物的联合应用方法，减少了病情恶化，提高了临床治愈率；针对传染病的防治需求，通过预防接种和药物的措施，有效地控制了急、慢性传染病的发生发展，发病率、病死率大幅度下降。

虽然生物医学模式的出现快速促进西医学的发展，但是我们必须看到生物医学模式有其局限性，存在较明显的漏洞。因为生物医学模式只重视人的生物属性，多研究人的生物活动和生物功能；忽视了人的社会属性，包括人的社会行为和心理活动及其带来的致病作用。生物医学模式无法全面阐明人类健康和疾病的全部本质，临床疗效也受到一定限制。

六、生物-心理-社会医学模式

随着社会经济的发展和现代化的进程，心脑血管疾病、恶性肿瘤等生物原性疾病大量出现，人类疾病谱、死亡谱也随之发生改变，与心理因素、社会因素有密切相关的公害病、交通事故、吸毒、酗酒、自杀等现象广泛发生。可以看出，多因素影响的急、慢性病逐渐增多，原有生物医学模式已经无法解释，生物-心理-社会医学模式就这样慢慢发展和成熟起来。1977 年，美国精神病和内科学教授恩格尔首先提出生物-心理-社会医学模式。

生物-心理-社会医学模式将生物、心理、行为方式和社会作用有机地结合起来，揭示了多种因素相互作用导致生物学变化的内在机制，充分反映了心理因素、社会因素及生物因素之间的辩证关系，形成了符合现代人类健康需求的新的医学模式。生物-心理-社会医学模式表明疾病的发生、发展和转归不仅与生物因素有关，还与自然因素、环境因素、社会因素、人们的行为和生活方式密切相关。生物-心理-社会医学模式把人作为一个自然界的高级生物，并和自然界充分关联的整体来认识，要处理好生物、社会、心理和环境之间的关系，要求从生物学、心理学、社会学等多个方面考察和研究人类的健康与疾病。

要一分为二地认识从生物医学模式向现代的生物-心理-社会医学模式的转变，一是在生物医学模式基础上强调心理因素、社会因素的作用，不是绝对地取代生物医学模式，属于生命科学领域认识论的科学性回归；二是无论是心理活动还是社会环境，最终都将影响机体脏器的结构和功能，从而导致疾病的发生，所以重视心理因素、社会因素的同时，生物学因素既是研究生命健康和疾病的关键基础，还是医学科学研究与实践的核心重点。

生物-心理-社会医学模式的确立促进了医学科学的快速发展，使研究微观和宏观现象双向发力，模式是宏观的，心理和社会是宏观的，生物医学是微观。生物科学研究包括机体的结构与功能研究以及相应的分子和基因水平的研究，属于微观；心理因素和社会因素的研究包括心理因素的产生、发展及心理因素和机体之间的相互作用，社会因素研究包括政治、经济、文化环境等的社会特征和社会本质，属于宏观或中观。在临床应用上，生物、心理、社会三者缺一不可，生物-心理-社会医学模式为临床医学诊疗和治疗提供了思维模式，例如，临床上诊治疾病时要联系患者的心理特征、社会背景及生物学检查结果，对患者各指标和因素进行全面分析和评估，制定包括针对心理因素和社会因素及生物学异常指标在内的综合治疗方案。

第四节　中医、西医医学模式的异同

中医学和西医学是两种不同的医学体系,中医学源于东方中国文化,西医学源于西方欧洲文化。中医学和西医学都把"人"作为研究对象,但是由于地域与历史背景不同,中国文化和欧洲文化又存在差异性,两种医学体系的认识论与思维方式是截然不同。有人评价中医学精于穷理而拙于格物,信理太过而涉于虚;西医学长于格物而短于穷理,逐物太过则涉于固。

一、中医、西医医学模式的特点优势

中医学是整体医学,包括人自身的整体以及人和外界环境的整体,崇尚整体恒动观和三因制宜,形成以辨证论治为核心,辨病论治、辨症论治、辨体论治、审因论治、辨机论治为必要补充的论治理论体系和临床思维,各家诊疗方案医理明确,各有千秋,疗效同一。中医药方成分平和,毒性低,拔罐、艾灸、推拿等中医调治方法简便廉验。中医学模式有未病先防、既病防变、瘥后防复的治未病理论,中医药养生保健和预防疾病发生的优势较为明显,中医药学的摄生防病更符合现代人的养生保健模式。

西医学以"病"为核心,以实验结果为主要依据,包括动物实验、临床实验研究等,和现代自然科学同步发展,其实验研究和临床实践形式和思维方法易为现代人接受。西医学追求标准化,其理论严谨、病因明确、诊治规范、疗效明确,诊疗方案内容明确,重复性强。

二、中医、西医医学模式的不足

中医学受中国传统文化的影响,学科的现代科学基础薄弱,中医学理论和相关概念虽然具有哲理性、思辨性,但都比较抽象,缺乏科学的评价方法和技术标准。中医学以经验为主导,方法传统古朴而稳定,较难接受现代科技的应用,不利于中医药学的学术传承创新和发展。

西医学受欧洲文化的影响,重视人体局部的研究,过分依赖定量的微观方面的检测和研究,从整体上认识生命的复杂习惯的研究不够。虽然生物-心理-社会医学模式已经确立很久,但是西医学从总体上还是偏重生物医学,没有发挥现代医学模式的作用。西医学医源性、药源性疾病日益增多,医药费用也相对昂贵。

三、中医、西医医学模式的相互联系

中、西医学有各自的特色优势,也存在不足之处,我们要充分发挥各自的优势,认真研究和审视不足之处,把中医学优势和西医学优势同时应用到某个患病个体,做到中、西医学诊治优势上的结合。

中、西医具有研究对象的同一性。两者都是以人体为研究对象,都必须回答关于人体生理功能、病理变化和愈病康复的所有医学问题;其最终效果又都必须实现保健和治愈疾病的目的。中、西医都是通过使用药物和其他理、化、生物治疗方法在人体内发生作用,而人体组织细胞、器官对外加作用的反应过程又必然是相同的。中、西医学无论其医学思想、方法、手段如何不同,两者都可以在临床实践中得到统一,因为中西医面对的研究对象都是"人",这是中、西医能够结合的大前提。

中、西医具有追求临床效能的同一性。以优势互补调整机体内稳态为例，中、西医学都承认机体"内稳态平衡"这一生理学概念，动态生理平衡就是维持机体生命活动过程对立统一性，这种稳态受到破坏，疾病就产生了。中、西医对调整机体内稳态的认识和方法不一样。中医学主要根据"治病必求于本""阴平阳秘，精神乃治"的阴阳平衡理论，通过调整机体阴阳，启动固有的适应机制，使机体产生内生生理物质，使机体逐渐恢复正常稳态，如"壮水之主以制阳光，益火之源以消阴翳""补气以生血"等方法。中医"调动疗法"关键在治本，使机体从本质上发生较稳定的疗效。西医学利用分析还原方法论，研究组织细胞，甚至分子基因，准确地揭示各个发病环节，针对发病环节中存在的问题，缺少的东西，西医学实施高度针对性的单一治疗方法，就是机体缺什么就补充什么的方法，以期能迅速恢复机体的稳态平衡，西医"调动疗法"关键在治标，使机体从表象上迅速恢复机体的稳态平衡。综上，中、西医目标就是临床疗效，具有同一性，完全可以利用"同一性"优势，互补使用来调整机体内稳态，做到标本兼治。

随着科学技术的快速发展，多学科交叉、新医科发展以及新技术的应用，为中、西医学的科学研究和临床实践的交叉应用和彼此渗透带来了机遇与挑战。中、西医学双方克服自身方法学上的缺陷，不断优化理论体系和临床实践体系。西医学者学习中医知识，用现代科学思维研究中医理论；中医学者学习西医知识，探索中医药现代化、中西医结合的实践路径。中、西医学学者们相互学习借鉴，开展学科交叉的深入研究，推进中医现代化、西医现代化与中西医结合三者的协同发展，已经成为医学科学发展的必然要求。

第三章　中西医结合临床诊疗思维的原则与方法

医学模式的转变和疾病谱的改变为中西医结合临床医学的发展提供了良好的机遇。中西医结合研究领域的工作者们充分应用中西医结合基础研究成果,融汇中西医理论,通过病证结合、综合诊治,在中西医结合临床研究中取得了丰硕的成果。掌握中西医结合临床诊疗思维对于开展中西医结合临床实践具有重要的指导意义。

第一节　中西医结合临床实践的指导性原则

临床实践是中西医结合研究的重要阵地,也是中西医结合研究在应用阶段的重要组成部分。中西医结合临床实践是以提高临床疗效为目的,一般应遵循以下原则。

一、病证结合原则

"病"是指某些致病因素引起人体出现复杂而有特定临床表现形式的非健康状态,是具有一定发病特点和发病规律的病理过程;"证"又称证候,是对疾病处于某一阶段的病位、病因、病性及邪正盛衰等情况的病理概括。"证"是中医学的精髓,体现了中医的整体恒动观。"病"贯穿整个病理过程,而"证"只是疾病过程中的某个阶段。西医学长于识"病",中医学长于"辨证"。病证结合,就是运用中西医理论,将辨病与辨"证"相结合对疾病进行诊断与治疗,是将局部与整体相结合来认识和处理临床问题的一种临床思维方法,其目的仍是提高诊疗效果。这是当前中西医结合临床普遍使用的方法。

（一）诊断上的病证结合

所谓诊断上的病证结合就是"双辨诊断",是对同一患者的疾病状况做出中医"病"与疾病当前"证"的诊断,同时又做出西医"病"的诊断,既要反映出中、西医疾病的发生变化规律,又要体现证候进退的变化规律。该诊断模式适应临床复杂多变的情况,可选择以下不同的结合模式。

1. 辨病（西医＋中医）＋辨证（中医）　先辨病,即从西医和中医的角度同时进行辨病,以掌握疾病发生、发展、预后等基本情况,了解疾病过程的本质和全局,并且在"病"的层次上进行中、西医思维的整合;后辨证,主要从中医角度在明确相应的疾病后,明确疾病当前的病理阶段,以便于辨证施治。

2. 病证结合的分型（分期）诊断　一些疾病的发展过程和中、西医结合内在规律较为明确,可建立中西医病证结合的分型或分期辨治。如急性阑尾炎可根据疾病不同阶段的病理特征进行中、西医辨治,分为瘀滞型（期）阑尾炎、蕴热型（期）阑尾炎、毒热型（期）阑尾炎等。

（二）施治过程中的病证结合

根据临床具体情况，按不同的思路，灵活采用中医辨证论治和（或）西医病因治疗。若西医病因明确，中医辨证亦清楚，则辨证论治与病因治疗并举；若中医辨证清楚，西医病因未明或无特效疗法，则辨证论治为主＋对症治疗；若有针对西医病症且通过临床与实验研究确实有疗效的专方专药，则直接辨西医之病，选择代表性的专药专方治疗。无论选择哪种方法，都必须以提高临床疗效为目的。

（三）病证舍从

西医治病与中医治证各有其理，各有所据。一般情况下，两者可以并行不悖，相济为用。若两者在治疗理论上发生矛盾，医理有悖时，则只能依据当时的具体情况，舍弃次要方面，而依从其矛盾的主要方面，即称为病证舍从。

二、宏观微观相结合原则

宏观微观结合是在运用中医传统理论对证候进行"宏观"辨证的基础上，同时采用现代科学技术方法对"证"内在的生理、生化、病理、免疫状态和微生物指标等方面进行"微观"检测，以辨明"证"的微观变化的特征，为证候诊断提供定性、定量的微观指标。简言之，就是利用西医学技术更完整、更准确、更本质地阐明"证"的物质基础。宏观辨证通过微观指标可以发现隐潜病变，从而弥补辨病的不足。病与证的结合也必须从深入的"微观"层面找到结合点，建立"辨证客观化""诊断定量化""证候规范化"等客观指标相关联的体系，将宏观与微观、整体与局部结合，最大限度地实现医学价值。

三、功能形态相结合原则

中医长于辨别人体生理功能改变（功能辨证），而西医在辨别人体解剖和病理形态的改变方面有其长处（形态辨证）。功能辨证与形态辨证相结合就是将中医传统的辨证方法与西医学的形态学观察方法结合起来认识疾病和提出诊断建议的过程，其目的是把现代人体形态病理改变逐步应用于中医辨证诊断。

四、治疗融贯中西原则

融贯中西就是在充分了解中医、西医两种理论体系的基础上，使两种理论相互渗透，方法彼此借鉴，最终达到融会贯通、有机结合，从而提高临床诊疗水平。通过中医治则、治法的现代研究，在认识到传统治法的具体作用环节、主要药物和作用机制之后，即可使中医方药新用、新药专用或与现代诊疗技术结合，发挥中药最大的疗效，达到中西合璧、提高疗效的目的。针对疾病过程具有阶段性的特征，抓住各阶段病证发展的主要矛盾或矛盾的主要方面，分析中、西医方法在不同阶段治疗上的实际效果及中、西医药配合的疗效优势，灵活运用中、西医方法，彼此有机地结合，以期取得最佳疗效。同时，还可以根据临证实际需要，采用中西医结合治疗，针药并用，内外兼施，综合治疗某些顽、难、重之病症。

总之，中西医结合临床实践应依据中西医结合临床研究思维方式而确定，体现辨病与辨证相结合的基本思路，继承中医整体、宏观、动态性的思维优势，吸取中医注重观察、比较、类比、分类、调查等方法的精华，充分运用现代科学理论、方法和技术开展中西医结合临床研究，解决临床医学的重大诊疗问题，揭示"病"与"证"的发生、发展规律和内在统一的客观基础，促进现代生命科学理论的发展。

第二节　中西医结合临床诊断的思路与方法

中西医结合临床诊断应以中医、西医的理论为指导，以古今中外的医学实践成果为基础，以现代科学的先进技术为手段，充分运用中医、西医的技术和方法，综合分析临床上的各种问题，从而获得明确的西医辨病和中医辨证的诊断。这种思维模式是两种医学优势的结合与互补，在临床实践中可以更加有效地分析问题和解决问题，提高临床诊疗水平。

一、辨病

（一）辨病诊断的思路与方法

西医辨病诊断一般包括收集资料、综合分析、验证或修正诊断等步骤。在西医辨病诊断中，存在着许多不确定因素，如患者的主观体验和表述能力，医生的知识、经验和思维方式，疾病的复杂性、潜隐性和变动性，诊疗手段的差异性和不精确性等。因此，在疾病诊断过程中既不能盲目相信患者的主诉和医生的判断，也不能依赖个别仪器的检查，而把一些指标绝对化。只有全面、准确地收集临床资料，由表及里、由此及彼地进行分析，动态、辩证地考察疾病诊疗的全过程，才能抓住疾病的本质。

（二）辨病诊断的基本原则

1. 早期诊断原则　诊断是预防和治疗疾病的前提，早诊早治，才能取得更好的疗效。尤其是对传染病、地方病等，只有尽早发现，才能及时采取有效的预防、治疗和隔离措施，防止进一步传播扩散。其他疾病也应早期诊断，才能防止疾病发展和恶化。

2. 综合诊断原则　诊断要求全面完整，重点突出，条理清晰。主要包括病因诊断（致病原因及其本质）、病理解剖诊断（疾病的部位、性质、细微结构变化的判断）、病理生理诊断（疾病引起的功能变化）、生物化学或分子生物学诊断（了解单基因或多基因改变引发的机体一系列结构、功能和代谢改变，帮助疾病的治疗及预后判断）。此外，还应做出疾病分型或分期的诊断。由于疾病是复杂多变的，如果患者有并发症或伴发病，还需做出相应的诊断。

3. 个体化诊断原则　疾病的表现、症状的有无和轻重除受病因、病理、生理等生物学因素影响之外，还可因人、因时、因地而异。因此，临床诊断时必须结合患者的性别、年龄、生活和工作状况、文化修养、心理状态及发病季节和地域等社会、心理和自然因素综合考虑。

4. 高效率诊断原则　首先考虑常见病和多发病的诊断，再考虑罕见病；首先考虑可治的且疗效较好的疾病诊断，以便尽早、及时、恰当地处理，其次考虑目前尚无有效治疗或预后较差的疾病；尽可能用一种疾病解释多种临床表现，分清原发病与继发病或并发症，分清主次轻重缓急；分清器质性病变和功能性病变，重点考虑器质性病变，以免错失治疗良机；对于错综复杂、危重疑难的病例，通过三级医师查房制度、病例讨论制度和"会诊"制度，确保不漏诊、不误诊及合理诊断。

二、辨证

（一）辨证诊断的思路与方法

随着中西医结合医学的发展，辨证诊断可以概括为宏观辨证和微观辨证两方面。宏观辨证通常指的是传统的中医辨证，即通过望、闻、问、切四诊，从整体出发，多层次、多角度、多方面地收集病情资料，并注意调查社会、心理、环境因素的影响。然后，采用演绎、归纳和类比推理的方法对所有收集到的临床资料进行综合分析，寻找疾病在患者就诊这一阶段的病因、病性、病位，并将三者有机结合，做出全面统一的病机分析，揭示其内在联系。最后，使用规范性术语高度概括疾病所处阶段的病理变化，形成初步的"证"诊断。而微观辨证是在临床收集辨证素材过程中，引进现代科学，特别是现代医学的先进技术，微观地认识机体的结构、代谢和功能的变化，更完整、更准确、更本质地阐明证的物质基础，通过微观指标认识与辨别"证"。例如，使用内镜、X线、CT、超声波等检查内容，可分别对脏腑色泽、形态、位置及体内瘀、虚、水液停聚等情况进行直接或间接探查，以弥补司外揣内之不足，为脏腑、气血病变提供更加可靠的辨证依据。宏观是微观的综合，微观是宏观的分析，两者辩证统一。把微观辨证与宏观辨证有机结合起来，可以加深对疾病的认识，更有效地提高疗效。

（二）辨证的基本原则

1. 主症定主证的原则　主症常可揭示病变的位置和性质，因此辨证须抓主症。四诊过程应围绕主症采集临床资料，力求条理系统，重点突出，主次分明。而其他症也可以从不同侧面反映证的属性，因此，抓主症的同时还应综合他症，方能更全面揭示证的本质。

2. 个体化辨证的原则　个体化辨治是充分考虑个体因素，以及诸多因素作用于个体后所产生的不同反应，而采取的辨证治疗方案，要充分考虑患者的体质，因人而异，这是中医个体化治疗优势的体现。在对某一疾病辨证时，要结合常见"证型"，对具体患者、具体病情作具体分析。

3. 单一证诊断的原则　中西医结合诊断应遵循单一证诊断的原则。临证时应结合患者的病史和临床表现综合分析病因、病位、病性和病机，力求用一种"证"来概括，以便于中医的遣方用药和其他疗法的决策，也不应一概而论。在不能用单一证来解释概括时，也应做出相应的复合证或兼夹证的诊断。

4. 动态辨证的原则　动态辨证指根据疾病的动态变化去进行辨证分析，并通过其发展趋势指导治疗。临床辨证要注意主证的转化，应始终动态观察病证的邪正消长及病理演变过程，明确病机性质，进而判断疾病的传变、转归及预后，实现未病先防。

5. 综合辨证的原则　临床实践中常常是多种"证"夹杂，因此需采用综合辨证原则进行有层次辨证。中医学在长期的医疗实践中，创立了八纲辨证、脏腑辨证、经络辨证、气血津液辨证、病因辨证、六经辨证、卫气营血辨证和三焦辨证等多种辨证方法，临床要根据具体的病情选择恰当的方法进行辨证。

三、辨病与辨证结合

西医的"病"和中医的"证"是从不同角度对同一客体的认识，但由于中医、西医的理论体系不同，所以"病"与"证"之间的关系是复杂的，必然存在普遍的相关性和原则性差异。

（一）"病"与"证"交叉相关

在临床实践中的大多数情况，往往是中医的某证在西医的多个病中均有体现（异病同证），或西医的某病表现出中医的多个证（同病异证），这是目前辨病与辨证相结合研究的主要内容。中西医结合临床实践中往往是采用"以辨病为纲，以辨证为目，以病统证"的方式，在明确西医疾病诊断的基础上，根据每种病发生发展和变化的全过程，区分其不同阶段的主要矛盾和临床表现，结合现代研究成果，运用中医理论，对患者的疾病做出中医证的诊断，即一个西医病种下分中医的若干个证型。这种病证结合模式有利于中西医结合临床全面认识和治疗疾病。

（二）"病"与"证"不相关或间接相关

1. 有证无病　即患者的症状表现属于中医的某证，但不符合西医"病"的诊断，或所谓的"第三状态"。西医有时会出现经各项实验室检查，各项指标和结果均属正常而没有明确的病理改变，但有身体上某些不适症状（无"病"可辨）或疾病处于早期阶段，西医常不能确诊为疾病或只能诊为"功能性"疾病（通常被称为健康和疾病之间的"第三状态"或"亚健康状态"）而没有针对性的治疗办法（无"药"可施）。此时通过中医辨"证"治疗，往往可以改善症状，延缓或阻止病情进展，有利于治疗，这属于中医的"治未病"范畴。

2. 有病无证　即西医的"病"落在中医的视野之外，传统的中医诊法和辨证无法做出相应的诊断。传统的辨"证"只局限于通过四诊收集机体的外在临床表现，"司外揣内"进而得出证的诊断。然而在某些疾病的早期阶段（如隐匿性糖尿病、各种肿瘤等），可能既找不到明确的病史，也无主观感觉的异常和形体的表现异常，只有通过某些仪器检查或实验室检查才能发现，造成"无证可辨"的困境。同时，单纯的中医病证诊断往往缺乏对疾病的基本矛盾或本质的认定，无法判断疾病的预后和转归，如食管癌、贲门痉挛均可表现为进食阻塞，中医均作噎膈予以辨证处理。

四、中西医结合临床"病证结合"诊断的意义

虽然中医学与西医学的理论体系不同，但中、西医临床诊断在局部与整体、微观与宏观上的认识都在朝统一的方向发展。发挥中、西医理论与实践的各自优势，形成一种中西医结合的现代临床诊断方法，来认识生命体的多层次性、多变性、整体性和综合性，科学地把握疾病的发展变化，已经在临床工作中体现出它的实用性、价值性、迫切性和重要性。

第三节　中西医结合临床治疗的思路与方法

中西医结合临床治疗应建立在西医辨"病"和中医辨"证"诊断的基础之上，从临床实际和患者的病情需要及利益出发，单用中医或西医方法治疗的单一模式，或采用以中医为主或以西医为主的主辅互补模式，或两者并重联合模式。

一、中西医结合临床治疗的思路

中西医结合临床治疗应充分体现择优而从、取长补短、有机结合的原则，寻求对患者的最佳治疗方案。诊疗过程应始终贯穿"病证结合"思维，并把这一思维模式具体落实到整个临床

治疗的每一步骤。

（一）制订综合性治疗方案的原则

在中西医结合临床治疗方案中，最佳治疗方案应具备及时性、有效性、安全性、低廉性、个体化特征。

1. 及时性　疾病的早期，病变局限，机体组织细胞损伤轻，功能障碍相对少，及时治疗可以事半功倍。

2. 有效性　应在"抢救生命、保全功能"的前提下确保治疗有效，尽可能做到在最短的时间内，以最小的医疗代价消除病因，减少组织结构损伤，尽早恢复患者的生理功能。

3. 安全性　医疗过程中需时刻注意安全性，应首选有效、安全、成熟的治疗方案，避免药物本身的副反应和药物之间的相互作用，减少不安全因素。

4. 低廉性　选择治疗方案和治疗药物应充分考虑患者的经济情况和医疗资源的节约。反对在经济利益驱动下，滥用贵重药；反对为盲目追求先进而滥用昂贵先进的医疗技术；同样也反对盲目地进行中、西药联合应用。

5. 个体化　即使是有同一种疾病的患者，其病情轻重缓急的临床表现也不尽相同。因此，治疗上应因人、因时、因地制宜，从患者的整体角度出发，做到以人为本。

（二）中西医临床"病证结合"治疗的常规思维

1. 有"病"有"证"　通过考虑中、西医各自的优势，进而决定采用是以西医治疗为主还是以中医治疗为主，又或是中西医"病证"联合治疗。西医有特效或起效快的，如休克、外伤等，可先用西医对症治疗，以稳定生命体征；中医疗效有明显优势的，如功能性消化不良、神经衰弱、月经不调、痛经等，则考虑采用中医"辨证治疗"为主。

2. 有"病"无"证"　如临床许多慢性疾病如糖尿病早期、高脂血症、胆囊息肉、无症状胆囊结石、肿瘤早期阶段，中医往往无证可辨，此时应主要考虑西医的"对病治疗"。

3. 有"证"无"病"　如亚健康状态（病情潜隐或未暴露阶段），西医或许"无病可辨"，根据中医理论，却可进行辨证论治。对于临床有"证"者，不能轻易诊断无"病"，在辨证论治的同时，还应按西医诊断的基本思维和基本原则，进行有针对性的系统排查，以避免漏诊器质性病变，延误治疗时机。

二、中西医结合临床治疗的基本步骤

中西医临床医学治疗的基本步骤包括采集病史资料，进行合理的"病""证"诊断，制订"病证结合"治疗方案并予以实施，复查、再评定，评估疗效、调整"病证结合"治疗方案，重复循环至转归。

（一）制订治疗方案并予以实施

针对西医的"病"和中医的"证"，中西医临床"病证结合"的治疗形式有单一式、先后式、主辅式、对等式共4种常用形式。

1. 单一式　适用于西医或中医一方疗效明显优于另一方，或对一方有禁忌证者。如一些慢性免疫性疾病或长期反复低热等疾病，西医疗效欠佳，对于这些疾病，中医中药治疗立足于"恢复正气""整体调节"，常可明显改善症状，提高生活质量。然而对于一些危急重症和一些外科疾病，西药治疗和西医手术见效快、疗效好，理应用西医西药治疗，但进入疾病的康复阶段，仍可辅用中药以缩短疗程。

2. 先后式 一是先中后西。适用于患者全身状况较差，或胃肠道反应较重无法耐受西药。可先用中医辨证给予中药治疗，改善全身状况或缓解胃肠道反应，为西药应用创造条件。二是先西后中。适用于西药获效后，再用中药巩固疗效，或为防止或减轻西药的不良反应，改用中药代替。

3. 主辅式 一是以中医药为主，用西药来解决某些症状。二是以西药治疗为主，辅以中药治疗，有助于患者康复和增效减毒。

4. 对等式 中医、西医治疗都有较可靠的疗效时，可根据各自疗效的可靠度、副作用，使用方便的程度，疗法花费的多少灵活而定。

（二）复查、再评定以调整疾病诊疗方案

疾病在发展过程中，既发生结构和功能的变化，也必然发生"证"的变化。在治疗方案实施、执行后，临床上必须通过实验室及其辅助检查、功能评定和患者自觉症状的变化来综合评价阶段性治疗方案的正确性及执行的有效性，对中医"证"的变化也需要拟定新的辨证论治方案，逐步调整并完善疾病的中西医"病证结合"诊疗方案。每一阶段的治疗目标能否实现、疗效如何，都需要通过实验室及辅助检查、中医证候评估、功能评定来综合确定。

（三）临床疗效判断及疾病的转归

1. 临床疗效的判断

（1）痊愈：临床症状、体征完全消失，主病主症（证）的复查项目，指标恢复正常，机体功能基本恢复。

（2）好转：临床症状、体征明显改善，主病主症（证）的复查项目，指标部分恢复正常，机体功能部分改善。

（3）无效：疾病症状、体征未见改善或病情未见好转，甚至恶化，功能障碍进一步进展。

2. 临床疾病的转归 包括出院、继续治疗、转科等。

达到临床痊愈标准，患者情况平稳，在各项生命体征允许的情况下，即可出院。但所谓"痊愈"，并不一定是生理功能的完全恢复，仍需要用一定的药物加以控制；对于后遗症，出院后也需要继续治疗。

当住院患者出现几种疾病同时存在、相互影响的情况时，应针对其主要疾病及时选择入院科室，而当主要矛盾缓解、解决或出现新的主要矛盾时，则需要针对新的主要矛盾，把患者转诊到专业科室进行专业性治疗。

总之，"西医辨病、中医辨证、择优施治、综合评定"这一中西医临床诊疗模式有助于更客观、更科学地指导临床诊疗决策和防治疾病。

第四节 中西医结合临床疗效评价方法

中西医结合临床疗效评价是指在中西医理论指导下验证中西医临床诊断和治疗的有效性和安全性。建立一个既体现中西医结合治疗的优势和特色，又能被国际认可的疗效评价体系，对中西医结合事业的发展至关重要。

一、中西医结合临床疗效评价的基本原则

（一）建立标准的病证诊疗规范

每一种疾病的诊断、治疗、疗效评定都需要规范进行。病证诊疗规范的研究可采用文献研究、名老中医经验数据挖掘等方法，借助计算机信息技术，研究病证诊治规律，为中西医临床疗效评价提供科学、充分、翔实的数据，从而获得专家的共识并形成指南。

（二）借鉴临床流行病学方法、循证医学、真实世界研究等评价中西医结合临床疗效

临床流行病学是以临床医学为基础、多学科交叉结合的临床基础科学，是从群体的层面，用量化的科学方法对临床疾病进行研究的现代临床研究方法学，其所关注的问题是疾病的病因、诊断、治疗、预防、预后等临床流行规律，适用于群体和个体研究。近年来，应用临床流行病学方法开展中西医结合临床研究已逐渐被人们广泛接受，并在病证结合研究、新药临床试验等方面取得了初步成果。

循证医学是一门遵循科学证据的医学，强调研究设计的盲法、随机、对照、方案标准化、效应指标客观化，力求结果的可信性。借鉴循证医学的原理、方法和研究成果，可最大限度地发挥中医药治疗注重终点结局和生存质量的优势及特色，为中医药的现代化研究提供一种崭新的视角，使之以国际公认的规范和标准建立其疗效评价体系，促进中医药的现代化与国际化。

真实世界研究是在采用较大样本量，覆盖广泛人群的基础上，在医疗实践中根据患者的病情和意愿非随机选择治疗干预方案，关注有意义的结局，对有效性和安全性进行长期评价。真实世界研究的数据来自真实的医疗环境，是反映实际诊疗过程和真实条件下患者健康状况的研究。真实世界研究为中西医结合医学科研树立了新方向，为中西医结合临床疗效评价建立了新方法。

（三）建立科学、客观、完善的中西医结合疗效评价体系

充分考虑中医特点，以中医药疗效确切的常见病、多发病、疑难病为切入点，针对中西医病证结合的诊疗特点，着重研究中医证候的生理、病理基础，明确中医证候与西医疾病的关联，寻找中西医学疗效评价的结合点，选择中西医共同认可的、中西医结合疗效评价的相关指标，建立科学、客观、完善的中西医结合临床疗效评价体系。

二、中西医结合临床疗效评价的基本方法

中西医结合临床疗效评价体系除了应用现代临床研究的评价方法（包括循证医学、临床流行病学及真实世界研究等）外，必须处理好中医学及中西医结合内容的评价。目前，中西医结合临床疗效评价方法常用的还有中医文献研究、建立临床与科研一体化数据库、名老中医思想及临证经验数据挖掘、专家共识研究、病证结合研究、方证客观化评价体系研究等。

（一）中医文献研究及建立临床与科研一体化数据库

中西医临床研究应该充分有效地借鉴循证医学思路对中医文献进行病证诊断和治疗方案、疗效评价及安全性评价的数据挖掘及理论探索，制订科学、规范的病证诊疗规范及评价标准和体系。基于信息网络和数据库，集成多方面资源，利用云端信息存储和传输技术，建立一个开放共享的、医疗专家群体参与利用的信息平台，构建中西医临床、科研一体化文献数据库。信

息平台及数据库的建立可极大方便中西医临床工作者进行数据分析和挖掘,以及相关病证诊断方案、治疗方案、疗效评价、安全性评价等研究,制订临床路径,解决临床难点,建立各类疾病和证候的诊疗规范及临床疗效评价体系。

（二）名老中医思想及临证经验数据挖掘

名老中医思想及临证经验数据挖掘方法可采用传统方法与现代方法相结合、回顾性研究与前瞻性研究相结合、个性经验总结和规律性探索相结合的方法,通过研究我国独特的学术思想,以及临床疗效突出的名老中医的辨病辨证思维方法、配伍特点、用药规律,运用多元统计方法对数据进行深入分析和挖掘,并组织中西医学及统计学专家进行研讨,从而解释和验证所挖掘出来的知识。

（三）专家共识研究

中医药的标准化研究需要借鉴循证医学方法。专家共识研究经常被采用。医学领域常用的专家共识研究的具体方法主要有3种,即德尔菲法、名义群体法和共识会议法,其中德尔菲法和共识会议法应用较多。专家共识研究就是充分听取专家的意见,合理地运用德尔菲法进行研究,形成专家共识,指导病证诊疗及临床疗效评价。

专家共识研究一般需经过四轮咨询:第一轮针对本研究主题提问,请专家提供该病的最佳诊疗指南的初步意见。第二轮就第一轮专家意见汇总统计分析后,再次提出征询表,请专家就其中各个问题做出选择与评价。第三轮是在第二轮专家意见基础上,汇总统计分析,提出第三轮征询表,请专家再一次判断并提出修改意见。第四轮是在第三轮的基础上,专家们再次判断和论证。最终形成初步诊疗方案共识。

德尔菲法本质上是一种反馈匿名函询法。其大致流程是:在对所要预测的问题征得专家的意见之后,进行整理、归纳、统计,再匿名反馈给各专家,再次征求意见,再集中,再反馈,直至得到一致的意见。

共识会议法是指将研究预测对象由有较丰富知识和经验的人员组成专家小组进行座谈讨论,互相启发、集思广益,最终形成预测结果的方法。

（四）病证结合研究

病证结合研究的基本方法是在收集所研究病、证全部临床信息的基础上,引用现代统计方法中的结构方程模型进行处理和分析,运用"界点"理论从中寻找所研究疾病的证型个数及各证所包含的诊断信息,通过确立该病辨证标准的模式,最终形成研究病-证辨证的标准,全面提高中医临床诊疗水平。

（五）方证客观化评价体系研究

坚持微观与宏观相统一的原则。宏观就是临床的四诊合参。通过四诊的客观化,采用方证症状问卷量表的形式,把患者的主观感受以非线性思维的方式,按国际标准进行量化,使临床收集的资料最大限度地排除主观因素。微观则是对某一方证进行大范围的实验室指标筛选,最终得出对本方证具有相对特异性的实验室理化指标群。宏观与微观的有机结合,一方面反映了患者的主观症状,另一方面又从西医学的角度得到了精确指征。既符合中医学自身特性,又在保持中医传统特色的基础上,借鉴了西医学中的有益成分为中医所用,为中西医结合开辟出一条新的道路。

第四章 中西医结合临床诊疗模式进展

第一节 病证结合

《伤寒类证活人书》有言："因名识病，因病识证，如暗得明，胸中晓然，反复疑虑，而处病不差矣"。中医认为，病是有特定病因、发病形式、病机、发展规律和转归的一种完整的过程，而证是疾病过程中某一阶段或某一类型的病理概括，包含病因、病位、病性和邪正盛衰变化，是确定治法、处方遣药的依据。两者关系为：先立"病"，后分"证"，"病"规定"证"，"证"从属于"病"，先析"证"，后确"病"，乃治之次第；"病"为纲，"证"为目，乃病证之格局。"病"是整体，"证"是局部临床上明确病名的诊断，便于根据该病的一般规律把握全局，有利于对该病本质的认识和辨证论治。相比而言，"病"可代表该具体疾病病理变化全过程的特点与规律，"证"只能反映疾病过程中全部病机的某一部分。因而"证"也就不是病机的全部信息，只是呈现的一个横断面。如中风，有先兆、卒中、恢复期、偏枯全过程。证候指的是不同发病时期的表现，辨证时要有全局观点并预测其变化与结果。且疾病有一定的发展变化过程，故这些证候不是固定不变的，而是随着病情的变化而变化，受疾病基本病理变化过程的制约和影响。

同病异治，异病同治，是以"证"为核心，是中医诊疗最具特色的思维模式。每个疾病发生、发展及转化，皆具有"病"与"证"在疾病不同阶段的相互融合和演变，在疾病演变过程中，由于受各种因素的影响，可出现各种不同的"证"。病证结合即着眼于贯穿疾病全过程基本矛盾的辨病论治和整体认识指导下的辨证论治的结合，可对疾病病理生理变化有更清晰的认识，治疗也会获得更理想的效果。病证结合可有多种类型的表现形式。从诊断上讲，中医多根据患者的主症来命名疾病，同一现代医学的病可涵盖多种中医学的疾病，如现代医学所说的心律失常既可以包括中医学的"心悸"，也可以包括"胸痹"。辨证可以完全相同，也可以完全不同，所以临床研究时就需要根据病证结合的模式来进行。临床既要重视"异病同治"和"同病异治"，也要注重"同证异治"和"异证同治"。病证结合，从不同的侧面把握疾病的病位、病势，才能切中病情，提高临床疗效。

随着中西医结合医学的发展，新时期的病证结合在传统病证结合的基础上又赋予了新的意义，已经发展为西医辨病与中医辨证结合的病证结合诊疗模式，并成为目前中医临床的主要诊疗模式和研究的主要范式。如在西医"病"的评价方法基础上，纳入中医"证"的评价指标进行疗效评价，也就是对"证"的主要症状进行半定量化。以治疗前后证候积分变化或主要症状积分变化作为疗效评价指标进行评价。这种半定量化方法在一定程度上符合现代医学的重标准、重量化的要求，且包含具有中医学治疗特色和优势的疗效评价指标。通过现代医学的研究方法与手段寻求能够反映中医证候本质的客观化的指标，以求通过客观化指标评价中医"证"的疗效。

吴咸中院士表示，未来中西医结合诊疗模式应定位于高层次发展，病证结合是尤为重要的途径和方法。他指出，中西医结合诊疗的关键在于明确诊断，重点是推进中医药现代化，中西医积极协同，合力发挥中西医结合诊疗的巨大优势，推动中西医结合诊疗模式不断向前迈进。西医的特色之处在于借助现代科学技术精准定位病灶，针对性地给予干预措施以达到治愈疾病之目的，即"辨病"；中医强调"辨证论治"，根据不同的疾病证型选方用药，改善和治疗患者临床症状，即"辨证"。中医重视宏观和整体，西医强调微观和局部，结合了两者优势的"病证结合"诊疗模式被誉为中西医结合最佳诊疗模式，它既体现了中医辨证论治的特色，又结合了西医辨病诊疗的优势，体现了中西并重的基本原则，实现了中、西医的优势互补，其诊疗模式与研究思想体现了疾病共性规律与患者个性特征的有机结合，为中医药的科学研究提供了可能。病证结合，在此原则上的证症结合是在中西结合优势病种中突出疗效优势环节的一种具有操作性与实施性的双优诊疗模式，运用西医辨病与中医辨证相结合的方法，在西医明确疾病诊断的前提下，结合中医辨证论治，综合考虑疾病因人、因地、因时等因素所表现出的不同证候来确立治法方药，有利于实现对疾病进行分型与分期的个体化诊断，推动诊疗水平的客观化及规范化，不仅为立法选方用药提供共同遵循的标准，也为治疗机制的探讨提供有利条件。不断深化辨病与辨证的研究，可以使中西医结合诊疗取得优于单用西医或中医的治疗效果。

第二节 分 期 治 疗

中医分期治疗由来已久，如临床最常用的伤寒六经的分期治疗。在《刘涓子鬼遗方》中引有《灵枢·痈疽》的内容，书中"用药法"已有按不同阶段的用药雏形，如初起外用围药、唤脓散、聚毒散外贴，溃毒外透，又服排脓缩毒内托方药；候脓成逐次破穴，若脓大泄，急需托里内补或排脓拔毒，脓尽肿平用生肌暖疮和气药。很明显已分为"初起""脓成""脓尽"3 个主要阶段，且每一阶段都有相应的治疗方药，脓病初起力图消散，成脓则强调（托脓）排脓，脓溃后应生肌。又如叶天士的《温热论》中言："大凡看法，卫之后方言气，营之后方言血。在卫汗之可也，到气才可清气，入营犹可透热转气，如犀角、玄参、羚羊角等物，入血就恐耗血动血，直须凉血散血，如生地、丹皮、阿胶、赤芍等物。否则前后不循缓急之法，虑其动手便错，反致慌张矣。"1962 年，国医大师朱良春教授赞成辨病与辨证相结合的主张，他强调要谨守病机，分期论治。即在掌握疾病基本病机和演变规律，确立治疗大法的基础上，根据疾病不同阶段、不同分期的主要矛盾进行辨证论治。临床实践证明，无论是全身性疾病，如糖尿病分为糖尿病期、并发症期及兼夹证期三个阶段，还是以局部表现为主的疾病，如膝骨关节炎分为发作期与缓解期，都是通过临床分期的核心病机，再结合症状体征进行辨证施治，具有很强实践性与可操作性，对提高临床疗效具有重要意义。

基于证病同治的中西医结合分期分型论治，是目前最优的诊疗方案，也为众多国医大师所提倡。如国医大师沈宝藩教授临床根据心力衰竭的发展规律，将心力衰竭分为急性期、缓解期、终末期。他提出急性期以补益心肺、通瘀化痰为主，缓解期以益气养阴为主，终末期注重益气温阳、化瘀利水，对不同分期患者注重痰瘀同治，兼顾兼证，加减治疗。国医大师王烈教授强调小儿肺炎也应分期治疗。初起多外感，热因毒而起，治宜清热毒，兼治外感；中期多肺火，热毒相为病，治宜泻肺降气、解毒化痰；后期气阴损，在痰不在炎，治宜保肺养阴、益气除痰。国医大师禤国维教授则根据硬皮病发病的总过程，将该病分为进展期和稳定期，进展期包含水肿期和硬化期，稳定期属于萎缩期，进展期为气血不足，寒凝瘀阻，应补益气血、温阳散寒、活血通络；稳定期为肝肾不足，脉络瘀阻，应补益肝肾、祛瘀通络。国医大师路志正教授总结了卒中的分期论治。初期多痰火、肝风为患,其治疗本着急则治标之旨,勿急于益气活血;中期阴复阳潜而气虚征象明显,应待痰火清,肝风息,阴复阳潜,病情稳定而气虚征象显露时,再投补阳还五汤之类。后期多肾精不足,标实阶段已过,虚阳得平,相火得敛,本虚之症显露,正气虚弱,肾精不足,此时之治,应重视扶正气、益肝肾、养精血、强脾胃。可见分期不同,在治疗上各阶段亦有所不同。

中西医结合分期论治也被写入许多中西医治疗指南和专家共识中。如《慢性心力衰竭中西医结合诊疗专家共识》《动脉粥样硬化中西医结合诊疗专家共识》《血栓闭塞性脉管炎中西医结合专家共识》《类风湿关节炎中西医结合诊疗专家共识》《股骨头坏死中西医结合诊疗专家共识》《溃疡性结肠炎中医诊疗指南(2023)》《慢性肾衰竭中西医结合诊疗指南》《膝骨关节炎中医诊疗指南》等,可见中西医结合分期治疗已经被广泛接受并积极应用于临床实践中,成为一种成熟的医疗模式。疾病分期提供了早期干预和先发制人治疗的框架,可降低患者进展至下一阶段的风险。这一概念与阶梯治疗有所不同。阶梯治疗更多地呈现被动反应的特征,只有在病情恶化后才升级诊疗,而不是在恶化之前就采取预防措施。因此,中西医结合分期治疗更贴近实际需求,不仅融合了中医和西医各自的治疗优势,更能为患者带来更精准的个体化治疗,是更具前瞻性和长远眼光的临床行动。分期治疗不仅可以精准系统地指导治疗方案和选择治疗方法,还能针对不同分期的疾病采取不同的治疗策略,充分发挥中西医结合的优势。举例来说,早期肿瘤可能只需进行手术切除,而晚期肿瘤可能需要综合治疗等。此外,中西医结合分期治疗还有助于医生评估患者的治疗效果和未来的健康状况,为患者和家属预测合理的期望。通过对照分期进行治疗后的复查,可以更准确地评估治疗效果,必要时调整治疗策略,从而进一步提高治疗的成功率和患者的生存质量。

第三节　综　合　治　疗

自 20 世纪 50 年代至今,中西医结合工作不仅在临床医学和预防保健领域得到广泛开展,而且取得了一系列优秀的研究成果。在临床实践中,中西医结合综合治疗常见病、多发病和难治病取得了显著疗效,如治疗再生障碍性贫血、心血管及脑血管疾病、月经不调、病毒性肺炎、肛门直肠疾病、骨折、中小型烧伤、血栓闭塞性脉管炎、硬皮病和系统性红斑狼疮等。在某些急腹症的治疗中,传统的治疗原则发生了变化,中西医综合治疗成为具有中国特色的一种新的治疗方法。它不仅提高了治愈率,而且使部分患者免于手术治疗,减少了并发症和副作用。治疗内科急症,如心肌梗死、呼吸窘迫综合征、休克和急性弥散性血管内凝血等,亦有良好的效果。以吴咸中为首的中西医结合综合治疗急腹症研究小组,除了对急性阑尾炎、溃疡病穿孔、急性肠梗阻进行了更广泛、更深入的研究,取得了更丰富、更深刻的经验和认识外,还开展了中医中药治疗胆道蛔虫,中西医结合治疗急性胆囊炎、急性胰腺炎的研究工作,对急腹症的中西医结合诊断治疗规律以及针灸、中药的作用机制进行了初步探讨,总结出了可贵的理性认识。以著名骨科学家方先之及其学生尚天裕为首的天津医院骨科,在中西医结合治疗骨折方面做出了突出成绩。他们在骨折复位传统八法的基础上,配合应用现代科学成果,经过临床实践总结出可以灵活用于各种骨折的一大手法初步形成了一套以内因为主导、用小夹板固定为特点,以手法整复和患者配合功能锻炼为主要内容的中西医结合治疗骨折的新疗法,正确地解决了骨折治疗中"动与静""筋与骨""内与外""人与物"四对矛盾,从而提出了一个以内因为主导的"动静结合,筋骨并重,内外兼治,医患配合"的骨折治疗原则,打破了西医治疗骨折"广泛固定,完全休息"的传统观点,使骨折治疗在学术理论上发生了革命性的变化,促使中西医结合治疗骨折将成为一个完整的体系，为开创中西医结合创伤骨科学打下良好基础。

中西医结合综合治疗是中国的特色，中医强调宏观整体，更多依赖实践者的经验，注意调整全身功能状态，针对不同的患者进行辨证论治；而西医治疗针对病变局部，针对病因，特异性较强，更注重微观细节，并越来越借助设备和技术，将两者结合起来形成一套中西医综合治疗方案，可以取长补短，提高疗效，此种模式既重视西医对疾病的诊断，又重视中医辨证论治的特色；既注重整体与局部的结合，又兼顾了患者与疾病的关系，使诊断更加完善和客观，使治疗方案更加全面和合理。

以恶性肿瘤的综合治疗为例，恶性肿瘤的中西医综合疗法是中西医综合治疗最典型的代表，在恶性肿瘤的临床治疗中发挥着越来越大的作用，已成为我国肿瘤治疗体系的重要组成部分。中西医的肿瘤综合治疗是在辨证论治、扶正与祛邪相结合的理论指导下，与其他治癌手段综合应用，应用现代科技辨证与辨病结合、局部与整体结合、扶正与祛邪结合，中西医相辅相成，尽量让癌症患者接受最适当的规范化治疗，如西医临床的常规治疗、功能复健疗法、精神和心理支持疗法、中药和针灸疗法及安宁疗护，主要依据患者的全身状况、肿瘤的病理类型、临床病理分期、生理病理特性和既往抗肿瘤的病史，制定综合治疗的方案。目的在于使患者病体得以康复，精神也能得到适当调养，让患者恢复社会生活。中药直接抗肿瘤的作用较弱，但以现行中成药为使用规范，通过临床的使用安排，可以提高生存质量。适当运用中药对化学治疗和放射治疗有减毒作用，尤其是恶心、呕吐、腹胀、疲倦乏力等不良反应最为明显。活血化瘀和扶正固本的中药方剂，对化学治疗和放射治疗有增强的效果。在攻补兼施的原则下，运用中西医综合治疗，让患者得到最大的好处。应用中西医综合治疗，可取其各自的优势，两者相辅为用，可取得更好的治疗效果。如临床在手术、化疗、放疗的前、中、后期，用中药来提高患者接受治疗的耐受性，减轻治疗后的毒副反应。在接受现代医学各种抗肿瘤治疗，病情基本控制以后长期服用中药，巩固疗效和防止复发，均有很好的治疗效果。

中西医综合治疗在肿瘤研究方面取得了巨大的成绩，中西医综合疗法在保护人体正常生理功能、增加现代抗肿瘤疗法的敏感度、减轻肿瘤患者临床症状、提高肿瘤患者免疫功能、预防肿瘤复发与转移、延长生存期、提高生存质量等方面发挥了重要作用。中西医结合治疗肿瘤的研究已经从简单的临床研究逐步走向科学化、规范化、系统化。中西医结合抗肿瘤不仅能使现代医学科技成果带有人文的温度，而且能为传统的医学理念赋予创新的价值。在个体化、规范化抗肿瘤的同时，使患者在"体质维护"和"症状管理"方面极大地获益，在临床中逐步形成了独特的优势。

第四节 微 观 辨 证

中医传统辨证方法依据"有诸内必形诸外"和"司外揣内"的观点来认识疾病，通过四诊收集证据，以外测内，以常衡变，将诊查结果作为辨证、立法、用药的依据，与现代医学有相似之处。但是中医总体来说仍然属于宏观地表象地认识事物的范畴，对症状和体征的把握有很强的主观性，无论是在临床治疗上还是在基础研究中，重复性较差，很难以此做出系统评价，更不能为临床决策提供科学依据。而随着"证"本质研究的不断深入，对疾病微观病理改变的认识逐渐引起人们的重视，新时期的辨证方法在传统辨证方法基础上又被赋予了新的意义，其关键在于对于"证"这一概念的深化与拓展。

近几十年来现代医学发展主要表现为诊疗技术的突飞猛进，各种先进的检查手段将"证"这一概念提前到了局部微观形态变化上。1978 年，陈可冀教授率先提出"中医整体观念与现代科学分子水平相结合"的观点及证候诊断标准和量化的问题。他认为,应将传统中医宏观辨证与现代医学的检查相结合,强调要把现代医学的理化检查纳入中医辨证的体系中以延伸和拓宽中医四诊的视野,为临床提供可量化的辨证依据。1986年,陈可冀主持制定的《血瘀证诊断标准》是中医证候标准中纳入微观改变内容的典型代表,是对中医辨证的创新发展。1986年,沈自尹教授首次明确提出"微观辨证"的概念,并定义:微观辨证在临床收集辨证素材过程中,引进现代科学,特别是现代医学的先进技术,发挥它们长处,在更深入的层次上,微观地认识机体的结构、代谢和功能特点,更完整、更准确、更本质地阐明证的物质基础,从而为辨证微观化奠定基础。

收集整合诊断资料是认识疾病的关键手段,是合理治疗的前提,因此"微观辨证"通过对现代医学检测手段(影像学诊断、病理学诊断、基因诊断等)的运用,使传统四诊视野得以拓宽,使中医诊断和临床疗效的评价更加客观化和科学化,使临床诊治水平得以提高,顺应现代中西医结合的需要,所以结合和借助现代科学手段对其进行诊断成了中医诊疗的必然趋势。如传染病、肿瘤初期,虽无临床表现,但经现代手段确诊后,可推论其病机属"毒"、"热"等邪所致,可选用具有抗病毒、抗肿瘤等作用的解毒清热类药物予以"截断"治疗;肝炎、肾炎等疾病恢复期,即使无相应症状和体征,现代中医也可针对其检验异常进行辨证治疗。

中西医结合是"微观辨证"产生的基本条件。1949年以来,由于我国对"中西医结合"政策的大力支持、研究基地的广泛开办、研究人员的积极培养等各种条件的具备,中、西医人员的隔阂逐渐消除,为中西医结合事业提供了一个极为宽松、健康而有利的环境,中西医结合的基础与临床各项研究如火如荼地展开,为"微观辨证"的产生提供了必要的条件。在现代科学的影响下,医学不断向微观、宏观领域延伸。微观方面,在如分子生物学、放射免疫学及超微结构研究技术、各种影像技术等医学领域得到了广泛的应用;宏观方面,在强调人的生物性和社会性相统一的前提下,重视社会、心理因素与人体生理因素的相互作用。这都客观地促进了中医宏观理论和现代微观检测手段的结合。结构与功能的统一长期支配着医学的研究。现代科学促使医学对机体结构的研究深入到分子、基因水平。对中医的研究,也向着因果性探索的方向进行。如"证"本质的研究也是如此,已不再局限于线性关系,而主要是从非线性网络关系出发,这不仅使"证"本质的研究成为中医现代化发展的必然阶段,同时决定了该研究的艰巨性和复杂性。"微观辨证"在中医基础理论的指导下,运用现代医学影像学检查、内镜检查、实验室检查、病理组织学检查,基因检测等先进技术,旨在从器官水平、细胞水平、亚细胞水平、分子水平、基因水平等较深层次上辨别证候,从而为临床诊断治疗提供有一定客观依据的辨证方法。

微观辨证作为宏观辨证的必要补充,已潜移默化地融入中医临床诊疗以及中医证候的基础研究之中。如柯雪帆所著的《疑难病证思辨录》中,有一头部骨瘤案,患者为60岁女性,2个月来,头颅左侧长一肿块,直径5cm,高约2cm,边缘清楚,质硬,推之不移,无热象及明显压痛,全身未发现其他症状。按此病外观"坚硬如石",推之不移,中医当诊为"骨瘤"(西医诊断为"嗜酸细胞肉芽肿"),"坚者削之",治宜消法。但主治者钟老医生在观看患者头部X线片时,发现患部顶骨有直径2cm大小的溶骨性破损,边缘不整,"像虫咬一样"。根据这种"骨质腐蚀"的病理改变,诊断为"肾虚髓消"。虚者补之,治疗宜补肾壮骨。但考虑到该病毕竟外观硬如石,属于实象,应予以消导,于是制定了一个消补兼施的治疗方案,既照顾了虚象,也注意到实象,药用骨碎补、杜仲、牡蛎、连翘、夏枯草、川芎等,服药1个月,疗效出人意料,头部肿块已消失,X线复查,骨质缺损已愈合。这个案例充分显示了中医治疗疑难病症包括器质病变的威力,也是发挥宏观辨证与微观辨证双重优势的结果。

第五节 态靶辨治

中医治病讲究天人相应的整体观，擅长"调态"，即从宏观入手，通过取类比象、司外揣内等手段，判断疾病状态，用药物之偏性调整疾病偏态，改善疾病发生发展的环境，使体内自我修复能力充分发挥作用，对于复杂病因疾病、不明病因疾病、新发突发传染病，"调态"往往有整体扭转、先发制人的治疗效果。虽然中医"调态"在疾病治疗中取得了明显的优势，但随着现代医学发展，也呈现出其不足之处。传统中医辨证论治存在一定的局限性，体现在缺失时间轴和微观靶，可以概括为三个方面，即刻强轴弱、态强靶弱、个强群弱。首先是"刻强轴弱"，即传统中医学主要把握刻下的疾病、人体、环境三者之间的交互关系，对疾病早期、中期和晚期的整体病程把握不足，缺乏一条完整的疾病时间轴。其次是"态强靶弱"，即传统中医通常从患者的症状、体征入手，通过调节内在环境，恢复体内稳态，起到避免疾病发生发展的作用。例如中医可以通过调态改善症状，但难以发现特定疾病的治疗靶点，出现方药"无靶可打"的局面。三是"个强群弱"，即在中医诊疗过程中医生往往只针对患者的体质特点、疾病类型、刻下症状开出专属方药，但现代社会以糖尿病、高血压等为代表的慢性非传染性疾病，从症状、病因、病机上均存在较强的同质性。个性化的诊疗模式在针对此类疾病的群体治疗时缺乏统一的认识，对共性规律把握相对不足，容易导致疗效不稳定、群体化治疗策略难以推广。

仝小林院士在"分类—分期—分证"为诊疗框架的"病证结合"的思维模式下创新性提出了"态靶医学"理论，其主要思想包括病证结合、态靶结合及方药量效三部分内容。"态靶辨治"是以提高现代中医临床疗效为目的，以中医学基础理论为指导，诊疗以"调态"为基础，然后施以靶向式的治疗方式，进一步提高中医临床疗效的一种诊疗模式。其中"态"是指疾病阶段性的整体概括，包括状态、动态、态势三层含义，不仅考虑当下失衡核心病机所在，还应该关注随着疾病发展不断变化的病机。"靶"的概念借用了现代医学的"靶点"概念，靶的内涵增强了中医用药的精准性，特指中药在宏观、微观两个层面上的作用点，包括病靶（对疾病具有特定疗效的靶方靶药）、症靶（对临床症状具有特定缓解效果的靶方靶药）和标靶（对理化指标、影像学检查等具有特殊效应的靶方靶药）。疾病在不同发展阶段的态靶有所不同，以病为纬，以态为经，在疾病不同阶段经线的"态"会与纬线的"病"出现交会点，这个交会点便是态靶结合点。

调态与辨证的三大传统医学思想基础是整体观、个体化和治未病，随着社会的变迁和科学技术的发展，疾病谱的演变催生了以"态靶辨治"为核心的现代中西医结合创新体系，其创新性地构建了以"重构诊疗体系"和"重构本草体系"为主体的"态靶辨治体系"，实现了囊括中医诊断、用药和计量三个核心环节的创新发展。通过重新构建现代中医诊疗体系的态靶辨治，在传统中医的辨证论治基础上增加了两个维度，即时间轴和微观靶，引领中医诊病从四诊合参走向全方位观照。态靶辨治汲取了传统中医学的"调态理论"精髓，在重构现代中医诊疗体系过程中，以现代疾病分类为参考，以现代疾病的分期为节点，在每个节点上去分析核心病机、态靶因果，并以此为基础运用靶方靶药论治。态靶辨治在治疗现代疾病上补中医时间轴、靶向性之不足，方药量效研究补中医剂量模糊之不足，有力推动了中药剂量的精准化。

态靶辨治是中西汇通的辨治思想，一方面是辨西医的病名，参考西医疾病发展全貌，按照中医辨证思维重新审视疾病的全过程，对疾病进行分类—分期—分证，掌握疾病核心病因病机，通过病证结合、态靶结合选方用药；另一方面是借鉴微观探查，依托细胞分子生物学、解剖学、药理学等学科内容，延伸中医四诊，将中医调态与微观打靶相结合，精准用药，提高用药的靶向性和准确性。态靶辨治是以提高现代中医临床疗效为目的，以中医"调态"为基础，以现代医学研究成果为借鉴的创新辨治体系，包括病证结合、态靶结合及方药量效三个部分，其中病证结合引入"分类—分期—分证"，实现了中医"临床诊断思维"的突破，态靶结合强调现代中药药理学研究成果的临床回归，实现了中医"临床用药方向"的突破，而方药量效则引入了中药量—效—毒关系的研究，实现了中医"临床方剂用量"的突破。他们共同搭建起了现代医学"病"与传统中医"证"、宏观与微观相对接的桥梁。

　　基于态靶辨治思路选方用药，即将中医宏观调态的优势与西医微观打靶的优势结合选方用药，进而突出中医调态的特色，彰显中医多靶点治疗的优势。依据态靶结合选方用药的原则指导临床选择靶药，能够弥补中药打靶的不足，发挥中医多靶点治疗的优势。实际应用中包括病靶药、症靶药及标靶药的选择，其中病靶药是针对疾病的特效药，是临床追求的最高境界，如青蒿素治疗疟疾；症靶药是对症选药，根据疾病关键症状选择靶药，如治疗顽固性头痛可用蜈蚣粉、全蝎粉、僵蚕粉以通络止痛，嗳气、呃逆用旋覆花、代赭石止逆，便秘用火麻仁润肠通便，顽固性咳嗽用前胡、百部止嗽，反酸用煅瓦楞子加左金丸抑酸等；标靶药是强化打靶的关键，把实验室检查异常指标作为重要的靶点，如使用苦瓜降血糖，因为苦瓜中的苦瓜皂苷具有降糖作用，提纯后苦瓜皂苷对 α-葡萄糖苷酶抑制率呈正相关，当苦瓜皂苷的浓度为 0.96mg/ml 时，抑制率可达 92.73%。态靶辨治理论指导下，病证结合，重构现代疾病中医诊疗体系，即以"态靶辨治"为核心，态靶结合，强化打靶，可以增强中西医结合治疗的精准性，提升中西医结合治疗现代疾病多靶点的优势，实现传统经方治疗现代疾病。态靶辨治体系的构建，为中西医结合临床诊病提供了新模式。

各 论 篇

第五章 呼吸系统疾病

第一节 呼吸系统疾病概述

一、概述及常见症状体征

呼吸系统疾病是以气管、支气管、肺部及胸腔病变为主，或可累及周围组织、血管、神经的一组疾病，是临床的常见病种与多发病种。由于人口老龄化、吸烟、环境污染、气候变化等因素，呼吸系统疾病在全球范围内的发病率和死亡率呈逐年上升的趋势。

呼吸系统疾病的症状与体征复杂多样，可主要概括为以下几个方面。①咳嗽：是呼吸系统疾病最为常见的症状，急性刺激性咳嗽常见于急性咽、喉、扁桃体、气管、支气管炎等，阵咳可见于支气管哮喘等，干咳常提示存在肺癌、特发性肺纤维化（idiopathic pulmonary fibrosis, IPF）等；②咳痰：痰的性状、颜色和气味等可为疾病诊断提供参考，如白色黏液样痰可见于慢性支气管炎，大叶性肺炎可见铁锈色痰，腥臭味痰常见于肺脓肿等；③咯血：是指呼吸系统疾病引起了下呼吸道或肺部出血，血液经口腔咯出。根据咯出的血量可分为小量咯血（每日咯血量＜100ml）、中等量咯血（每日咯血量≥100ml 且＜500ml）和大量咯血（每日咯血量≥500ml 或一次性咯血 100～500ml），可见于支气管扩张、肺炎、肺结核、肺癌等；④胸痛：由肺部感染、外伤、肿瘤等疾病累及壁层胸膜而引起，可见于胸膜炎、肺癌、肺脓肿等；⑤呼吸困难：表现为呼吸频率、深度、节律的改变，可见于气胸、肺栓塞、支气管哮喘等疾病；⑥呼吸系统疾病也可见恶寒发热、全身乏力、休克等全身表现，如肺炎会引起全身高热与乏力，严重者会引起多器官衰竭而死亡；⑦呼吸系统疾病在临床检查时可出现异常体征：如慢性阻塞性肺疾病（chronic obstructive pulmonary disease, COPD）视诊可见桶状胸，叩诊肺上界变宽，呈过清音等表现。触诊肺结核、阻塞性肺不张等疾病时可见语颤的异常。肺癌、气胸可有呼吸音性质的改变。胸腔积液时叩诊音呈浊音，语颤减弱，呼吸音减弱。肺炎听诊时肺部会出现干湿啰音。

二、中医病因病机及主要证候

临床上通常将呼吸系统疾病归属到肺系疾病的范畴。肺系疾病包含两个部分：一是肺主气、司呼吸等本身功能异常所产生的如咳嗽、哮病等肺脏本病，类似于西医的呼吸系统疾病；二是从肺在液、在窍等异常所延伸出的如感冒、鼻衄等相关疾病。两个部分互为影响，可相互转变。

（一）中医病因病机

外感与内伤是肺系疾病的两大主要病因。肺失宣肃，气机升降失常为肺系疾病的主要病机。

具体可表现为以下两个方面。

1. 外感邪气 主要指外感六淫邪气。六淫之邪以风为先导，或夹寒，或夹湿，或夹燥侵犯肺部。现在通常将大气污染、尘螨异物、异味和刺激性物质等一系列可刺激呼吸道或肺部的物质也归于外感邪气的范围。

肺为娇脏，不耐侵犯。外感邪气从口鼻、皮毛侵入机体，肺卫之气奋起抵抗，正邪相争，使肺气被束，失于宣发肃降，发为肺系疾病。如六淫之邪犯肺，肺失宣肃，肺气上逆则发为咳嗽。

2. 脏腑内伤 肺系疾病的病位主脏在肺，与五脏六腑密切相关。先天不足、年老体弱、饮食劳倦、情志失调等因素均可导致脏腑功能失调，从而影响肺宣发肃降的功能。

脏腑功能失调，痰饮、水湿等内生之邪停聚肺中，闭阻肺气；或人体正气亏虚，肺气不足；或外邪乘虚而入，阻塞肺气；或肺阴不足，虚热内生，灼伤肺津，均可使肺气失于宣发肃降而发为肺系疾病。如饮食不当，脾失健运，痰浊内生，阻塞气道，而使肺失宣肃，引动伏痰而发为哮病。

（二）主要证候

肺系疾病的证候表现复杂多样，根据六腑与八纲辨证，其常见证候可主要概括为以下10种。

1. 外邪袭表证 主要包括风寒表证、风热表证、风燥表证和暑湿表证。若表现为恶寒发热，无汗头痛，鼻塞流清涕，痰白稀薄，舌苔薄白，脉浮或浮紧，则为风寒表证；若表现为发热重而恶风，鼻塞咽痛，流涕发黄，咳痰黄黏，舌苔薄白，脉浮数，则为风热表证；若表现为发热微恶寒，干咳，无痰或痰少而黏，不易咳出，咽痛口干，舌红苔薄白或薄黄而干，脉浮数或微数，则为风燥表证；若发热微恶风，身热不扬，肢体酸楚，头身困重，胸闷纳呆，汗出不畅，便溏，舌苔白腻或黄腻，脉濡数，则为暑湿表证。可见于感冒、肺炎等。

2. 肺热炽盛证 主要表现为面赤身热，气粗喘息，干咳或有咯血，口鼻气热而渴，咽干热甚至肿痛，舌红苔黄，脉数。常见于急性支气管炎、肺炎、支气管哮喘等。

3. 痰浊阻肺证 主要表现为喉中痰涎壅盛，咳痰黏腻或咳痰不爽，或胸闷喘促，鼻痒喷嚏，咽痒，呕恶纳呆，舌苔白厚而浊，脉滑或弦滑。可见于肺炎、支气管扩张、支气管哮喘等。

4. 痰热郁肺证 主要表现为咳嗽气粗，时伴疼痛，喉中痰音，咳痰黄稠而黏厚有腥味，面赤身热、口干欲饮，大便秘结、舌红苔黄腻，脉滑数。可见于支气管扩张、肺脓肿、COPD 等。

5. 痰蒙神窍证 主要表现为咳逆喘促日重，咳痰不爽，气短息促，表情淡漠，甚或意识模糊，烦躁不安，肢体抽搐，舌苔白腻或黄腻，脉细滑数。可见于 COPD 等。

6. 肝火犯肺证 主要表现为呼吸短促，息粗气憋，胸胁闷痛，喉中痰鸣声低，平素忧思抑郁，每遇情志刺激而发作，或目赤失眠，心悸心烦而易怒，舌质红，脉细数。常见于肺栓塞、肺癌等。

7. 肺气虚证 主要表现为神疲乏力，气短，动则加重，咳声低弱，自汗畏寒，或易感冒，时有痰白清晰，舌质淡白，脉沉细或沉缓或细弱。常见于支气管哮喘、IPF 等。若兼有心悸、怔忡，则为心肺气虚；兼有纳呆食少、脘痞腹胀，则为肺脾气虚；兼有腰膝酸软、耳鸣耳聋、小便清长，则为肺肾气虚。

8. 肺阴虚证 主要表现为持续性低热或无热、干咳少痰而质黏、心烦咽燥、口干口渴、无汗或微汗或盗汗、手足心热、舌红少苔、脉细数。常见于肺结核、支气管扩张、肺癌等。若兼有腰膝酸软、耳鸣耳聋，则为肺肾阴虚。

9. 肺阳虚证 主要表现为恶寒重而发热轻，面色苍白，语声低微，四肢不温，舌质淡胖，苔白，脉沉细而无力。常见于感冒，呼吸衰竭等。若兼有腰膝酸软、耳鸣头昏、夜尿频多，则为肺肾阳虚。

10. 正虚脱证 主要表现为喘逆甚剧，张口抬肩，鼻翼煽动，不能平卧，或有意识不清，四肢厥冷，汗出烦躁，脉微欲绝。可见于 COPD、支气管哮喘等。

三、中西医"病证结合"诊断思路

中西医病证结合的应用为临床提供了中西医结合全新的诊断思路，可弥补中、西医之间的短缺与不足，将疾病的全过程进行中西医结合诊断，实现两种医学体系的优势互补。中西医病证结合诊断思路要着眼于以下几方面。

第一，将西医辨病与中医辨证进行有机结合。深刻了解呼吸系统疾病的西医发展规律，根据具体的症状分析出各分期的中医核心病机并进行辨证诊断，有助于预见疾病的发展，在西医常规治疗的基础上加用对应分期的中医治疗方案，可提高疾病后续的疗效，对呼吸系统疾病预后的转归有巨大的帮助。

第二，在西医辨病的基础上进行中医辨病再辨证。中西医之间对同一疾病的认知有一定的差异性，而在西医辨病的基础上进行中医的辨病辨证有助于提高中西医结合治疗的准确性。以儿童支原体肺炎为例，此病虽在中医领域尚无与之相对应的病名，但根据西医检查明确诊断之后，结合其咳嗽、胸闷、鼻翼煽动等具体症状，建议可参考中医的"咳嗽""喘证"对儿童支原体肺炎进行辨证论治。

第三，将现代实验室检查手段融入中医证型诊断中。实验室检查手段如理化指标、组学技术等可为中医证型的诊断提供生物学标志物，临床上可以此为依据确定疾病的中医证型，有助于推动中西医病证结合诊断的客观化与标准化。如陶嘉磊等采用气相色谱与质谱联用技术分析小儿支气管哮喘发作期非痰热郁肺证和痰热郁肺证的尿液代谢物，发现小儿支气管哮喘发作期痰热郁肺证的尿液中草酸、L-苏氨酸、嘧啶等 9 种物质的含量均有所下降，主要涉及戊糖磷酸途径，肌醇磷酸代谢等 4 条代谢通路。

四、中西医结合治疗优势与新进展

（一）中西医结合治疗优势

使用中西医结合治疗呼吸系统疾病有着巨大的优势，可主要概括为以下几点。①通过中西医结合可提高疾病的治疗效果，更加积极地改善患者的临床症状，加快疾病治愈的速度，降低临床的不良反应发生率和死亡率，如研究发现传统方剂定喘方联合西医抗哮喘治疗可提升哮喘治愈率，且不良反应发生率要明显低于西医对照组；②通过中西医结合在疾病发展过程中的早期干预，可延缓疾病的发展及转归过程，缩减患者的住院时间，减少患者的平均医疗费用，如李春盈等通过中西医结合治疗 COPD 急性加重期，发现中西医结合治疗组的住院天数和住院费用较西医对照组均有所下降。

（二）中西医结合治疗新进展

现今中西医结合治疗呼吸系统疾病的主要方向依然是在常规西医治疗的基础上加以中医治疗来提高疾病的治愈率、降低西药的副作用，蔡珍珍等将 80 例 COPD 急性加重期患者随机分为西医对照组和西医＋清咳平喘颗粒治疗组,实验发现治疗组在疾病症状改善方面要显著优于西医对照组,且不良反应发生率也低于西医对照组。对中药提取物的研究可为中医治疗提供分子生物学的证据,多项研究表明厚朴酚及和厚朴酚是厚朴产生药理作用的主要活性成分,具有平喘、抗氧化、抗菌、松弛气管平滑肌和细胞保护的作用,可用于治疗支气管哮喘等呼吸系统疾病。以中药注射液和中药离子导入为代表的将中医传统疗法与现代科学技术结合的方式为临床治疗呼吸系统疾病提供了更多的选择,如张浩洋等研究发现西医治疗结合丹红注射液、川芎嗪注射液等中药注射液可明显提高 IPF 治疗的总有效率;宋新等发现千金苇茎汤离子导入辅助治疗能够显著减轻 COPD 急性加重期痰热郁肺证的临床症状,控制患者肺部的炎症水平。世界中医药学会发布了首部 IPF 中医康复指南,提出了传统功法、针灸、穴位贴敷等中医康复手段应用于 IPF 的标准,规范了 IPF 中医康复的临床实践,提高其在 IPF 中的临床应用及评价。通过针灸治疗呼吸系统疾病也是中医临床研究的一大方向,有研究表明针灸可通过增强人体免疫功能、激发体内抗炎物质、抑制肿瘤生长来治疗肺癌。

目前,中西医结合诊疗呼吸系统疾病日益得到重视与推广。中西医病证结合治疗呼吸系统疾病应当始终坚持面向临床,为临床实践而服务,同时需进一步挖掘中医思维,注重吸收现代科学技术和方法,将中西医更好地进行有机结合,为呼吸系统疾病患者带来更佳的中西医诊疗效果。

第二节 哮　喘

一、中西医结合诊疗概述

支气管哮喘(bronchial asthma,BA)又称哮喘,是一种以气道慢性炎症为基本特征的异质性疾病,临床表现为反复发作的喘息,气急,伴或不伴胸闷、咳嗽、多痰等症状,多在夜间和(或)清晨发作,同时伴有气道高反应性和可逆的气流受限,随着病程的延长可发生气道重塑。哮喘的病因尚未完全明确,一般认为与气道炎症、气道高反应性、免疫应答及遗传和环境因素有关。哮喘最常见于 5 岁以下儿童,成人的发病一般与职业暴露、吸烟、肥胖等危险因素有关。此外,在儿童时期男性患病率高于女性,但在成年之后由于雌性激素对气道炎症具有一定影响,女性患病率要大于男性。

《黄帝内经》最早对哮喘有初步的认识,将其称为喘鸣、喘呼、喘渴。后世医家也有一些别名,如"上气""伏饮""齁喘""呷嗽""哮嗽""哮病"等。"哮喘"这一称谓首次出现在宋代,金元时期朱丹溪首次将"哮喘"作为独立的病名。中医认为哮喘的病因较为复杂,如《时方妙用哮证》中所说,"哮喘之病,寒邪伏于肺俞,痰壅结于肺膜,内外相应,一遇风寒暑湿燥火六气之伤即发,动怒动气亦发,劳役房劳亦发"。总结历代医家对哮喘病因的阐述,大致可分为五类,分别为痰饮内伏、邪气侵袭、情志内伤、饮食不节及体质因素。其中痰饮内伏被认为是哮喘的基本病因,即哮喘的"夙根"。因此哮喘的中医病机即为宿痰内伏,复因外感、饮食、情志、劳倦等诱发,进而痰阻气道,肺气上逆,痰气交阻而发为哮喘。

(一)中西医诊治现状

全球哮喘患病率处于较高水平,根据 2015 年全球疾病负担研究的报道,全球哮喘患者达 3.58 亿人,患病率较 1990 年增加 12.6%。我国国家疾病预防控制中心发布的统计数据显示,截至 2019 年，中国 20 岁及以上人群哮喘患病率达总人口的 4.2%，其中男性患病率为 4.6%，女性患病率为 3.7%，20～39 岁人群患病率为 2.5%，40 岁及以上人群患病率为 5.4%，尚有大量 20 岁以下哮喘患者未能被统计，总体疾病负担严重。

1. 西医治疗现状　哮喘是一种慢性疾病，西医治疗哮喘，主要是以控制症状为第一目的，在此基础上减少哮喘恶化的风险及降低药物的毒副作用。

哮喘治疗前需先根据患者具体情况设计治疗方案。若患者处于哮喘的急性发作期，应尽快缓解症状，解除气流受限和低氧血症，防止症状进一步加重。未入院治疗的患者应随身携带短效β₂ 受体激动剂（SABA），如硫酸沙丁胺醇吸入气雾剂，以应对突发情况。SABA 是快速缓解哮喘症状最有效的药物，患者根据病情轻重每次使用 1～2 揿（1 揿≈100μg），一般间隔 3 小时使用 1 次，直到症状缓解。如果患者出现端坐呼吸、烦躁、大汗淋漓等急性加重症状，在自我处理 1～2 日后效果仍不明显，需及时到医院就诊。若入院后患者无呼吸困难症状且脉率<120 次/分，血氧饱和度>90%，可将 SABA 用量提高到每 3 小时 4～10 揿，此外可使用泼尼松龙，成人用量为每次 40～50mg，儿童根据体重每次 1～2mg/kg，最大剂量不超过 40mg。若患者入院时呼吸频率>30 次/分，脉率>120 次/分，血氧饱和度<90%，可使用肾上腺素以及全身性皮质类固醇，并且给予大剂量的吸入性糖皮质激素（inhaled corticosteroids，ICS），经上述药物治疗后临床症状和肺功能无改善甚至继续恶化者，及时给予机械通气治疗，确保患者生命安全。当处于慢性持续期时，根据患者病情的严重程度和控制水平，进行适当的分级治疗。

缓解期分级治疗如图 5-1。

2. 中西医结合治疗现状　中西医结合治疗是本病当前较为可靠的方案。对于哮喘而言，目前中西医结合治疗主要着重于中医分期辨证论治与西医分期、分级对症治疗相结合。中医将哮喘分为发作期和缓解期。当前中西医结合研究认为，哮喘发作期不仅存在"肺实"，还伴有一定程度的"肾虚"；哮喘缓解期不仅存在"肾虚"，还伴有一定程度的"肺实"。哮喘的"肺实"与气道炎症、黏液分泌增加、支气管痉挛和气道重塑等关；哮喘"肾虚"则与以下丘脑-垂体-肾上腺皮质轴等为代表的机体内在抗炎能力不足及机体致炎和（或）抑炎平衡调控机制的失衡等有关。因此，现代医家提出"发时治肺兼顾肾，平时治肾兼顾肺"的新治则，强调肺肾同治，主张将局部气道炎症控制与整体抗炎能力的增强相结合，并贯穿哮喘治疗的全过程。哮喘急性发作的症状得到控制后，在西医治疗的基础上，一方面通过益肺健脾补肾方法，调节与提高机体免疫功能，减轻气道炎症反应和防治气道重塑；另一方面根据"肺实"的不同，兼顾清肺、化痰、活血、祛瘀等法，降低炎性因子水平，抑制嗜酸细胞阳离子蛋白分泌，从而改善患者的临床症状。

西医将哮喘分为急性发作期、慢性持续期、临床缓解期三个阶段，治疗常以糖皮质激素、β₂ 受体激动剂、胆碱能受体阻断剂、茶碱类药物等对症治疗为主，在此基础上联合中医药及其特色疗法治疗可更好地控制病情发展，改善急性发作期症状。哮喘急性发作期在给予常规现代医学治疗时（后），依据中医不同分型给予相应的治疗，可使患者的症状及肺功能等得到进一步的改善；当然，不是特别严重的急性发作，单独使用中医药治疗也可获得缓解。

现代中医与西医治疗哮喘的方法较为多样，虽尚未完全攻克哮喘这一顽疾，但在减轻患者症状、保证患者生命健康安全和有效改善生活质量方面已经取得了许多突破。中西医结合疗法更是在快速缓解哮喘急性发作期症状及控制哮喘病程进展上做出了卓越贡献。但由于不同地区中西医诊治质量参差不齐，人民群众对中医治疗接受程度有所差别，导致中西医结合治疗哮喘仍未得到广泛普及，未来仍有很长的道路要走。

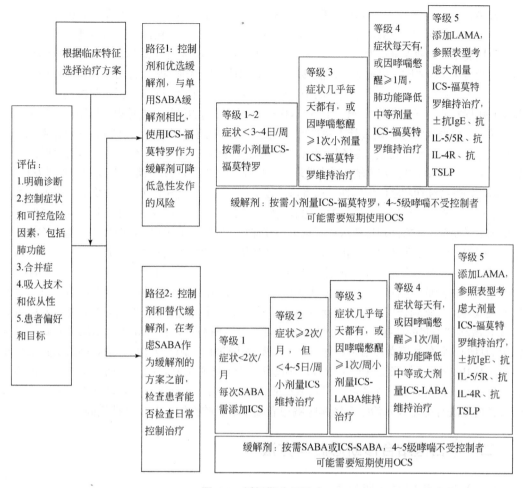

图 5-1　缓解期分级治疗

注：ICS：吸入性糖皮质激素；LAMA：长效抗胆碱能药物；LABA：长效β₂受体激动剂；OCS：口服糖皮质激素；IgE：免疫球蛋白 E；IL-5：白细胞介素-5；IL-5R：白细胞介素-5 受体；IL-4R：白细胞介素-4 受体；TSLP：胸腺基质淋巴细胞生成素

（二）主要临床问题

1. 对于重度哮喘患者，如何使用中西医结合疗法？
2. 中医治疗能否有效减轻或避免使用激素所带来的负面影响？
3. 对于高敏体质的哮喘患者，如何进行中西医结合治疗？
4. 对于激素抵抗型哮喘等难治性哮喘，如何通过中药治疗实现症状控制？

（三）中医核心病机及中西医结合优势环节

1. 中医核心病机　哮喘的病理因素以痰为主，痰邪的产生主要责之于肺不能宣散津液，脾不能传输精微，肝不能输布津液，肾不能蒸化水液，以致津液凝聚成痰，伏藏于肺，成为哮喘发生的"夙根"。此后每遇气候突变、饮食不当、情志失调、劳累过度等诱因导致气机逆乱而发作。哮喘发作时的基本病理变化为"伏痰"遇感引触，痰随气升，气因痰阻，相互搏结，壅塞气道，气道挛急，肺气宣降失常，引动停积之痰，而致痰鸣如吼，气息喘促。因此哮喘的核心病机在于脏腑阴阳失调，致使痰邪伏肺，遇感则发，久则反伤脏腑，使虚者更虚，痰邪愈盛，使得邪实与正虚并见。

2. 中西医结合优势　中西医对于哮喘都有着自己的理解和认识,且在治疗上都有着独到的经验和方法。西医治疗哮喘的优势在于迅速控制症状,作用靶点精确,且药品携带方便,因此能在急性发作期有效保障患者的生命安全。中医治疗哮喘的优势在于总体调控,通过增强患者身体的功能达到未病先防,既病防变,能够根据患者当前情况迅速调整治疗方案,毒副作用小。中西医结合的优势可以体现于哮喘治疗的全过程。在保障患者生命安全和生活质量的同时,又能充分遏制病程发展,有效减轻毒副作用。中西医结合治疗哮喘的优势主要体现在以下两个环节。

第一,根据哮喘患者是否处于急性发作期选择不同的治疗方案。在哮喘急性发作期,患者症状较急且重,甚至有可能危害到患者的生命安全,此时应根据患者本身的具体情况以西医对症治疗为主,中医配合治疗为辅,适当选取穴位贴敷、耳穴压豆等疗法帮助患者尽快度过发作期;在疾病的慢性持续期和临床缓解期,患者病情较平稳,具备中药和针灸治疗的条件,此时应增加中医治疗的比重,通过宏观辨证论治为患者提供个人治疗方案,这也与当前国际上对于哮喘治疗的认识不谋而合。一方面通过西医进行抗炎免疫抑制,延缓气道重塑,同时使用中医补虚扶正,化痰平喘的方法增强患者自身的正气,降低患者症状发作的频率及发作时的严重程度。

第二,中西医结合治疗不仅能够针对西药所引起的不良反应直接组方用药,还能通过减少西药用量间接降低毒副作用。在使用西药后,根据患者出现的不良反应,可以灵活调整中医治疗方案减轻此类毒副作用。如应用糖皮质激素所导致的骨质疏松、股骨头坏死,以及应用短效β$_2$受体激动剂引起的心律失常和低钾血症等可通过滋阴补肾、益气养血等治法达到减轻毒副作用的目的。此外如麻黄、细辛、甘草、姜半夏等中药能抑制过敏介质释放,降低IgE水平及增加cAMP含量,舒张支气管平滑肌,协助西药控制哮喘症状,减少西药用量,从而规避西药造成的不良反应,如代谢紊乱、胃肠道反应、心律失常等。临床研究发现从中药银杏中提取的银杏内酯进行雾化吸入治疗有缓解哮喘患者临床症状的作用,且安全性较高。

二、中西医结合诊断思路与方法

（一）西医诊断与诊断标准

1. 西医辨病　哮喘是一种异质性疾病,临床表现以呼吸道症状为主,但不同分型的症状之间有很大不同。临床可大致将其分为典型和不典型两种。

典型哮喘表现如下。

1）反复发作性喘息、气促,伴或不伴胸闷或咳嗽,夜间及晨间多发,常与接触变应原、冷空气、物理、化学性刺激,以及上呼吸道感染、运动等有关。

2）发作时及部分未控制的慢性持续性哮喘,双肺可闻及散在或弥漫性哮鸣音,呼气相延长。

3）上述症状和体征可经治疗缓解或自行缓解。

对于哮喘,除去以上症状和体征外,最具有标志性的临床表现就是可变的气流受限,其客观检查标准如下。①支气管舒张试验阳性（吸入支气管舒张剂后,FEV$_1$增加>12%,且FEV$_1$绝对值增加>200ml）;或抗炎治疗4周后与基线值比较FEV$_1$增加>12%,且FEV$_1$绝对值增加>200ml（除外呼吸道感染）。②支气管激发试验阳性:一般应用吸入激发剂为醋甲胆碱或组胺,通常以吸入激发剂后FEV$_1$下降≥20%,判断结果为阳性,提示存在气道高反应性。③呼气流量峰值（peak expiratory flow, PEF）平均每日昼夜变异率（至少连续7日每日PEF昼夜变异率之和/总天数）>10%,或PEF周变异率 {（2周内最高PEF-最低PEF）/ [（2周内最高PEF+最低PEF）×1/2] ×100%}>20%。

不典型哮喘可分为咳嗽变异性哮喘、胸闷变异性哮喘、隐匿性哮喘、阿司匹林哮喘及药物诱发性哮喘、妊娠期哮喘、月经期哮喘和哮喘合并慢性阻塞性肺病等，其中咳嗽变异性哮喘和胸闷变异性哮喘最为常见。

咳嗽变异性哮喘（chest tightness variant asthma，CVA）的主要症状为咳嗽，无喘息、气促等典型哮喘的症状和体征，且同时具有气流受限客观检查中的任何一条，支气管激发试验阳性，除外其他疾病所引起的咳嗽，按哮喘治疗有效。临床上无法进行支气管激发试验的慢性咳嗽患者，无提示其他慢性咳嗽病因的特征，可考虑按 CVA 进行经验性治疗，但治疗无效时需进一步检查。某些气道内疾病如腺瘤、支气管结核有时亦存在反复咳嗽症状，可能会被误诊为 CVA，临床上需注意鉴别。

胸闷变异性哮喘（CTVA）的临床表现是胸闷作为唯一或主要症状，无喘息、气促等典型哮喘的症状和体征，同时具备可变气流受限客观检查中的任一条，除外其他疾病所引起的胸闷。

2. 诊断标准 西医诊断标准参照中华医学会呼吸病学分会哮喘学组编写的《支气管哮喘防治指南（2020 年版）》及全球哮喘防治创议（Global Initiative for Asthma，GINA）发布的《2023 GINA 全球哮喘处理和预防策略》的标准对疑似哮喘患者进行诊断。

（二）临床分级与分期

1. 分级 根据严重程度的分级。初始治疗时对哮喘严重程度的判断，对患者选择药物治疗方案十分重要。可根据白天、夜间哮喘症状出现的频率和肺功能检查结果，将慢性持续期哮喘病情严重程度分为间歇状态、轻度持续、中度持续和重度持续 4 级。

1 级（间歇状态）：仅限用于偶有短暂的白天症状（每月少于 2 次，每次持续数小时），没有夜间症状，无急性发作风险，肺功能正常的患者。

2 级（轻度持续）：患者症状出现频率≥每周 1 次，但＜每日 1 次，可能影响活动和睡眠，夜间哮喘症状＞每月 2 次，但＜每周 1 次，FEV_1 占预计值≥80%或 PEF≥80%个人最佳值，PEF 变异率为 20%～30%。

3 级（中度持续）：患者每日有症状，影响活动和睡眠，夜间哮喘症状≥每周 1 次，FEV_1 占预计值为 60%～79%或 PEF 为 60%～79%个人最佳值，PEF 变异率＞30%。

4 级（重度持续）：患者每日有症状且频繁出现，经常出现夜间哮喘症状，体力活动受限，FEV_1 占预计值＜60%或 PEF＜60%个人最佳值，PEF 变异率＞30%。

2. 分期 根据临床表现，哮喘可分为急性发作期、慢性持续期和临床控制期。

急性发作期是指哮喘患者喘息、气促、咳嗽、胸闷等症状突然发生，或原有症状加重，并以呼气流量降低为其特征，常因接触变应原、刺激物或呼吸道感染诱发。此时期以较大剂量短效 β_2 受体激动剂（300～1000μg/3h）和较大剂量糖皮质激素（每次 40～50mg）吸入治疗为主，以快速控制病情，达到缓解症状，保护患者生命安全的目的。慢性持续期是指每周均不同频度和（或）不同程度地出现喘息、气促、胸闷、咳嗽等症状。临床控制期是指患者无喘息、气促、胸闷、咳嗽等症状 4 周以上，1 年内无急性发作，肺功能正常。在这两个时期哮喘症状逐渐平稳，可以选择使用吸入性糖皮质激素配合长效 β_2 受体激动剂，具体剂量依照患者哮喘分级决定，并根据控制情况对剂量进行适当增减。

（三）中医证候诊断标准与证治分型

1. 发作期

（1）冷哮证

【主症】喘息哮鸣，喉中有水鸣声，胸膈满闷如塞，痰白稀薄或呈泡沫状，口不渴或渴喜热饮。

【次症】气温下降或感受寒邪易发，形寒肢冷，或恶寒，身痛，无汗。

【舌脉】舌质淡，苔白滑，脉弦紧或浮紧。

本证多见于受冷空气刺激而引发的哮喘急性发作期。

（2）热哮证

【主症】气粗息涌，喉中痰鸣如吼，胸满胁胀，口渴引饮，痰黄质稠。

【次症】面赤心烦，口苦口干。

【舌脉】舌质红，苔黄腻，脉滑数或弦滑。

本证多见于因饮食不节或呼吸道感染而引发的哮喘急性发作期。

（3）风哮证

【主症】咳喘等症状发作迅速，喘憋气促，喉中哮鸣有声，无痰，或有痰黏腻难咯，无明显寒热倾向，有明确诱因，发作停止后症状迅速消失，犹如常人。

【次症】发作前多有鼻塞、喷嚏、咽痒、咳嗽等表现，恶风，口燥咽干。

【舌脉】舌质淡或质红少津，苔薄白，脉弦。

本证多见于对于异物如花粉、粉尘或刺激性气味而引发的哮喘急性发作期。

（4）痰哮证

【主症】喉中痰涎壅盛，声如拽锯，胸满喘急，但坐不得卧，痰多易出。

【次症】平素身体困重乏力，睡时鼾声如雷，头晕，面色青暗。

【舌脉】舌质红，苔厚浊或黄腻，脉滑实。

本证多见于体型肥胖，平素喜饮酒，饮食不节者的哮喘急性发作期。

（5）肺实肾虚证

【主症】病程较长，喉中痰鸣，喘憋胸满，动则喘甚。

【次症】畏寒肢冷，腰膝酸软，神疲纳呆，小便清长。

【舌脉】舌质淡，苔白腻或黄，脉细弱。

本证多见于患有哮喘数年，年老体虚，近期出现呼吸道感染或有长期吸烟史患者的哮喘急性发作期。

（6）喘脱危证

【主症】哮病反复发作数年至数十年，声低息促，张口抬肩，四肢厥冷，汗出如油。

【次症】烦躁，昏瞀，面色青或晦暗。

【舌脉】舌质青黯，苔滑腻或无苔，脉细数不清或浮大无根。

本证多见于患有哮喘数年甚至数十年，一直没有得到有效治疗和控制或合并COPD、冠心病等慢性疾病患者的哮喘急性发作期。

2. 缓解期

（1）肺脾气虚证

【主症】气短声低，喉中时有轻度哮鸣，痰多质稀，色白有泡沫，少气懒言，食少便溏。

【次症】自汗，怕风，易感冒，面色萎黄，倦怠乏力，少腹有坠胀感。

【舌脉】舌质淡，苔白，脉细弱。

（2）肺肾两虚证

【主症】平素气短息促，动则为甚，吸气不利，不耐劳累，腰膝酸软，脑转耳鸣。

【次症】畏寒肢冷，面色苍白，喜暖恶寒或五心烦热，颧红，咽干。

【舌脉】舌质淡，苔白腻或舌质红，苔薄少津。

三、中西医结合治疗思路

（一）西医治疗原则

主要参照《支气管哮喘防治指南（2020年版）》中的相关原则，即遵循早期、个体化治疗，使得哮喘症状得到良好的控制，维持正常的活动水平，尽可能减少出现急性发作期的频率，降低死亡、肺功能损害及使用相关药物发生不良反应的风险。

当患者处于急性发作期时，应当以确保患者的生命安全和未来生活质量能够得到保证为基础，短效β₂受体激动剂、吸入性糖皮质激素、肾上腺素及全身性皮质类固醇等药物都可根据患者具体情况进行使用，必要时可进行机械通气。当患者处于慢性持续期时，要关注治疗的有效性、安全性、可获得性和效价比，根据每个患者对不同药物的疗效差异、依从性和经济承受能力制定个体方案。

（二）中西医结合治疗原则

将中医和西医优势互相结合，确保患者的生命安全及生活质量，降低因药物治疗所造成的负面影响，减少哮喘急性发作的频率，遏制哮喘发展的进程是中西医结合治疗哮喘的最终目标。当患者处于急性发作期时应当以快速缓解症状为第一要务，以西医的对症治疗为主，根据患者的具体情况适当配合中医的特色疗法；当患者处于慢性持续期和临床缓解期时，除了使用西药进行症状控制，应当遵循中医"缓则治其本"的原则，通过对患者辨证论治制定相应的方案，依据患者的需求进行中药内服调理和外治法干预，为患者未来的症状控制和生活质量打下较为坚实的基础。

（三）临床问题推荐建议

1. 对于重度哮喘患者，如何使用中西医结合疗法？

重度哮喘的治疗应以保护患者生命安全为第一位，建议根据临床具体表现使用相应剂量的吸入性糖皮质激素和长效β₂受体激动剂控制气道炎症，避免气道重塑的进一步加重。重度哮喘患者一般属于哮喘日久且未得到系统治疗和控制，身体较为羸弱，因此在慢性持续期及临床缓解期积极使用中医补虚扶正疗法是必要的，可以考虑使用六君子汤加减，健脾益气的同时又能和中化痰。此外中医疗法在减轻和治疗西药使用过程中所产生的毒副作用和并发症有着积极作用，可在治疗哮喘的基础上辨证加减，如长期应用糖皮质激素所导致的骨质疏松可以加用六味地黄丸等滋补肝肾中药，如果出现消化道溃疡、眩晕、高血压等可以加用二至丸合知柏地黄丸以滋阴清热。因此对于重度哮喘患者，应当以通过使用西药保证患者生命安全，改善临床症状为出发点，同时通过中医的辨证论治，灵活运用中医的内服和外治疗法，降低西药的毒副作用和治疗并发症，进而遏制病程的继续进展，为患者生存质量的改善和未来的生命健康提供有力保障。

2. 中西医结合疗法能否有效减轻或避免使用激素所带来的负面影响？

中西医结合疗法可以有效减轻使用激素带来的负面影响。沈自尹院士提出的补肾法递增与激素递减相结合撤除激素是目前减轻激素毒副作用的主流方案。其根本思想仍是辨证论治，用中药药性之偏纠正人体之偏盛偏衰。分两个阶段论治：第一个阶段在急性发作期使用大剂量激素时，以中药滋阴泻火方药纠偏，使用大补阴丸或左归丸随症加减。也可以生地黄、知母、生甘草等药为主进行干预。第二个阶段为哮喘缓解期，此期减少激素用量，在减量至接近生理维持剂量时，患者外在表现可能会呈现"热"或"火"的征象，但其内在改变已是阴阳两虚，此时改用或加用温补肾阳药以阳中求阴，可配伍益气温肾之药，如补肾防喘片、补肾益气方，也可选用人参、灵芝、附子、肉苁蓉、淫羊藿、菟丝子、补骨脂等，在发挥激素抗炎平喘效果的同时扶助正气，降低患者对激素的依赖性和激素治疗所造成的不良反应。

3. 对于高敏体质的哮喘患者，如何进行中西医结合治疗？

针对高敏体质的哮喘患者用药需要十分谨慎，某些常规用药可能会导致患者症状的加重，造成一定的危险。应以控制症状为第一要务，给予吸入性糖皮质激素联合长效β₂受体激动剂，如布地奈德/福莫特罗粉吸入剂。中医认为体质能反映正气盛衰与偏颇，体质弱者，正气不足或调节能力差、抗病力弱而易发病。王琦院士认为，高敏体质是一种生理功能和自我调适能力低下的正虚和反应性增强的功能偏兀，是全身和局部功能失衡，符合阴虚阳兀的特征，应从辨体-辨病-辨证进行综合论治。这也是现代医家针对高敏体质治疗的主流方式，即在脏腑辨证用药基础上，酌加具有抗过敏作用的中药。实验研究证实，许多中药可以阻断或抑制变态反应炎症中的一些环节，发挥抗过敏作用，如五味子、防风、乌梅等中药。王琦院士针对这一体质的哮喘患者自拟了"脱敏定喘汤"，方由乌梅15g，蝉衣10g，赤芝10g，防风12g，麻黄9g，杏仁10g，生石膏30g，炙甘草6g，黄芩10g，百合20g，金荞麦20g组成，再根据患者具体情况随症加减，配合西医对症治疗，获得了不错的效果。

4. 对于激素抵抗型哮喘等难治性哮喘，如何通过中药治疗实现症状控制？

难治性哮喘是指应用GINA指南推荐的第4级治疗方案（即2种或2种以上的控制性药物）规范治疗6个月以上仍难以控制的哮喘，其发病机制涉及变态反应性气道炎症、糖皮质激素抵抗、气道重塑等多方面。中医认为肾虚是难治性哮喘的根本病机。现代医学研究发现，肾虚患者的细胞免疫功能低下，Th1/Th2细胞因子失衡，下丘脑-垂体-肾上腺皮质轴功能低下，而这也是难治性哮喘的重要发病机制之一。而多种具有补肾作用的单味中药，如淫羊藿，或复方制剂，如固本止咳胶囊，均可以提高Th1型细胞因子IFN-γ及免疫球蛋白水平，提高下丘脑促肾上腺皮质激素释放因子水平，增强下丘脑-垂体-肾上腺皮质轴的功能，具有类激素样作用。此外，络病学研究者认为难治性哮喘的病位不在经而在络，肺络之中痰瘀交阻而致肺络闭阻，气机不畅，因此病情顽固。治疗时应运用搜剔肺络之法，适当运用走窜之力更强的虫类药物。现代药理学研究也发现蜈蚣、全蝎可有效改善气道炎症，延缓气道重塑。《黄帝内经》中提到"至虚之处，即是容邪之所"。因此对于难治性哮喘，可在辨证论治的基础上增加补肾温阳纳气的药物，如巴戟天、淫羊藿、补骨脂等，酌情加入蜈蚣、全蝎等虫类药物，一为补虚，使机体有力鼓邪外出，防邪再入；二是搜络，将藏于肺脏幽深隐微部位的久邪、顽邪搜剔荡逐，恢复络脉的通畅进而减轻哮喘的症状。此种方法经过临床研究和应用证明可显著改善难治性哮喘患者的生活质量及肺功能，减少激素使用和哮喘急性发作次数，同时降低应用激素后不良反应发生率。

（四）中西医结合治疗方案

1. 发作期

（1）冷哮证

中医治疗　治法：宣肺散寒，化痰平喘。

处方：射干麻黄汤或小青龙汤加减（《伤寒论》）。

方药：射干9g，麻黄9g，生姜12g，细辛3g，紫菀9g，款冬花9g，半夏9g，五味子9g，大枣劈开7个，或麻黄9g，芍药9g，细辛3g，干姜6g，甘草6g，桂枝9g，五味子9g，半夏9g。

中西医结合治疗要点　本型一般为哮喘患者感受冷空气刺激所诱发，一般伴有外感风寒的表现，以尖锐的哮鸣音和剧烈的喘息为主要症状，根据病情采取西医治疗为主或中西医结合治疗的方法，西医治疗主要以多次短效β₂受体激动剂吸入缓解症状，严重者可以加用吸入性糖皮质激素。患者症状不严重或在吸入短效β₂受体激动剂后症状得到缓解可以服用中药配合治疗，如果不能满足服药条件则可使用穴位贴敷配合西药治疗，嘱患者保暖避风，不要劳累。

（2）热哮证

中医治疗 治法：清热宣肺，化痰定喘。

处方：定喘汤（《摄生众妙方》）或麻杏石甘汤加减（《伤寒论》）。

方药：银杏 9g，麻黄 9g，苏子 6g，甘草 3g，款冬花 9g，杏仁 6g，蜜桑白皮 9g，黄芩 6g，法半夏 9g，或麻黄 9g，杏仁 9g，石膏^{先煎}18g，生姜 9g，甘草 6g，法半夏 9g，大枣^{劈开}3 枚。

中西医结合治疗要点 本型一般为患者过食油腻难消化的食物或情绪过急或身体热盛且感受温热刺激所诱发，以哮鸣音高亢，喘促剧烈为主要症状，根据病情采取西医治疗为主或中西医结合治疗的方法，西医治疗主要以多次短效β₂受体激动剂吸入缓解症状，严重者可以加用吸入性糖皮质激素。患者症状不严重或在吸入短效β₂受体激动剂后症状得到缓解可以服用中药配合治疗，如果不能满足服药条件则可使用穴位贴敷配合西药治疗，嘱患者饮食清淡，调畅情志，避免较大的情绪波动。

（3）风哮证

中医治疗 治法：疏风宣肺，解痉止哮。

处方：黄龙舒喘汤（验方）加减。

方药：麻黄 6g，地龙 6g，蝉蜕 6g，紫苏子 9g，石菖蒲 9g，白芍 9g，五味子 9g，银杏 6g，甘草 6g，防风 9g。

中西医结合治疗要点 本型常于春季出现，在发作前通常会有鼻塞、喷嚏、咽痒、咳嗽等表现，并且能够大致判断出引起发作的过敏原（花粉、粉尘、油烟等），多数情况下表现为快速发作，在远离过敏原或得到治疗后也能快速缓解。根据病情采取西医治疗为主或中西医结合治疗的方法，西医治疗主要以多次短效β₂受体激动剂吸入缓解症状，严重者可以加用吸入性糖皮质激素。如果患者症状不严重或在吸入短效β₂受体激动剂后症状得到缓解可以服用中药配合治疗，如果不能满足服药条件则可使用穴位贴敷配合西药治疗，本型关键在于明确过敏原，以预防为主，出行到户外应做好防护工作。

（4）痰哮证

中医治疗 治法：健脾化痰，降气平喘。

处方：二陈汤合三子养亲汤加减（《韩氏医通》）。

方药：瓜蒌 9g，僵蚕 3g，厚朴 9g，白芥子 9g，紫苏子 9g，莱菔子 9g，姜半夏 6g，陈皮 9g，茯苓 15g。

中西医结合治疗要点 本型多见于体型肥胖的哮喘患者，平素吸烟饮酒，过食荤腥油腻，多伴有消化不良、阻塞性睡眠呼吸暂停综合征、高血糖、高血压等疾病，发作时咳吐痰液较多，吐后咳嗽、喘息等症状可得到缓解。根据病情采取西医治疗为主或中西医结合治疗的方法，西医治疗主要以多次短效β₂受体激动剂吸入缓解症状，严重者可以加用吸入性糖皮质激素。症状不严重或在吸入短效β₂受体激动剂后症状得到缓解者，可以服用中药配合治疗，若不能满足服药条件，则可使用穴位贴敷配合西药治疗，嘱患者注意调整饮食生活习惯，适当进行体育运动，积极治疗糖尿病、高血压等基础疾病。

（5）肺实肾虚证

中医治疗 治法：泻肺补肾，标本兼治。

处方：射干麻黄汤（《金匮要略》）或麻杏石甘汤（《伤寒论》）合都气丸（《症因脉治》）加减。

方药：麻黄 6g，射干 6g，款冬花 9g，紫菀 9g，细辛 3g，五味子 9g，或麻黄 6g，杏仁 6g，石膏^{先煎}15g，黄芩 6g，姜半夏 9g，陈皮 9g，杏仁 6g，川贝 6g，瓜蒌 9g，桑白皮 6g，山茱萸 9g，熟地黄 15g，生地黄 9g，黄芪 15g，山药 9g，茯苓 15g，淫羊藿 9g。

中西医结合治疗要点　本型多见于先天禀赋不足，后天反复发生外感或有哮喘家族史的患儿，以及有长期吸烟史或污染空气接触史的中老年患者。未成年患者可有肢体发育不全、智力障碍等，成年患者平素畏寒怕风，腰酸腿软，常因劳累发作。根据病情采取西医治疗为主或中西医结合治疗的方法，西医治疗主要以多次短效β₂受体激动剂吸入缓解症状，严重者可以加用吸入性糖皮质激素。如果患者症状不严重或在吸入短效β₂受体激动剂后症状得到缓解，可以服用中药配合治疗，如果不能满足服药条件则可使用穴位贴敷配合西药治疗，嘱患者避风保暖，远离烟雾、灰尘等诱发因素，避免劳累。

（6）喘脱危证

中医治疗　治法：补肺纳肾，扶正固脱。

处方：回阳救急汤（《伤寒六书》）加减。

方药：炮附子^{先煎}15g，干姜 12g，炙甘草 12g，炒白术 15g，肉桂^{后下}6g，陈皮 15g，茯苓 15g，五味子 9g，麦冬 9g，人参 9g。

中西医结合治疗要点　本型多见于患者哮喘反复发作多年，一直没有得到系统的治疗和良好的控制或老年患者身患多种慢性疾病（临床多见的有 COPD、糖尿病、冠心病）兼有哮喘，根据病情一般推荐中西医结合疗法。此型患者气道重塑一般较为严重，如果吸入短效β₂受体激动剂效果不明显，可加用吸入性糖皮质激素，必要时可给予肾上腺素及全身性皮质类固醇，并且加大吸入性糖皮质激素剂量。若经上述药物治疗后临床症状无改善甚至继续恶化，应及时给予机械通气治疗，确保患者的生命安全。本型患者中医治疗的最佳时间窗口并不在发作期，而是在缓解期，因患者哮喘发作时症状较严重，动作幅度较大，很少具备服用中药和进行针灸的条件，因此发作时多以西医治疗为主配合穴位贴敷。治疗时应当以患者生命安全为第一位，在患者症状平稳后再给予中药治疗，嘱患者卧床休息，忌劳累、发怒，做好防护避免外感。

2. 缓解期

（1）肺脾气虚证

中医治疗　治法：健脾益气，补肺平喘。

处方：六君子汤加减（《医学正传》）。

方药：人参 9g，白术 9g，茯苓 9g，半夏 9g，陈皮 6g，炙甘草 6g，生姜 3 片，大枣^{劈开}2 枚。

中西医结合治疗要点　本型一般以哮鸣声低、气短乏力为主要表现，患者一般免疫力低下，容易患外感性疾病，患者体型多为肥胖或消瘦，贫血患者的哮喘缓解期多见此型。临床根据病情多选择中西医结合疗法，西医治疗主要以小剂量吸入性糖皮质激素和福莫特罗吸入剂为主，对于不愿意或不能耐受吸入性糖皮质激素的患者可改用白三烯受体激动剂，嘱患者避免劳累，避风避寒，做好个人防护，节制饮食。

（2）肺肾两虚证

中医治疗　治法：补肺益肾，纳气平喘。

处方：补肺散（《永类钤方》）合金水六君煎加减（《医门八法》）。

方药：人参 15g，麦冬 15g，五味子 9g，黄芪 30g，山药 15g，山茱萸 15g，当归 12g，熟地黄 18g，牡丹皮 9g，茯苓 15g，泽泻 9g，陈皮 12g，法半夏 9g，炙甘草 6g。

中西医结合治疗要点　本型一般以呼吸急促，呼多吸少，劳累后加重为主要特点，多见于老年人及患有慢性疾病者，此型患者大多患有哮喘数年，甚至数十年，肺功能多有下降，根据病情可选择中医为主西医为辅或中西医结合疗法。西医治疗主要以中低剂量的吸入性糖皮质激素和长效β₂受体激动剂控制症状，同时提醒患者避免劳累，做好保暖，按时服药，积极治疗。

四、中西医结合诊疗流程图

哮喘的中西医结合诊疗流程图如图 5-2。

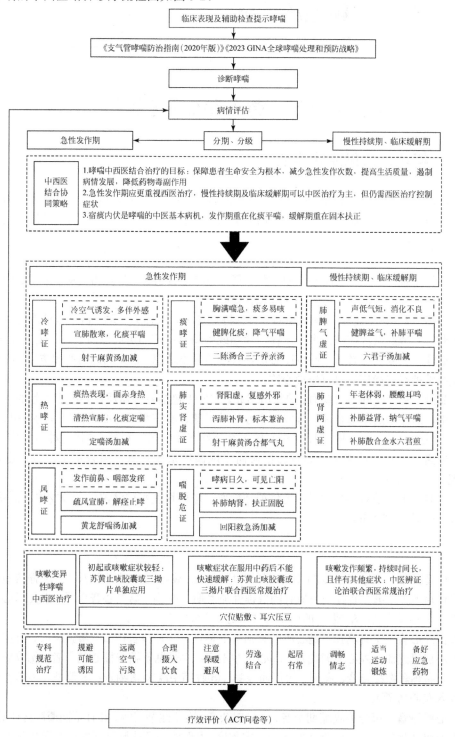

图 5-2 哮喘的中西医结合诊疗流程图

第六章　循环系统疾病

第一节　循环系统疾病概述

一、概述及常见症状体征

循环系统是分布于全身各部的连续、封闭的管道系统，包括心血管系统和淋巴系统。心血管系统内循环流动的是血液，淋巴系统内流动的是淋巴液。本章主要讲述心血管系统疾病。

（一）常见症状

1. 呼吸困难　是左心功能不全的主要表现，由肺充血引起。特点为活动、劳累、仰卧时发生或加重。常发生于夜间，称为夜间阵发性呼吸困难。

2. 胸痛　常由心肌缺血、缺氧所致。典型特点是患者在体力劳动、情绪激动或饱餐等诱因下发生胸骨后或心前区疼痛，多呈压榨、紧缩或憋闷感；疼痛可向左肩、颈、上肢放射。

3. 心悸　主要指患者自觉心跳或心慌伴有心前区不适感。常见病因为心律失常，心脏搏动增强及心脏神经官能症等也可出现心悸。

4. 晕厥　由广泛脑组织缺血、缺氧所引起。其原因包括各种器质性心脏病引起的严重房室传导阻滞、病态窦房结综合征、阵发性室性心动过速、心室颤动、心搏骤停等均可引起晕厥。阿-斯综合征是晕厥的一种类型，是指心排血量突然下降出现的晕厥，前述各种情况均可引起。

5. 发绀　多是心功能不全导致肺瘀血而出现循环系统缺氧，氧合不足，进而出现发绀的表现。

6. 水肿　多见于右心衰竭时出现体循环瘀血，进而致使水钠潴留，一般发生在低垂部位，如下肢，呈对称性分布。

（二）常见体征

1. 心音异常　①心音强度的改变：如 S_1 增强、S_1 减弱、S_1 强弱不等、S_2 增强或减弱等。②心音性质改变，第一心音失去原有的低钝性质且明显减弱，第二心音也弱，常提示心肌有严重病变。③心音分裂：S_1 或 S_2 的两个主要成分之间的间距延长。

2. 额外心音　①奔马律：是心肌严重损害的体征。②开瓣音：二尖瓣狭窄时，舒张早期血液自左心房迅速流入左心室时出现。③心包叩击音：主要见于缩窄性心包炎者。④收缩早期喷射音：为高频爆裂样声音，高调、短促而清脆。⑤收缩中晚期喀喇音：多数是二尖瓣在收缩中晚期脱入左心房所致。

3. 心脏杂音　可分为收缩期杂音、舒张期杂音、连续性杂音等，并且不同瓣膜区听诊可及。

4. 心脏外体征　当心脏疾病发展到一定程度,出现体循环或肺循环瘀血时可出现心脏外体征，如急性左心衰竭时出现的肺部哮鸣音或湿啰音；体循环瘀血后出现肝大、下肢水肿、胸腔积液、腹水等。

二、中医病因病机及主要证候

（一）中医病因病机

古人认为，心为五脏六腑之大主，为神之居。心主血脉、主神明，并主宰五脏六腑等组织器官生理活动。心的主要病机特点为血液运行失常以及神志意识改变。当心的生理功能异常，可影响五脏六腑的功能活动。心的生理功能正常，则五脏六腑得以安定。病因病机主要分为虚、实两类，实证类主要为气滞、血瘀、痰浊、寒凝等，虚证类主要为心阳虚、心阴虚、心气虚、心血虚等，但临床常多种病因、病机并见，呈现以虚实夹杂为主要特征。

1. 气滞　气滞即气机郁滞，指气的流通不畅，甚至阻滞。气滞的主要内因为情志不畅，还包括饮食不节、嗜卧少动、过分制冷等。外因主要为感觉寒邪，或感受湿热之邪，蕴结体内，导致脏腑经络运行受阻而引起气滞。《素问·痹论》曰："心痹者，脉不通，烦则心下鼓，暴上气而喘，嗌干善噫，厥气上则恐。"即因气滞出现升降失常。《金匮要略·胸痹心痛短气病脉证治》曰："胸痹，心中痞，留气结在胸，胸满，胁下逆抢心，枳实薤白桂枝汤主之。"其留气结在胸也是气滞的表现。气滞还可形成其他病理产物，成为新的病因，如气滞生热、气滞生痰、气滞生瘀和气滞水停等。

2. 血瘀　是血液运行不畅，瘀滞不通，产生瘀血等病理产物。"气行则血行，气滞则血停"，血瘀常与血滞相关。血瘀是心脏病的常见病因之一，同时也是中医证型。血瘀形成的原因主要有离经之血积留体内，外感内伤血行不畅，滞而为瘀。心脏血瘀以胸部刺痛，固定不移，入夜更甚等为主要症状，因瘀血内停，络脉不通，不通则痛；且因瘀血阻塞，心失所养而致病。

3. 痰浊　是人体脏腑气血失常时，津液运化失常的病理产物，也是一种致病因素。凡津液和水谷精微停聚任何部位称之为广义的痰浊。狭义的痰浊指唾出体外的有形之物。痰浊的产生责之于脾肾，并以脾为主，多因饮食、情志、外感、劳倦等伤及脾肾，影响津液运化而形成。痰浊为阴邪，上犯胸阳，阻滞脉道，使气血不能畅行而成胸痹心痛。

4. 寒凝　《黄帝内经》认为六淫皆能病心痛。"寒能泣血"，血遇寒则凝。多因外感寒邪或内生阴寒，加之体质阳气不足而致病。张仲景《金匮要略》云："夫脉当取太过不及，阳微阴弦，即胸痹而痛。所以然者，责其极虚也。"后世医家也认为本虚标实，素体阳虚，阴寒内生，或外寒乘虚而入，血凝并痹阻心脉而发病。素体阳虚多表现为胸阳不振、心脾肾阳虚。

5. 心阳虚　心阳与心阴是一组相对的基本物质或功能。心阳主要温养心脏，激发心搏，维持心主血和藏神的生理功能。心阳虚是指心阳不足，失其温养的虚寒证候，进一步发展可成为心阳暴脱。心阳虚一方面血液不能保持正常流动状态，另一方面心神失养而出现心神恍惚、心神不宁等表现。心阳不足多由心气虚发展而成；或心阴不足，阴损及阳；或暴病伤阳，失治、误治损伤心阳等。

6. 心阴虚　心阴主要作用是滋养心脏，令心阳潜藏，共同维持心脏功能。心阴不足，往往致心阳偏亢或心火偏旺，多表现为心悸、失眠多梦、健忘、潮热盗汗等。心阴虚常由情志不遂，五志化火，气火内郁，暗耗心阴；或久病失养，失治误治等所致。也有因其他脏腑病变所致者，如脾胃虚弱，生化不足，或肝肾阴亏，不能上养而成。

7. 心气虚　指心气不足，鼓动无力，主要表现为心悸，气短，精神疲惫，面色㿠白，或有自汗等症。其实质是心功能减退，推动维持血液循环的动力不足，也表现为心失所养而出现的精神活动异常。多种致病因素可损伤心气，如外感、七情、饮食不节、劳倦内伤及失治误治等均会致心气虚。

8. 心血虚　一般是由于脾气虚，生化乏源或者失血、劳神等引起。症见心悸，心烦，易惊，失眠，健忘，眩晕，面色苍白，唇舌色淡，脉细弱等。心血虚多见于久病者，脾运不健或亡血失血过多，导致心血不足，心失所养见心悸不宁，甚至怔忡。正如朱丹溪云："怔忡者血虚，怔忡无时，血少者多"。血不养心，神不守舍，故失眠多梦。血虚不能充实血脉，荣养四肢肌肉，则四肢无力。

（二）主要证候

1. 虚证

（1）气阴两虚证：心胸隐痛，时作时休，心悸短气，动则加重，倦怠乏力，声息低微，面色白，自汗出，或盗汗，舌淡胖，苔薄白，脉细或结代。

（2）心肾阳虚证：心悸，胸闷气短，动则加重，恶寒嗜卧，神倦，四肢欠温，腰酸，小便清长或尿少水肿，舌质淡胖，边有齿痕，苔白或腻，脉沉细迟。

2. 实证

（1）气滞血瘀证：表现为心胸满闷，胀痛，气滞者痛无定处；瘀血重者痛如刺如绞，痛有定处。遇情志诱发或加重，并见嗳气等。舌质紫暗，有瘀斑，苔薄，脉细弦或弦涩。

（2）痰浊闭阻证：胸闷重感，痰多气短，肢体沉重，形体肥胖，阴雨天易发或加重，倦怠乏力，便溏，舌胖大伴齿痕，苔浊腻或白滑，脉滑。

（3）寒凝心胸证：胸痛，恶寒，遇冷加重，手足不温，冷汗自出，心悸时发，面色苍白，苔薄白，脉沉紧或沉细。

以上证型可相互兼见出现，并相互影响，互为因果。

三、中西医"病证结合"诊断思路

传统意义的病证结合是指中医辨病与中医辨证的结合，中西医结合体系下的病证结合是指在西医疾病诊断的基础上进行中医辨证论治，为目前临床所常用，是"西医辨病+中医辨证"的有机结合。循环系统疾病病证结合的根本目的，也是旨在通过辨病与辨证结合，来提高临床整体疗效。

第一，循环系统疾病应以西医辨病诊断为首要任务，同时应突出诊断的精准性、及时性，以及治疗策略选择的先进性。随着现代医学的不断发展，西医治疗越来越寻求精准诊断及治疗。例如，胸痛的诊断，不同病因的诊断和治疗存在重大差异，尤其体现在致死性胸痛的精准诊断方面。由于循环系统疾病具有发病快、变化迅速、治疗时效性强等特点，要求医师在临床工作中，循环系统疾病均以西医辨病为首要，并及时做到病因诊断的时效和精准。西医诊断明确后，可根据患者体质、舌脉等进行中医辨证论治。

第二，中医辨证时应注意病因、病机的共性特点，同时结合现代研究进展，实现宏观辨证与微观病机认识的有机结合。例如，循环系统也体现人体由心脏进行泵血，实现血液的有效循环，维持全身氧合，这与中医"心主血脉"相吻合。当心脏发生疾病导致功能障碍时，血液循环的异常在全身表现为缺血、缺氧的症状和体征。现代医学的微观病理生理较为单一或客观，但中医宏观病因病机方面却存在以阴阳为总纲的共性和多样性。如微观的血液凝滞在中医病机方面可辨识为气滞、气虚、阳虚等不同类型，共同病机可存在于现代医学的多类疾病中，中医辨证时应注重核心病机的辨别，即"异病同治"理念。应树立以中医思维为核心的辨证模式，防止辨证西化，陷入对症治疗。

四、中西医结合治疗优势与新进展

（一）中西医结合治疗优势

中西医结合治疗循环系统疾病的优势主要体现在以下几个方面。第一，减少副作用。如抗血小板类药物对胃黏膜刺激导致的胃灼热、溃疡等副作用，可通过中医治疗缓解或消除。如血管紧张素转换酶抑制剂引起的刺激性咳嗽也可通过中药进行治疗，提高药物的耐受性，达到增效的目的。第二，提高免疫力。循环系统疾病患者自身免疫力低，容易导致原发疾病反复加重，进而影响预后。通过中医综合治疗，可有效提高患者免疫力，减少疾病加重风险，提高生活质量。第三，强调预防为主。中医注重整体观念、辨证施治，中医的长处是将全身调理到最佳状态，达到已病防传、未病防变的目的，提高患者整体生活水平和生存质量。

（二）中西医结合治疗新进展

近年来，中西医结合治疗循环系统疾病得到了长足发展，并已经形成体系。对多种循环系统疾病，如冠心病、心力衰竭、心律失常等疾病的病机认识更趋一致。目前认为，多种循环疾病均属于本虚标实，本虚为气血阴阳亏虚，标实为气滞、血瘀、痰浊、寒凝等，病之根本在心，累及肺、脾、肾等系统功能。治疗方法主要为在西医诊断的基础上，进行中医辨证，灵活使用活血化瘀法、温经通络法、温阳利水法及益气养心等治法。

丹参制剂是活血化瘀法的主要代表。复方丹参滴丸多靶点、多途径发挥抗炎、调节氧化应激及脂代谢紊乱、修复血管损伤作用，主要用于冠心病的治疗。现代药理研究表明，多种活血化瘀类中药能够通过改善血液流变学特性，增加血流量，减小外周血管压力，促进血液循环，抑制血小板聚集，促进脂类物质在人体内代谢；使心脏病患者血液黏稠度得到改善，从而达到抗凝血、扩张血管、预防血栓及动脉粥样硬化斑块形成的作用。其他代表药物还包括川芎、延胡索、红花、水蛭、斑蝥等。

温经通络法源于中医认为心主血脉的功能需要阳气的推动和温煦作用。当人体阳气虚衰时，易导致寒凝经脉或胸阳受扰而产生瘀血、痰浊、水饮等病理阻滞经脉而致病。临床研究显示，在常规治疗模式基础上加用当归四逆汤治疗阴寒凝滞型冠心病、不稳定型心绞痛患者，在改善心功能、减少心绞痛发作次数方面效果优于常规治疗模式；当归四逆汤加减联合麝香保心丸治疗冠心病、心绞痛患者，可显著提高临床疗效。基础研究表明，当归四逆汤具有抗凝及抗血栓形成、改善末梢及全身血液循环等作用。当归四逆汤可显著降低血瘀证大鼠全血黏度和红细胞聚集指数。麝香保心丸 MUST 研究科学地评价了麝香保心丸治疗慢性稳定型冠心病患者的疗效、安全性和远期心脑血管事件发生率，结果显示，麝香保心丸可有效缓解症状，显著提高患者生活质量。MUST 研究是中医药循证之旅的里程碑，为推动中医药现代化、国际化发展贡献了重要力量。

邓铁涛教授认为心阳为阳中之阳，肾阳为一身阳气之本，多种原因导致人体心肾阳气亏虚是心力衰竭发生的核心病机，临床上大力主张在治疗的过程要顾护阳气。临床及基础研究均发现，温阳利水等中药具有改善心室重构及心肌纤维化，调控体循环动脉压水平，抑制炎症因子的释放，延缓心室重构，改善心功能，改善血流动力学等作用。如真武汤可通过下调骨膜蛋白、转化生长因子-β_1（TGF-β_1）等纤维化相关因子，有效减慢心室重构减慢心肌纤维化的进展。五苓散可降低心力衰竭患者体内多种炎症因子及 NT-ProBNP 心功能指标，同时减慢心室结构的改变，改善心力衰竭患者预后。苓桂术甘汤治疗心力衰竭患者较单一使用西药者，在改善心功能、降低脑钠肽水平，减慢心率等方面效果显著增强。

当患者因先天禀赋不足、心气虚弱，或情志失调、劳累体倦、饮食不节等因素，导致患者心气不足无力推动血液运行，而出现血行滞涩迟缓，日久则产生瘀血，瘀阻心脉，心脉失养而发病。具有益气养心作用的中药可改善氧化应激反应及血管内皮功能，抑制缺氧/复氧损伤，改善血流动力学、心室重构及心肌细胞功能，缓解患者临床症状，提高临床疗效。如黄芪中的黄芪总苷可改善血液循环，减少心肌缺血、缺氧而引起的损伤，减轻心肌纤维化，抑制心肌细胞凋亡；减少机体释放活化氧，抑制心肌细胞损伤等。

中西医结合治疗循环系统疾病研究进展日新月异，涌现出大量具有临床确切疗效的各类中药制剂，有效地提高了临床患者预后，提高了各类心脏疾病患者生活质量。希望随着研究的不断深入，中药等物质基础和机制将得到更深入的研究，促进中西医结合在循环系统领域的长足发展。

第二节　慢性心力衰竭

一、中西医结合诊疗概述

心力衰竭是一种复杂的临床综合征。包含 3 个方面：①心脏结构和（或）功能异常；②存在相应的临床症状和（或）体征；③生物标志物或心脏影像学检查或血流动力学检查异常。根据心力衰竭发生的时间和速度可以分为慢性心力衰竭（chronic heart failure，CHF）和急性心力衰竭（acute heart failure，AHF）。《中国心力衰竭诊断和治疗指南（2024）》根据左心室射血分数（left ventricular ejection fraction，LVEF）的不同和治疗后的变化，分为射血分数降低的心力衰竭（heart failure with reduced ejection fraction，HFrEF）、射血分数改善的心力衰竭（heart failure with improved ejection fraction，HFimpEF）、射血分数轻度降低的心力衰竭（heart failure with mildly reduced ejection fraction，HFmrEF）和射血分数保留的心力衰竭（heart failure with preserved ejection fraction，HFpEF）。并将心力衰竭的发生发展分为 4 期：A 期为心力衰竭风险期，B 期为心力衰竭前期，C 期为症状性心力衰竭期，D 期为晚期心力衰竭。中医对心力衰竭的描述最早可追溯到《黄帝内经》，"心胀""心痹""心水""支饮""喘证"等与心力衰竭症状相吻合。西晋王叔和在《脉经》中提出"心力衰竭"的病名："心力衰竭则伏，肝微则沉，故令脉伏而沉"，他认为阳气虚损致水饮内停是心力衰竭的主要病机，脉沉伏是心力衰竭脉象，并提出调其阴阳，利其小便的治法等。

（一）中西医诊治现状

2017 年全球约有心力衰竭患者 6434 万人。欧美发达国家成人心力衰竭的患病率为 1%～3%。中国高血压调查研究（CHS 2012～2015）结果显示，年龄≥35 岁居民中加权的心力衰竭患病率为 1.3%，我国约有 890 万名心力衰竭患者。心力衰竭发病率随年龄增长而增长。我国一项 6 省市（内蒙古自治区、辽宁省、青海省、重庆市、海南省和浙江省）的城市职工基本医疗保险调查（2013～2017）结果显示，年龄≥25 岁城镇居民年龄标化的心力衰竭发病率为 275 例/10 万人年（即 2.75 例/1000 人年），25～64 岁、65～79 岁和≥80 岁的心力衰竭发病率分别为 158 例/10 万人年、892 例/10 万人年和 1655 例/10 万人年。

1. 西医治疗现状 针对慢性心力衰竭患者的一级预防，建议主要通过控制心力衰竭的危险因素和保持健康的生活方式来减少或延缓心力衰竭的发生。关于 HFrEF 的治疗，目前研究显示，药物可以显著降低慢性 HFrEF 患者全因或心血管死亡和心力衰竭住院风险。指南指导的药物治疗（GDMT），主要包括肾素-血管紧张素系统（RAS）阻滞剂、β受体阻滞剂、盐皮质激素拮抗剂（MRA）和 SGLT-2i 四类药物，称为"新四联"（quadruple）。最新指南在 RAS 阻滞剂中，优先推荐血管紧张素受体脑啡肽酶抑制剂（ARNI）用于 NYHA 分级为Ⅱ级和Ⅲ级的 HFrEF 患者，即便已应用 ACEI 或 ARB，且可耐受的患者，仍建议用 ARNI 替代。增加了原来用于治疗糖尿病的药物 SGLT-2i，从而使传统的"金三角"转变为四种药物的联合方案。对于 HFpEF，SGLT-2i 的临床研究取得突破性进展，结果显示，达格列净和恩格列净均可以显著降低患者的心血管死亡和因心力衰竭住院的风险。对于 HFmrEF 患者，也应首先和优先采用 SGLT-2i 治疗。HFimEF 患者也应采用适合 HFrEF 的四联治疗方案。

关于右心衰竭的治疗主要原则为优化前负荷、降低后负荷和增强心肌收缩力。推荐静脉应用袢利尿剂，降低心脏前负荷；如果合并低钠血症或肾功能恶化倾向，可以考虑联合托伐普坦治疗。对于肺动脉高压引起的右心衰竭，推荐应用靶向药物进行降低肺动脉压治疗。右心衰竭合并低血压、组织低灌注或心源性休克患者，应使用正性肌力药物，如左西孟旦、米力农、多巴酚丁胺等，可以考虑联合血管收缩药，如去甲肾上腺素等治疗。2022 年中国获批的唯一用于心力衰竭治疗的可溶性鸟苷酸环化酶刺激剂-维立西呱上市，确立了早期多通路联合治疗心力衰竭的治疗理念。近年来，为防止心力衰竭患者发生心源性猝死，心脏植入型电子器械治疗也进展迅速，主要包括：①心脏再同步化（cadiac resyn-chronization，CRT）治疗，用于纠正心力衰竭患者的心脏失同步以改善心力衰竭；②植入式心律转复除颤器（implantable cardioverter defibrillator，ICD）治疗，用于心力衰竭患者心脏性猝死的一级或二级预防。当多种治疗方法仍不能很好地改善心力衰竭患者病情时，心脏移植或许是一个有效治疗方案，给终末期心脏病患者一线带来生机。但存在供体心脏不足及异体排斥反应等因素，影响了我国心脏移植手术的广泛开展。目前基础研究方面，正在建立和发展心肌组织再生修复理论，关于细胞移植治疗心力衰竭的研究已经展开，期待能为心力衰竭患者带来新的希望。

2. 中西医结合治疗现状 中医认为，CHF 因心病日久，阳气虚衰，运行无力，或气滞血瘀心脉不畅导致血瘀水停，表现为喘息心悸，不能平卧，咳吐痰涎，水肿少尿等为主要表现。整个病程中，心阳虚损是心力衰竭病的主要病机。心属火，为阳中之阳，以阳气为用。心阳不足，致主血脉、藏神、主神明等功能失用，并因心阳不足而产生瘀血、水饮、痰浊等病理产物兼夹出现；心阳不足，阳不化阴而出现心阴亏损等。中医治疗方面，益气温阳、活血利水贯穿始终，同时应兼顾痰浊、阴虚、安神等。温阳多以真武汤为主，瘀血重者合桃花饮、血府逐瘀汤等；水饮凌心者选用葶苈大枣泻肺汤、木防己汤等；痰浊内停加用二陈汤等；气阴不足常合用参麦饮、生脉饮等。

施今墨认为本病以心气心阳不足为多，或有心气心阴（血）虚者。赵锡武以强心扶阳、宣痹利水为主，配合"治水三法"论治，同时提出"治水三法"只是治水之标，故水消而复肿，须以强心温肾利水为主，心肾同治，方能水消而不复肿。周仲瑛以"益阴助阳、活血通脉"为主治疗本病，温养心肾以治本，同时阴中求阳；活血通脉以治标，血行则瘀化、饮祛、水行。颜德馨认为心力衰竭病程缠绵，本虚标实，病机关键点是心气阳虚、心血瘀阻，提出"有一分阳气，便有一分生机""瘀血乃一身之大敌""久病必有瘀，气为百病之长，血为百病之胎"的辨证观点，善用气血辨证进行治疗。邓铁涛也认为心力衰竭以心阳亏虚为本，瘀血水停为标。五脏相关，以心为本，他脏为标。治疗上阴阳分治，以温补阳气为上，即"五脏相关，阴阳分治"的观点。陈可冀认为，CHF 病机可用"虚""瘀""水"三者概括，并强调了气血失调是人体疾病产生的重要病理基础。李可倡导通过扶阳来治疗心力衰竭，他擅长运用破格救心汤救治心力衰竭危重症患者，破格救心汤能挽救垂危的阳气和突然大量丢失的阴液，能有效治疗阴液枯竭，阳气衰亡、元气突然丢失的心力衰竭危重症者。

临床上 CHF 的中西医结合治疗综合以上观点，在西医规范治疗的基础上，进行中医辨证论治，以心阳亏虚为主要切入点，进行温补心阳，同时兼顾"虚""瘀""水"等病理因素，能达到增加心肌收缩力，减少液体负荷的作用；达到提高临床疗效，提高患者生存质量，减少急性加重风险，减少西药副作用的目的。

（二）主要临床问题

1. 如何应用中西医结合治疗难治性心力衰竭？

2. 中西医结合是否能减少 CHF 伴利尿剂抵抗？

3. 如何制定中西医结合治疗方案，早期干预，预防心力衰竭进展？

（三）中医核心病机及中西医结合优势环节

1. 中医核心病机　中医认为，CHF 病因有先天不足、外邪入侵、情志内伤及年老体衰等。近年学者认为，CHF 的基本病机可用气虚血瘀统驭，在此基础上又有阴虚、阳虚的转化，同时兼见痰饮、水湿等，其病位在心，涉及肺、肾、脾等。本虚是基本要素，决定了心力衰竭的发展趋势；标实是心力衰竭的变动因素，影响心力衰竭的病情变化，本虚和标实的消长决定了心力衰竭发展过程。

2. 中西医结合优势　中医药在防治 CHF 方面积累了丰富的经验，然而一直没得到足够的重视。2013 年 9 月，我国抗心力衰竭中成药芪苈强心胶囊的循证医学研究成果在《美国心脏病学会杂志》发表，中医药治疗心力衰竭的有效性才得到现代医学和西方的充分肯定。随着研究的不断深入，中医药防治心力衰竭的良好前景得以展现。

西医通过病史、症状、体征及理化检查等进行疾病的诊断及规范治疗。中医辨证则是中医治疗的核心和基础，但由于 CHF 病机复杂，辨证者的思路和方法不完全一致，导致证型分类等存在一定困难。通过近现代无数学者的努力，结合现代医学微观认识，目前已确定心力衰竭的核心病机及主要证型，即在"病证结合"的框架下研究中医证型规律，研究结果对中医证候的规范起到了积极作用。研究认为，CHF 属本虚标实，以气虚血瘀为主要病机，虚证除气虚外，尚有阳虚、阴虚，标实以血瘀为主，痰浊、水饮等亦为常见病邪，虚实之间相互为患，形成复杂的 CHF 的临床证候。《慢性心力衰竭中医诊疗专家共识》指出："心衰的基本中医证候特征为本虚标实、虚实夹杂。本虚以气虚为主，常兼有阳虚、阴虚；标实以瘀血为主，常兼痰、饮等，每因外感、劳累等加重。"CHF 病程中，本虚是基本要素，决定了心力衰竭的发展趋势；标实是心力衰竭的变动因素，影响病情变化，本虚和标实的消长决定了心力衰竭的发展演变。当前主流的治疗思路是在西医辨病的基础上进行中医辨证论治。中西医结合治疗 CHF 的主要优势就是提高疗效，提高患者生活质量，其优势主要体现在以下三方面。

第一，急性发作期和稳定期选择不同的方案。CHF 急性发作期，以邪实为主要矛盾，主要表现为水饮、瘀血、痰浊为患，严重者表现为阳气暴脱。患者表现为发病急，病情进展迅速，得不到有效治疗常导致严重后果。急性发作期常以西医治疗为主，通过规范的治疗达到稳定病情的目的。中医在急性期治疗常以中药注射制剂为主，阳气暴脱者选用参附注射液，气阴亏虚者选用参麦或生脉注射液，痰浊化热者可选用痰热清，瘀血为患者选用血栓通、丹红注射液等。稳定期患者，在规范的西医治疗基础上，患者表现为本虚为主，兼见瘀血、水饮、痰浊为患。

通过西医有效治疗，可调节神经内分泌水平，减缓心肌细胞凋亡，减少心肌纤维化，减缓心肌重构。中医通过辨证论治，针对核心病机，加强补虚和祛邪的中医治疗，可有效提高患者心肌收缩力，减少液体潴留，防止心律失常。中西医结合治疗可提高患者生活质量，延长生存时间。

第二，根据射血分数，制定相应的中西医治疗方案。根据射血分数，可将 CHF 大致分为射血分数降低的心力衰竭（HFrEF）、射血分数轻度降低的心力衰竭（HFmrEF）、射血分数保留的心力衰竭（HFpEF）。国内外大型研究发现，与 HFrEF 相比，HFpEF 全因病死率与前者并无显著差别，临床上，后者合并症患病率更高，再入院率更高，且尚无有效药物显著改善患者预后。我国以 HFpEF 患者人数最多。不同射血分数中医证型存在一定差异。研究显示，三组患者最常见的证型均为阳气亏虚血瘀兼痰饮证。HFrEF 患者心血瘀阻、气阴两虚、气滞血瘀、痰阻心脉、气虚血瘀、阳虚水泛为常见证型。HFpEF 的主要中医证候要素权重由高至低依次为气虚、血瘀、阴虚、阳虚、痰浊、水饮，HFpEF 患者的阴虚、痰浊、水饮、热蕴、津亏、阳亢权重系数均高于 HFrEF 患者，而气虚、血瘀、气滞、阳虚等均低于 HFrEF 患者。HFpEF 患者病情较轻，证型多见二证型、三证型，常见气虚、血瘀、水停、痰浊、气滞、阴虚、阳虚等。在所有 CHF 患者中，虚性证素所占比例要大于实性证素，而与 HFrEF 相比，HFpEF 患者虚性证素中阴虚较重，气虚、阳虚较轻，实性证素中痰浊、水饮较突出，血瘀较弱。中医根据以上证候要素制定不同的中西医治疗方案。

第三，根据西药临床应用效果，制定不同的中西医结治疗方案。患者常因长期使用西药，临床疗效欠佳，主要表现为药物抵抗、副作用明显或难治性心力衰竭等。如利尿剂耐受、药物导致的电解质紊乱或引发心律失常等。利尿剂抵抗的 CHF 患者常见的中医证型为气虚血瘀证，最常见的中医证型为气虚血瘀证、血瘀痰浊证、阳虚水饮证、阴虚证，其他中医证型较为少见。难治性心力衰竭阴阳两虚之势更加明显，表现为大气下陷，宗气散乱，同时兼见痰饮水瘀，互相搏结，弥漫三焦。治疗当以五脏同治，标本兼顾为主要原则。心力衰竭合并心律失常以心房颤动及室性心律失常最为常见，且危害性最大。合并心律失常类患者其中医证候要素主要表现为气虚、血瘀、痰浊、阴虚、阳虚为等。"脉结代、心动悸"是心律失常与心力衰竭合并症的中医临床综合表现，中医治疗在西医治疗的基础上，减少心律失常的发生，改善症状，提高生活质量，充分发挥中西医结合治疗优势。

二、中西医结合诊断思路与方法

（一）西医诊断与诊断标准

1. 西医辨病　CHF 的诊断和评估依赖病史、体格检查、实验室检验、心脏影像学和功能检查。临床医师根据病史、体格检查、心电图、胸部影像学检查判断有无心力衰竭的可能性；然后通过理化检查中的血浆利钠肽检测和超声心动图明确是否存在心力衰竭，并结合具有针对性的特殊检查进一步确定心力衰竭的病因、诱因和分型；最后评估病情的严重程度及预后，以及是否存在并发症及合并症。做到全面准确的诊断与评估，根据诊断给予心力衰竭患者有效治疗。

2. 诊断标准　西医诊断标准参照中华医学会心血管病学分会、中国医师协会心血管内科医师分会、中国医师协会心力衰竭专业委员会、中华心血管病杂志编辑委员会发表的《中国心力衰竭诊断和治疗指南 2024》，对疑似 CHF 患者进行诊断。

（二）临床分型与分期

1. 分型　根据左心室射血分数（left ventricular ejection fraction，LVEF）的不同和治疗后的变化，将 CHF 分为射血分数降低的心力衰竭（heart failure with reduced ejection fraction，HFrEF）、射血分数改善的心力衰竭（heart failure with improved ejection fraction，HFimpEF）、射血分数轻度降低的心力衰竭（heart failure with mildly reduced ejection fraction，HFmrEF）和射血分数保留的心力衰竭（heart failure with preserved ejection fraction，HFpEF）。

2. 分期　心力衰竭的发生发展分为 4 期：A 期为心衰风险期，有风险，但无症状，有结构性心脏病或血液测试提示心肌损伤，包括高血压、糖尿病、代谢综合征和肥胖、接触可能损害心脏的药物或治疗药物（即化疗药物），或有心力衰竭遗传风险。B 期为心力衰竭前期，无心力衰竭症状或体征，但有以下证据之一：结构性心脏病，如射血分数降低、心肌增大、心肌收缩异常或瓣膜疾病；超声检测的充盈压力增加；或 A 期的危险因素加上心肌损伤标志物，即 B 型脑钠肽水平升高或心肌肌钙蛋白水平持续升高。C 期为症状性心力衰竭期，目前或既往有心力衰竭症状的结构性心脏病，症状包括呼吸急促、持续咳嗽、肿胀（腿部、足部、腹部）、疲劳和恶心。D 期为晚期心力衰竭，尽管持续进行指南指导的药物治疗，但干扰日常生活的心力衰竭症状仍难以控制，并导致反复住院。当患者达到症状性（C 期）或晚期（D 期）心力衰竭时，使用纽约心脏学会分级（Ⅰ～Ⅳ级）来描述其功能情况并决定治疗策略。

（三）中医证候诊断标准与证治分型

1. 急性期

（1）气虚血瘀水停

【主症】神疲乏力，气短，动则加剧，心悸怔忡，水肿以下肢为甚，尿少。

【次症】唇暗，颈部及舌下青筋显露。兼症为咳嗽咳痰，咳白痰或黄痰。

【舌脉】舌质淡暗或有瘀斑瘀点，苔白或腻，脉沉无力或兼促、涩、结代。

具备 2 项主症和 2 项次症，结合舌脉，即可诊断。

（2）阳虚水泛，瘀血阻络

【主症】心悸气喘，畏寒肢冷，腰酸膝冷，肢体浮肿，水肿以下肢为甚，尿少，面色苍白或青紫。

【次症】唇暗，颈部及舌下青筋显露，腹胀便溏。兼症为咳嗽咳痰，咳白痰或黄痰。

【舌脉】舌淡暗、紫暗，舌胖大，齿痕，苔白滑，脉弦细数无力或促、涩、结代、散。

具备 2 项主症和 2 项次症，结合舌脉，即可诊断。

2. 稳定期

（1）气虚血瘀

【主症】神疲乏力，心悸，劳则气喘。

【次症】面部暗红，唇暗。

【舌脉】舌质暗或有瘀斑瘀点，舌苔薄白，脉沉无力或促、涩、结代。

具备 2 项主症和 2 项次症，结合舌脉，即可诊断。

（2）气阴两虚血瘀

【主症】心悸，气短，乏力，自汗或盗汗。

【次症】头晕心烦，口干，面颧暗红，唇暗。

【舌脉】舌质紫暗，少苔，脉细数无力或兼涩、结代。

具备 2 项主症和 2 项次症，结合舌脉，即可诊断。

（3）气阳两虚血瘀

【主症】心悸，短气乏力，身寒肢冷。

【次症】尿少，腹胀便溏，唇紫，爪甲紫暗。

【舌脉】舌淡暗，有齿印，脉沉细或迟。

具备2项主症和2项次症，结合舌脉，即可诊断。

三、中西医结合治疗思路

（一）西医治疗原则

主要参照《中国心力衰竭诊断和治疗指南2024》制定，慢性HFrEF的治疗目标是改善临床症状和提高生活质量，预防或逆转心脏重构，减少再住院，降低死亡率；评估病情，通过心脏植入型电子器械，预防心脏性猝死。慢性HFimpEF的治疗方案，重复评估HFmrEF患者的LVEF，确定疾病演变过程，及时调整治疗。慢性HFpEF的治疗应进行心血管疾病和非心血管疾病合并症的筛查及评估，并给予相应的治疗和管理，以改善症状及预后为主要目标。

（二）中西医结合治疗原则

采用西医辨病与中医辨证相结合的方法，在规范化西医治疗的基础上，充分发挥中医与西医各自优势，改善临床症状，以求提高疗效和患者生活质量，减少西药副作用、利尿剂耐受等情况，有效控制心律失常，延缓心肌细胞凋亡及心肌重构，达到提高临床疗效，减少复发、加重，提高患者生存质量和生存时间的目的。西医辨病具体参考《中国心力衰竭诊断和治疗指南2024》明确疾病诊断，根据病情轻重及疾病分期确定分型，结合中医四诊八纲辨清中医证候，制定中西医结合协同治疗方案。

（三）临床问题推荐建议

1. 如何应用中西医结合治疗难治性心力衰竭？

难治性心力衰竭（refractory heart failure，RHF）又称顽固性心力衰竭、终末期心力衰竭，归属于心力衰竭D期，是各种类型心脏疾病的终末阶段。中医药治疗RHF报道日益增多，研究表明，中西医结合治疗方案较单纯西药治疗更具优势。研究结果显示，RHF证候特征以本虚标实、虚实夹杂为主，多由2个及2个以上证候要素组成。中医证候要素分布显示，虚性证候要素以阳虚为首，兼见津亏，血虚少见；实性证候要素以血瘀为主，其次为水饮、痰浊等。难治性心力衰竭的中西医治疗方案也应坚持"病证结合"的治疗原则，结合临床证候分析及现代医学研究进展，充分体现中医辨证论治优势，通过温阳利水、活血消瘀等方法，以增加心肌收缩力、减少液体潴留、减少西药副作用等为治疗目标。

2. 中西医结合是否能减少CHF伴利尿剂抵抗？

CHF伴利尿剂抵抗的发生、发展机制极为复杂，伴随CHF进展和恶化，时常需加大利尿剂剂量，最终大剂量也无反应，即出现利尿剂抵抗，导致CHF患者常有明显的水钠潴留，长期应用较大剂量利尿剂或超滤治疗，利水伤阴，阴虚津亏也较为多见，使中医病机更加复杂。中医认为，CHF伴利尿剂抵抗病因主要与素体虚损、饮食失宜、外邪侵袭、药物影响等因素有关，其病位在心，同时因虚致实或相互影响而病久涉及肺、脾、肝、肾、三焦等脏腑。其病性也属本虚标实。本虚以气虚、阳虚、阴（血）虚为主；标实多责之于血瘀、痰饮、水停等。既可因实致虚，又可因虚致实，两者相互夹杂。临床中西医治疗，西医方面以合理利用利尿剂

（包括增加利尿剂的用量、更换利尿剂的使用途径、更换其他类型利尿剂、联合应用多种利尿剂）联用改善肾血流的药物、血液超滤、血液透析滤过、穿刺引流等技术为主，中医治疗则在辨证论治的基础上，以恢复人体气机为主，通过"治水三法"的合理应用，促进人体津液代谢减轻容量负荷。

3. 如何制定中西医结合治疗方案，早期干预，预防心力衰竭进展？

心力衰竭的治疗重点之一也在于积极制定中西医治疗方案进行早期干预，预防心力衰竭的进展。在西医一级、二级预防的基础上，中医辨证应突出整体观优势。中医认为，心力衰竭病位在心，但常涉及肺、肾、脾、肝等脏。因心为大主，心气不足为心力衰竭病之根本；而肺主一身之气，肾为气之根基，肺失肃将，肾不纳气，心气更为虚弱；脾失健运，则气血生化无源，无以充养心脉；肝主疏泄，肝之功能异常则心气滞而不行，心力衰竭加重。因此在治疗的同时，应灵活应用阴阳、五行等理论，在治疗本病的同时，兼顾其他脏腑的功能维护的治疗，以求预防心力衰竭进展。

（四）中西医结合治疗方案

1. 急性期

（1）气虚血瘀水停证

中医治疗　治法：益气活血利水。

处方：五苓散合桃红饮（《伤寒论》《类证治裁》）。

方药：茯苓 20g，桂枝 10g，泽泻 20g，猪苓 15g，白术 15g，红参 10g（炖服），黄芪 30g，桃仁 15g，红花 10g，丹参 20g。

中成药可用黄芪注射液、参芪扶正注射液等进行补气。活血可用丹红注射液、血栓通注射液等。

中西医结合治疗要点　急性发作期，轻者休息、吸氧、改变成坐位都可缓解，重者应及时进行抢救，现代医学救治除有效药物外，高流量、无创及有创机械通气等能明显减少急性发作的死亡率，改善预后，救治此类患者时，急救期一定以西医治疗为主。中医参与抢救多在病情相对稳定后进行，也可选择多种具有补气、活血类中药静脉或口服制剂进行临床应用。

（2）阳虚水泛，瘀血阻络证

中医治疗　治法：温阳利水，活血化瘀。

处方：真武汤合葶苈大枣泻肺汤加减（《伤寒论》）。

方药：茯苓 15g，芍药 15g，生姜 15g，白术 10g，熟附子^先煎 15g，葶苈子 15g，大枣 15g。

中成药可用参附注射液等益气回阳，选用血栓通、丹红注射液等活血。口服药可选可选用芪苈强心胶囊、心宝丸、肾气丸等。

中西医结合治疗要点　同气虚血瘀水停证。

2. 稳定期

（1）气虚血瘀证

中医治疗　治法：益气活血。

处方：补阳还五汤（《医林改错》）。

方药：黄芪 30g，当归 15g，赤芍 15g，川芎 12g，红花 9g，桃仁 9g，地龙 5g。

中成药可用黄芪注射液、参芪扶正注射液等补气，或用丹红注射液、血栓通注射液等活血，口服可加参松养心胶囊、芪参益气滴丸、通心络胶囊等。

中西医结合治疗要点　本型临床较多见，临床表现也相对较轻。本型患者在治疗的过程中因症状不甚严重，患者中西医治疗方案实施应与患者进行充分交流，强调"病证结合"的重要性，以及以治为主、防变结合的治疗理念。西医治疗在于防止心肌重构，中医治疗补心气时应注重兼顾培土以生金，因肺为气之大主，土为金之母，以求化气不乏源，气动则血行。

（2）气阴两虚血瘀证

中医治疗 治法：益气养阴活血。

处方：生脉散合血府逐瘀汤（《医学启源》《医林改错》）。

方药：麦冬20g，五味子10g，黄芪15g，太子参15g，柴胡5g，桔梗10g，枳壳10g，赤芍15g，川牛膝15g，川芎10g，当归5g，桃仁15g，红花10g。

中成药可用生脉注射液、益气复脉注射液等益气养阴，或用丹红注射液、血栓通注射液等活血。

中西医结合治疗要点 此型患者在临床治疗过程中，应合理使用利尿剂，防止因药物引起过度利尿而导致相关病理性表现而加重病情。中医辨证方面，在滋养气、阴时，也应注重肾阳不足、膀胱气化不利而导致的水潴下焦，而心火独亢于上的矛盾。存在肾阳不足时，可加用温阳之品，同时兼顾补脾以助升清，达到水火既济的目的。

（3）气阳两虚血瘀证

中医治疗 治法：益气温阳活血。

处方：参附汤合血府逐瘀汤（《伤寒论》《医林改错》）。

方药：熟附子5g，红参10g，桂枝10g，茯苓15g，柴胡5g，桔梗10g，枳壳10g，赤芍15g，川牛膝15g，川芎10g，当归5g，桃仁15g，红花10g。

中成药可用黄芪注射液、参芪扶正注射液等补气，活血可用丹红注射液、血栓通注射液等。

中西医结合治疗要点 此型患者多为重症，或难治性心力衰竭，西医治疗方面应及时评估心脏功能，必要时积极进行心脏植入型电子器械治疗，早期评估心脏移植的适应证，为患者争取更多治疗机会和生存时间。中医辨证论治方面，使用温阳益气类药物时，因患者阴盛于内，过分追求大剂量温阳药物反而有虚阳被格拒于外的风险，药物选择方面可加用引经寒凉药物，以求引药达病所，挽残阳于格拒之初，温气血以化生机。

四、中西医结合诊疗流程图

慢性心力衰竭的中西医结合诊疗流程如图6-1。

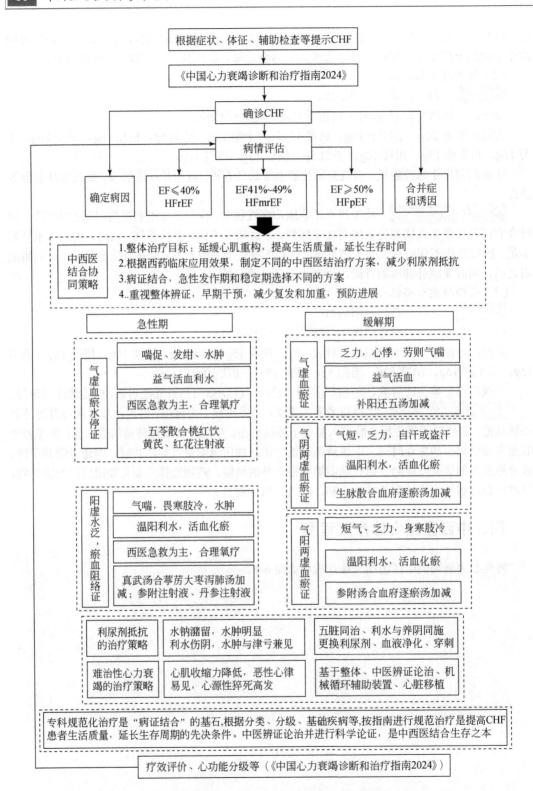

图 6-1 慢性心力衰竭的中西医结合诊疗流程图

第七章　消化系统疾病

第一节　消化系统疾病概述

一、概述及常见症状体征

消化系统疾病是一类涉及多个脏器的复杂疾病，其临床表现因受累部位不同而呈现出多样性。具体而言，若食管受累，患者可能出现胃灼热、反流、嗳气、吞咽困难及胸骨后不适等症状；若胃和十二指肠受累，则可能出现上腹部疼痛、腹胀、恶心、呕吐、呕血和黑便等临床表现；若肠道受累，患者可能出现腹痛、腹胀、腹泻、黏液脓血便、里急后重及便秘等症状。此外，肝脏、胆囊、胰腺等脏器受累也可能导致上腹部疼痛、乏力、黄疸、消瘦和腹胀等临床表现。至于阑尾受累，则可能引发转移性右下腹痛、恶心、呕吐、腹泻和发热等症状。近年来，随着医疗科技迅猛发展，内镜下黏膜切除术（endoscopic mucosal resection，EMR）、内镜黏膜下剥离术（endoscopic submucosal dissection，ESD）、经内镜逆行胰胆管造影（endoscopic retrograde cholangiopancreatography，ERCP）、超声内镜（endoscopic ultrasonography，EUS）、内镜下逆行阑尾炎治疗术（endoscopic retrograde appendicitis therapy，ERAT）、食管压力测定及共聚焦显微内镜等诊疗技术在消化系统疾病诊疗领域的应用日益成熟，极大提升了诊疗率。在药物治疗方面，西医的治疗策略不断优化，钾离子竞争性酸阻滞剂等新型药物的出现提高了酸相关性疾病的治疗效果。难治性疾病如炎症性肠病的药物治疗也实现了从传统氨基水杨酸制剂向生物制剂精准靶向治疗的跨越式转变。尽管如此，西医治疗仍受限于药物副作用与疾病复发等难题，尤其在慢性疾病的长期管理、心身疾病的综合治疗以及患者整体生活质量的提升方面存在挑战。因此，如何实现治疗方案的进一步优化，仍亟待研究者深入探索。

二、中医病因病机及主要证候

消化系统疾病可依据受累脏腑及症状特点，分属中医脾胃系病证、肝胆系病证等类别。鉴于篇幅限制，本文仅对脾胃系疾病进行深入探讨。

（一）中医病因病机

中医学认为，脾胃系疾病多因外邪、饮食、情志、体虚、药物、外伤及手术等多重因素导致中焦失司、升降失调，肝胆疏泄异常，脾胃运化受阻，临床常见腹痛、腹胀、呕吐、泄泻、便秘、黄疸、鼓胀、积聚等症状。

（二）主要证候

脾胃系疾病临床症状多种多样，这也导致了其证候表现千变万化。常见证型如下。

1. 外寒内滞　主要表现为胃脘冷痛，痛势急迫，喜温，呕吐清水，恶寒肢冷，小便清长，大便清稀或秘结，舌淡，苔白，脉弦紧等。

2. 饮食停滞　主要表现为腹痛、胀满拒按，嗳腐吞酸，或呕吐未消化食物，吐后痛减，大便秘结或泻下粪便如臭卵，泻后痛减，舌苔厚腻，脉滑。

3. 痰饮内停　主要表现为脘腹痞塞不舒，或呕吐清水，胸膈满闷，身重困倦，头晕纳呆，嗳气呕恶，口淡不渴，舌苔厚腻，脉沉滑。

4. 肝胃郁滞　主要表现为脘腹痞闷不舒，胸胁胀满，或恶心呕吐，泛酸嘈杂，口干口苦，胸闷叹息，大便不畅，或大便溏结不调，口干苦，情绪波动诱发或病情加重，嗳气、矢气则痛舒，舌淡苔白，或舌红苔黄，脉弦。

5. 湿热中阻　表现为腹部灼痛拒按，吐酸嘈杂，脘痞腹胀，纳呆恶心，口渴不欲饮水，或胁肋胀痛，伴身热恶寒，目黄身黄，小便短黄，大便不畅，或下痢赤白脓血，里急后重，舌红，苔薄黄或黄腻，脉滑数。

6. 瘀血阻滞　表现为腹部或胁肋刺痛，痛有定处，按之痛甚，入夜尤甚，或饮食梗阻难下，甚或呕出物如赤豆汁，或有便血，面色晦暗，肌肤甲错，形体羸瘦，舌质紫暗，脉细涩。

7. 阴阳失调　主要表现为腹部隐痛，或喜温喜按，得食则缓，劳累或受凉重，泛吐清水，食少纳呆，大便溏薄，神疲倦怠，四肢不温，舌质淡，苔白，脉虚缓；或嘈杂似饥，饥不欲食，恶心嗳气，口干咽燥，大便干结，舌红绛少津，或光剥无苔，脉细数或弦细无力。

上述各型的症状体征可能相互重叠，因此在临床实践中，需要审慎地进行辨证施治。

三、中西医"病证结合"诊断思路

中西医结合是一种基于"病证结合"理念的诊疗模式，将中医的整体观念与西医的疾病诊断相结合，在治疗过程中充分发挥各自优势，提升临床疗效，减轻药物毒副作用，全面提高患者的生活质量。临床实际应用应遵循以下几点。

首先，根据病情轻重缓急，精准选择诊疗侧重点。在面临紧急情况时应"急则治其标"，迅速纠正危及生命的应激状态或严重不适症状，如急性上消化道出血应给予急诊内镜下止血，迅速控制出血；在病情稳定或疾病慢性持续状态时则应"缓则治其本"，着重调节患者整体功能，此时便可辅以中药，达到协同增效的目的。同时，灵活运用针灸、推拿等外治手段可进一步增强治疗效果。

其次，针对心身共患病，充分发挥心身同治优势。消化心身共患病，如胃食管反流病、溃疡性结肠炎等，患者常伴随不良心理状态与负面情绪，生活质量受损。西医在情绪调节方面存在局限，而中西医不仅能更有效地减轻消化道症状，逐步减少西药用量，还可通过"调畅气机"改善患者不良情绪，全面提升其生活质量。此外，中医食疗、八段锦、太极拳等非药物手段亦能通过体质调理，促使患者机体向平和状态转变。

四、中西医结合治疗优势与新进展

（一）中西医结合治疗优势

中西医结合治疗在消化系统疾病展现出显著优势。首先，通过结合中医四诊与西医检查技术，形成全面精准的个体化治疗策略。并且中医非药物疗法可以减少药物不良反应，调理体质，增强药物耐受性。其次，中医食疗、养生与西医药物治疗、生活方式指导相结合可有效提升治疗效果，提高生活质量。此外，中西医结合康复手段可显著降低疾病复发风险，促进患者全面康复。综上所述，中西医结合在消化系统疾病诊疗中，通过个体化策略、综合治疗、减少不良反应及预防复发等方面，可以更好地满足患者需求，提高治疗效果及生活质量。

（二）中西医结合治疗新进展

近年来，中西医结合治疗在消化系统疾病领域取效颇丰，尤其在预防慢性萎缩性胃炎等癌前病变的转化方面表现突出。中医药辅助疗法通过整体调节和多靶点特性，可有效降低全身炎症因子水平，抑制胃肠黏膜炎症，逆转腺体萎缩，修复胃黏膜，从而阻碍炎-癌转化进程。

在炎症性肠病防治中，针灸的辅助治疗也被证实可有效改善患者症状。其机制涉及调节基因表达及表观遗传，调整机体免疫及炎症介质水平，稳定肠道菌群数量与比例，以及调节机体代谢物水平等多个方面。

中西医结合治疗消化系统疾病丰富了临床治疗方式并提高了疗效评估的客观性。为推动其持续发展，需构建一体化的医疗体系与现代化学科框架，普及并优化规范化诊疗技术，培养新时代的专业人才，以期实现更多突破性成果。

第二节 炎症性肠病

一、中西医结合诊疗概述

炎症性肠病（inflammatory bowel disease，IBD）是一组病因未明的可累及全消化道的慢性非特异性炎性疾病。IBD 在临床上包括溃疡性结肠炎（ulcerative colitis，UC）和克罗恩病（Crohn's disease，CD），由于病因及发病机制不同，IBD 临床表现也不同。UC 病变一般呈连续性弥漫性分布，病变部位多从直肠开始，逆行向口侧发展；而典型的 CD 病变呈节段性分布。IBD 的病因和发病机制目前尚未完全明确，已知的有肠道黏膜免疫系统异常反应导致的炎症反应，在 IBD 的发病中起到很重要的作用。目前研究认为 IBD 是多种因素相互作用而导致的，主要包括环境因素、遗传因素、感染因素和免疫因素。传统医学对 IBD 尚未提出明确认识，根据其临床症状，多将其归于中医"腹痛""腹泻"等范畴。

（一）中西医诊治现状

既往研究表明，西方发达国家的 IBD 发病率趋于平稳，但拉丁美洲和亚洲等地区的 IBD 发病率呈逐步上升趋势，但总体患病率仍低于西方国家。在过去的 30 年，虽然我国的 IBD 疾病负担有所改善，标化死亡率和标化伤残调整生命年率呈明显下降趋势，但 IBD 的标化发病率依然呈逐年上升趋势，我国的 IBD 负担仍然较重。

1. 西医治疗现状　目前 IBD 尚无根治方案，治疗以诱导并维持临床缓解及黏膜愈合，防治并发症，提高患者生存质量为目标。

对于大部分 UC 患者，氨基水杨酸类和糖皮质激素类药物能有效控制病情，是治疗的一线选择。对于激素无效或激素依赖患者，可用免疫抑制剂，如硫唑嘌呤或 6-巯基嘌呤等。当激素及免疫抑制剂治疗效果不佳，或不能耐受上述药物治疗时，可考虑使用生物制剂诱导缓解。对于重症 UC，强调早期外科会诊和手术治疗。

CD 的治疗策略可分为"升阶梯"及"降阶梯"治疗，前者采用糖皮质激素、免疫抑制剂（如嘌呤类药物、甲氨蝶呤等）、生物制剂逐步升阶梯的策略，这种治疗方案可能导致肠道炎症无法及时控制，进一步加重病情或产生并发症；后者首选生物制剂诱导及维持缓解，或生物制剂诱导缓解后使用免疫抑制剂维持缓解的策略。目前的观点多认为治疗方案的制定应当结合患者是否存在危险因素进行分层管理，具有高危因素的患者存在疾病快速进展、预后欠佳的疾病自然病程，应采用早期积极干预的降阶梯治疗策略。

2. 中西医结合治疗现状　由于西医治疗 IBD 存在一定的局限性，如治疗效果的不确定性、长期依赖药物、药物不良反应及高复发率等诸多原因，中医药在治疗 IBD 中的作用逐渐备受重视。在西医治疗的限制下，中医药可以作为一种重要的补充和完善，通过调整患者整体的阴阳平衡、改善体质等方面，为患者提供更全面的治疗方案和健康管理方式。中西医结合治疗 IBD 较西医或中医单独治疗，具有疗效更显著、副作用更少、复发率更低的优势，为 IBD 患者带来更多希望和可能性。

对于 UC 而言，目前中西医结合治疗主要聚焦于中医辨证论治与西医分型、分期论治结合。在 UC 活动期，按临床严重程度选择不同的中西医治疗措施。治疗轻度 UC，可单独使用中医或西医治疗，或两者结合；中度 UC，建议采用中西医结合治疗，遵循中西并重的原则；重度 UC，建议采用中西医结合疗法，遵循西医为主、中医为辅的原则，如重度 UC 患者多伴有营养不良，主要是脾胃虚弱、运化失健所致，在治疗中联合益气健脾类中药有助于改善消化功能，提高营养吸收利用，加速疾病好转。在 UC 缓解期，建议在西医治疗的基础上联合中医药疗法以维持 UC 的长期缓解，降低复发率，如缓解期接受免疫抑制剂或生物制剂治疗的 UC 患者合并机会性感染（如巨细胞病毒、EB 病毒、艰难梭状芽孢杆菌感染等）的概率会升高，对于此类患者可配合益气固表类中成药进行辅助治疗，也可在中药复方中加用益气固表类中药（如黄芪、党参）以提高人体正气，降低合并机会性感染的风险。

国医大师葛琳仪教授法宗《黄帝内经》"百病皆生于气"，从气切入，在治疗脾胃病时尤其应重视脾胃气机的调畅。葛琳仪教授临床重用行气之药辅以清热、化湿治疗湿热蕴肠型 UC，临证运用枳黄汤效验俱收。

CD 亦是虚、湿、气、瘀等病理因素相互作用的结果。近年来，越来越多的研究表明，中医整体观念、辨证论治在提高疗效、控制炎症水平、促进胃肠道黏膜愈合、减少并发症等方面具有独特优势。中医普遍认为 CD 的发病关键在于本虚标实，虚者责之脾肾先天及后天之本，因素体其本阳虚不固，久而气郁水停，脉络不通，瘀血内阻，加之外邪如浊毒、郁火等感邪发病。国医大师王琦从病因学角度提出"脾胃外感"说，突出强调脾胃病要注意外感的重要性，如六淫时邪、疫疠之气及饮食不洁等影响因素，认为治法上应重视祛外感之邪，而非拘于补益脾胃，临床上自拟连梅清肠汤（乌梅、黄连、薏苡仁、附子、败酱草、红藤、金银花等）治疗本病，清温并进，消补兼施，疗效显著。

中医诊治疾病更强调整体观念，利用望闻问切诊查疾病，立足于宏观，强调正邪斗争对机体的影响，讲究个体化治疗的辨证论治。西医则依据现代科学知识，利用影像和理化检查诊查疾病，立足微观，强调病理产物这一客体，主张采用标准化的对抗治疗。中西医体系存在根本的差异，在发展中都保留各自的优势，应当相互借鉴。中西医结合治疗 IBD 较单一治疗更有优势，但也存在一些问题，如对此病中医没有明确的病名和诊断标准、缺乏统一的疗效标准、缺乏大样本临床研究等。发挥中医药的巨大优势，为拓展和寻求治疗 IBD 的新途径和研制新药提供理论基础和科学依据，中西医结合诊治 IBD 仍有很长的路要走。

（二）临床问题推荐建议

1. UC 全病程是否都可以应用中西医结合协同治疗？
2. 如何应用中西医结合协同管理 CD 围妊娠期患者？
3. 如何应用中医药减轻糖皮质激素的副作用？

（三）中医核心病机及中西医结合优势环节

1. 中医核心病机 UC 病情呈虚实夹杂，始由虚致实，终致湿热互结，壅滞肠间，传导失司，与气血相搏，损伤气络，气凝血滞，血败肉腐，内成溃疡。活动期属实证，湿热蕴肠，气血不调；缓解期虚实夹杂，脾虚湿恋，运化不健。病情演变可见病机转化。

CD 的发病关键在于本虚标实，虚者责之脾肾先天和后天之本，因素体其本阳虚不固，久而气郁水停，脉络不通，瘀血内阻，加之外邪如浊毒、郁火等感邪发病。

2. 中西医结合优势 目前治疗 IBD 的药物诱导缓解率均不及 80%，且糖皮质激素、免疫抑制剂和生物制剂易出现多种不良反应，故不能完全满足治疗的需求，相当一部分患者无法达到黏膜愈合的目标。中医药在改善临床症状、促进深度缓解、缩短疗程、增强抗炎活性、减少激素依赖及激素抵抗、治疗难治性 IBD、降低复发率、减少糖皮质激素等药物的不良反应、提高患者生活质量、节约医疗资源等方面具有优势。中西医结合治疗 IBD 的优势主要体现在以下三个环节。

第一，根据疾病不同时期，选择不同的中西医治疗方案。IBD 的西医治疗以氨基水杨酸制剂、糖皮质激素、免疫抑制剂、生物制剂为主，临床应根据患者的疾病严重程度、发病情况、高危因素、并发症、禁忌证等全面衡量，选择患者受益最大的方案。中医学基于整体观念和辨证论治的特点，灵活加减药物，并且重视情志因素，在 IBD 的治疗中具有优势和特色。急性期活动期多为脾胃虚弱、大肠湿热证，故中医治以健脾助运，清化湿热，祛瘀止痛。缓解期多属于脾肾俱虚、湿邪留滞证以温补脾肾，除湿导滞。

第二，根据西药使用的不同剂量阶段，制定相应的中西医治疗方案。分别在西药使用大剂量阶段、减量阶段及小剂量维持阶段，探索和总结西药对病情改善和中医证候变化的影响，在中医辨证思维的指导下，在西药治疗不同阶段制定中西医结合治疗策略。

第三，根据西药的不同副作用表现，制定相应的中西医结合治疗方案。需根据西药所造成的副作用的不同表现作为切入点，制定中医的治疗方案，发挥中西医结合治疗优势。

二、中西医结合诊断思路与方法

（一）西医诊断与诊断标准

1. 西医辨病 UC 临床表现为持续或反复发作的腹泻、黏液脓血便伴腹痛、里急后重和不同程度的全身症状，可有皮肤、关节、眼和肝胆等肠外表现。结节性红斑是最常见的 IBD 皮肤表现（CD 发病率可达 15%，UC 发病率约为 10%）。坏疽性脓皮病则是最为严重的皮肤表现，可出现于全身各个部位，包括外生殖器，在胫前和口周的发生率最高。口腔损伤包括牙周炎、阿弗他口腔炎和增殖性化脓性口炎（pyostomatitis vegetans，PV）等，其中 PV 是口腔损伤中最严重的类型，常累及唇、颊黏膜、齿龈、软硬腭和扁桃体等。骨关节病变包括外周型和中央型，外周型关节炎较为多见，常累及单个大关节。常见的肝胆疾病有原发性硬化性胆管炎（primary sclerosing cholangitis，PSC）、脂肪肝、胆石症、胆管周围炎，以及 IgG4 相关胆管炎（IAC）等，其中 PSC 是最常见且严重的一种表现。眼部疾病以巩膜炎、前葡萄膜炎和结膜炎较常见，亦可发生角膜病、视网膜血管炎、脉络膜炎、虹膜炎等。另外，血栓性疾病、贫血是 IBD 患者血液系统的肠外表现。UC 较常见的并发症有中毒性巨结肠、结直肠癌变；较少见的并发症有肠穿孔、肠道大出血、肠梗阻等。

2. 诊断标准　UC 缺乏诊断的金标准，主要结合临床、实验室检查、影像学检查、内镜和组织病理学表现进行综合分析，在排除感染性和其他非感染性结肠炎的基础上做出诊断，明确临床类型、病变范围、疾病活动性及严重程度、有无肠外表现和并发症。

西医诊断标准参照 2023 年发布的中华医学会消化病学分会炎症性肠病学组制定的《中国溃疡性结肠炎诊治指南（2023 年·西安）》。

（二）临床分型与分期

1. 分型　UC 可按临床类型分为初发型、慢性复发型、慢性持续性和急性暴发型。也可根据病变范围不同进行分型，采用蒙特利尔（Montreal）分类法，分为直肠型 E1、左半结肠型 E2 和广泛结肠型 E3，该分型有助于癌变危险度的估计及监测策略的制定，亦有助治疗方案选择。

2. 分期　按疾病活动性可分为活动期和缓解期。其中活动期疾病按临床严重程度又可分为轻、中、重度和需要住院治疗的急性重度 UC，其中急性重度 UC 有短期内（住院 3 个月内）行结肠切除术的风险。常用改良的 Truelove 和 Witts 疾病严重程度分型和改良 Mayo 评分。

（三）中医证候诊断标准与证治分型

1. 实证（多为活动期）
（1）大肠湿热证
【主症】腹泻，便下黏液脓血，腹痛，里急后重。
【次症】肛门灼热，腹胀，小便短赤，口干，口苦。
【舌脉】舌质红，苔黄腻，脉滑。
具备 2 项主症和 2 项次症，结合舌脉，即可诊断。
本证多见于 UC 活动期。
（2）热毒炽盛证
【主症】便下脓血或血便，量多次频，腹痛明显，发热。
【次症】里急后重，腹胀，口渴，烦躁不安。
【舌脉】舌质红，苔黄燥，脉滑数。
具备 2 项主症和 2 项次症，结合舌脉，即可诊断。
本证多见于 UC 中、重度活动期。
2. 虚证（多为缓解期）
（1）脾虚湿蕴证
【主症】黏液脓血便，白多赤少，或为白冻，腹泻便溏，夹有不消化食物，脘腹胀满。
【次症】腹部隐痛，肢体困倦，食少纳差，神疲懒言。
【舌脉】舌质淡红，边有齿痕，苔薄白腻，脉细弱或细滑。

具备 2 项主症和 2 项次症，结合舌脉，即可诊断。

本证多见于 UC 缓解期。

（2）寒热错杂证

【主症】下痢黏液脓血，反复发作，畏寒怕冷，腹痛绵绵。

【次症】肛门灼热，口渴不欲饮，饥不欲食。

【舌脉】舌质红，或舌淡红，苔薄黄，脉弦或细弦。

具备 2 项主症和 2 项次症，结合舌脉，即可诊断。

本证多见于 UC 缓解期。

（3）肝郁脾虚证

【主症】情绪抑郁或焦虑不安，常因情志因素诱发排便次数增多；大便稀烂或黏液便；腹痛即泻，泻后痛减。

【次症】排便不爽，饮食减少，腹胀，肠鸣。

【舌脉】舌质淡红，苔薄白，脉弦或弦细。

具备 2 项主症和 2 项次症，结合舌脉，即可诊断。

本证多见于 UC 轻、中度活动期或缓解期。

（4）脾肾阳虚证

【主症】久泻不止，大便稀薄；夹有白冻，或伴有完谷不化，甚则滑脱不禁；腹痛喜温喜按。

【次症】腹胀，食少纳差，形寒肢冷，腰酸膝软。

【舌脉】舌质淡胖，或有齿痕，苔薄白润，脉沉细。

具备 2 项主症和 2 项次症，结合舌脉，即可诊断。

本证多见于 UC 缓解期，病情怨延难愈。

（5）阴血亏虚证

【主症】便下脓血，反复发作；大便干结，夹有黏液便血，排便不畅；腹中隐隐灼痛。

【次症】形体消瘦，口燥咽干，虚烦失眠，五心烦热，面色少华。

【舌脉】舌红少津或舌质淡，少苔或无苔；脉细弱。

具备 2 项主症和 2 项次症，结合舌脉，即可诊断。

本证多见于 UC 轻度活动期或缓解期。

（四）西医诊断与诊断标准

1. 西医辨病 CD 临床表现呈多样化，包括消化道表现、全身性表现、肠外表现和并发症。消化道表现主要有腹泻和腹痛，可有血便；全身性表现主要有体重减轻、发热、食欲缺乏、疲劳、贫血等，青少年患者可见生长发育迟缓；肠外表现与 UC 相似；并发症常见的有瘘管、腹腔脓肿、肠腔狭窄和肠梗阻、肛周病变，较少见的有消化道大出血、肠穿孔，病程长者可发生癌变。

2. 诊断标准 CD 没有单一或严格定义的诊断标准。临床实践中可参考世界胃肠组织建议的 CD 诊断标准。

（五）临床分型与分期

1. 分型 CD 的分型目前仍推荐以蒙特利尔分型为准，这个分型中包含诊断年龄、疾病行为、疾病受累部位（包括是否存在肛瘘）；疾病受累部位中，巴黎分型进一步将上消化道受累以屈氏韧带为界分为 L4a 和 L4b 型，多用于儿童 CD 的疾病分型。通常认为疾病的受累部位变化不大，但疾病行为会随着时间由非狭窄、非穿透型病变进展为狭窄、穿透型病变。

2. 分期 CD 根据疾病的状态分为活动期和缓解期。CD 疾病活动度主要分为临床疾病活动度及内镜下疾病活动度,目前没有用于评价疾病活动度的金标准。常用的临床疾病活动度评分主要指克罗恩病活动指数(CDAI),以及在此基础上衍生出简单易操作的评分,主要包括简化 CDAI 评分及 BestCDAI。在 CDAI 评分表中,总分≤4 分为缓解期,5~7 分为轻度活动期,8~16 分为中度活动期,>16 分为重度活动期。常用的内镜疾病活动度评价方法包括 CD 内镜下严重程度指数(CDEIS)、简化 CD 内镜下评分(SES-CD)。

（六）中医证候诊断标准与证治分型

对于 CD 的中医证型讨论,目前尚无统一的标准。本文参照《克罗恩病的临床表现及中西医分型研究进展》相关内容对 CD 的证型进行分析。

1. 实证

（1）大肠湿热证

【主症】腹泻,便下黏液或脓血;腹痛;里急后重。

【次症】肛门灼热;腹胀;小便短赤;口干;口苦。

【舌脉】舌质红,苔黄腻;脉滑。

具备 2 项主症和 2 项兼症,结合舌脉,即可诊断。

本证多见于 CD 活动期。

（2）气滞血瘀证

【主症】腹痛,痛处不移,腹部可扪及肿块;大便不畅或闭结。

【次症】胃纳不佳,形体消瘦;便血。

【舌脉】舌紫暗或有瘀点,苔薄;脉弦或涩。

具备 2 项主症和 2 项兼症,结合舌脉,即可诊断。

本证多见于 CD 中、重度活动期。

2. 虚证

（1）脾虚湿蕴证

【主症】腹部隐痛;腹泻便溏,夹有不消化食物;脘腹胀满。

【次症】腹部隐痛;肢体困倦;食少纳差;神疲懒言。

【舌脉】舌质淡红,边有齿痕,苔薄白腻;脉细弱或细滑。

具备 2 项主症和 2 项兼症,结合舌脉,即可诊断。

本证多见于 CD 缓解期。

（2）寒热错杂证

【主症】腹痛泄泻,迁延反复;畏寒怕冷;腹痛绵绵。

【次症】肛门灼热;口渴不欲饮;饥不欲食。

【舌脉】舌质红,或舌淡红,苔薄黄;脉弦,或细弦。

具备 2 项主症和 2 项兼症,结合舌脉,即可诊断。

本证多见于 CD 缓解期。

（3）肝郁脾虚证

【主症】情绪抑郁或焦虑不安,常因情志因素诱发大便次数增多;大便稀烂或黏液便;腹痛即泻,泻后痛减。

【次症】排便不爽;饮食减少;腹胀;肠鸣。

【舌脉】舌质淡红,苔薄白;脉弦或弦细。

具备 2 项主症和 2 项次症,结合舌脉,即可诊断。

本证多见于 CD 轻、中度活动期或缓解期。

（4）脾肾阳虚证

【主症】久泻不止，大便稀薄；夹有白冻，或伴有完谷不化，甚则滑脱不禁；腹痛喜温喜按。

【次症】腹胀；食少纳差；形寒肢冷；腰酸膝软。

【舌脉】舌质淡胖，或有齿痕，苔薄白润；脉沉细。

具备2项主症和2项次症，结合舌脉，即可诊断。

本证多见于CD缓解期，病情迁延难愈。

三、中西医结合治疗思路

（一）西医治疗原则

UC主要参照《中国溃疡性结肠炎诊治指南（2023年·西安）》相关原则，即遵循早期、个体化治疗，诱导并维持病情深度缓解，达到疾病清除，包括临床缓解、黏膜愈合及组织学缓解。

CD主要参照《中国克罗恩病诊治指南（2023年·广州）》相关原则，即诱导疾病缓解、维持缓解；近期目标为临床症状缓解、血清/粪便炎性指标正常；远期目标为临床症状缓解、血清/粪便炎性指标正常、内镜下黏膜愈合。

（二）中西医结合治疗原则

UC中西医结合治疗原则为改善临床症状，提高疗效和UC患者生活质量。具体采用辨西医的病与辨中医的证相结合的方法。参考2023年发布的《溃疡性结肠炎中医诊疗专家共识》明确中医治疗原则，活动期清热化湿、调气和血、敛疮生肌，缓解期健脾益气、补肾固本、清热化湿，结合四诊八纲辨中医证候，灵活运用中西医结合协同治疗方案。

CD中西医结合治疗原则总体是发挥中西医结合优势，改善临床症状，以提高CD患者疗效和生活质量，并且减少糖皮质激素和免疫抑制剂造成的感染、骨质疏松等副作用，达到增效减毒的效果。具体采用辨西医的病与辨中医的证相结合的方法。在中药的选择上以辨证论治为主，较为固定的参照"肠痈""泄泻"等疾病，并在此基础上加减化裁。

（三）临床问题推荐建议

1. UC全病程是否都可以应用中西医结合协同治疗？

UC全病程建议都可应用中西医结合方法协同治疗，但不同时期有不同的侧重。中、重度活动期UC，应更重视西医治疗方法，同时结合中医辨证施治；缓解期UC，应更重视中医辨证施治，以健脾益气、补肾固本为主；同时注意对患者因治疗药物引起的失眠、烦躁等进行对症治疗。在中西医联合用药过程中，应注意药物相互作用及不良反应。

2. 如何应用中西医结合协同管理CD围妊娠期患者？

根据《炎症性肠病妊娠期管理的专家共识意见》，病情处于缓解期时最适合生育。病情处于活动期会对女性患者生育能力造成较大影响，男性患者的疾病活动与受孕困难相关，对于服用柳氮磺砒啶（SASP）的男性患者，有80%会出现精子异常（表现为数量减少、形态异常、活力下降等），但是在停止服用SASP 3个月后即可恢复正常。CD疾病缓解期是女性患者妊娠的恰当时机，尤其是在内镜下黏膜愈合状态下妊娠可获得更佳的妊娠结局。中医在促孕方面以"调冲任，安情志，补肝肾"为主要治疗原则；在护胎、安胎方面，合理运用活血祛瘀等治法。

3. 如何应用中医药减轻糖皮质激素的副作用？

中医认为外源性的激素虽然可以让人体保持兴奋，改善肌无力的病情，但长期使用激素容易导致人体处于阳亢的状态，阴阳失衡。久之则导致人体出现气阴两虚，所以激素引起的一系列副反应可以认为是气阴两虚的表现。针对激素使用的不同阶段出现的不同副作用，中医采用辨证论治原则，如健脾补肾、滋阴降火等可以极大缓解激素引起的不良反应。

（四）中西医结合治疗方案

1. 大肠湿热证

中医治疗 治法：清热化湿，调气和血。

处方：芍药汤加减（《素问病机气宜保命集》）。

方药：芍药 27～30g，当归 12～15g，黄连 12～15g，槟榔 3～6g，木香 3～6g，炙甘草 3～6g，大黄 6～9g，黄芩 12～15g，肉桂 3～5g。

中西医结合治疗要点 本型一般以便下黏液脓血，里急后重为主要表现，根据病情采用西医治疗为主或中西医结合治疗的方法。西医治疗主要以氨基水杨酸制剂治疗为主，可根据病变局限部位视情况单独局部用药或口服和局部联合用药。

2. 热毒炽盛证

中医治疗 治法：清热祛湿，凉血解毒。

处方：白头翁汤加减（《伤寒论》）。

方药：白头翁 9～12g，黄连 6～9g，黄柏 6～9g，秦皮 6～9g。

中西医结合治疗要点 本型一般以便下脓血或血便，量多次频，腹痛明显及发热为主要表现。西医治疗以氨基水杨酸制剂为主，根据疾病情况选择糖皮质激素、生物制剂，同时进行密切随访。根据病情轻重缓急，灵活选择中药给药时机。

3. 脾虚湿蕴证

中医治疗 治法：益气健脾，化湿和中。

处方：参苓白术散加减（《太平惠民和剂局方》）。

方药：莲子肉 6～9g，薏苡仁 6～9g，缩砂仁 3～6g，桔梗 3～6g，白扁豆 9～12g，白茯苓 12～15g，人参 12～15g，甘草 9～10g，白术 12～15g，山药 12～15g。

中西医结合治疗要点 本型一般多见于病程较长的患者，主要表现为腹泻便溏，夹有不消化食物，排黏液脓血便，白多赤少等。根据病情，在西医治疗的基础上联合中医药疗法以维持UC 的长期缓解，降低复发率。西医治疗轻、中度 UC 首选氨基水杨酸制剂以维持治疗，若足量氨基水杨酸制剂治疗无效，建议更换为口服全身糖皮质激素或生物制剂来诱导缓解，不可以使用糖皮质激素用于维持治疗。用药期间一定要进行定期的随访监控，如血常规、肝功能、肾功能等。

4. 寒热错杂证

中医治疗 治法：温中补虚，清热化湿。

处方：乌梅丸加减（《伤寒论》）。

方药：乌梅 27～30g，桂枝 3～6g，当归 3～6g，干姜 6～9g，人参 3～6g，蜀椒 3～5g，黄连 3～6g，黄柏 3～6g，附子 3～6g，细辛 1～3g。

中西医结合治疗要点 本型主要表现为下痢黏液脓血，反复发作，同时伴有畏寒怕冷，腹痛绵绵，对于依从性好、病情较轻、钙卫蛋白水平较低及黏膜完全愈合的患者，可以考虑减少氨基水杨酸制剂剂量，并联合中医药疗法。

5. 肝郁脾虚证

中医治疗 治法：疏肝理气，健脾化湿。

处方：痛泻要方（《医学正传·泄泻》）合四逆散加减（《伤寒论》）。

方药：柴胡 9～12g，白芍 9～12g，枳壳 9～12g，炒白术 15～18g，陈皮 6～9g，防风 3～6g，甘草 3～6g。

中西医结合治疗要点 本型主要表现为情绪抑郁或焦虑不安，常因情志因素诱发排便次数增多。心理压力的变化与 UC 的病情活动密切相关，长时间承受较大压力可能会导致 UC 患者病情复发或加重。中医情志调理对 UC 患者具有十分显著的效果。

6. 脾肾阳虚证

中医治疗 治法：健脾补肾，温阳化湿。

处方：附子理中丸（《闫氏小儿方论》）合四神丸加减（《证治准绳》）加减。

方药：制附子^{先煎}3～9g，党参 9～15g，干姜 3～9g，炒白术 6～12g，甘草 3～9g，补骨脂 6～9g，肉豆蔻 3～9g，吴茱萸 1～3g，五味子 3～6g。

中西医结合治疗要点 脾肾阳虚常见于 UC 缓解期，该型主要以久病不愈、肠鸣即泻、便中夹杂有黏液等症状为主。中医治疗作为重要的补充治疗对于缓解期的 UC 患者重在"扶正"，可提高疗效，进一步降低患者复发风险。

7. 阴血亏虚证

中医治疗 治法：滋阴清肠，益气养血。

处方：驻车丸（《备急千金要方》）合四物汤加减（《太平惠民和剂局方》）。

方药：黄连 3～6g，阿胶^{烊化兑入}3～9g，干姜 3～9g，当归 6～12g，地黄 12～15g，白芍 6～15g，川芎 3～9g。

中西医结合治疗要点 本型常见于 UC 缓解期，临床表现轻重不一，以便下脓血，反复发作，大便干结，夹有黏液便血，排便不畅等症状为主。中医治疗应选择恰当的时机与灵活的给药方式。

（五）CD 中西医结合治疗方案

1. 大肠湿热证

中医治疗 治法：清热化湿，调气和血。

处方：芍药汤加减（《素问病机气宜保命集》）。

方药：芍药 27～30g，当归 12～15g，黄连 12～15g，槟榔 3～6g，木香 3～6g，炙甘草 3～6g，大黄 6～9g，黄芩 12～15g，肉桂 3～5g。

中西医结合治疗要点 本型一般以便下黏液脓血，里急后重为主要表现，根据病情采用西医治疗为主或中西结合治疗的方法。结合 CD 患者是否存在危险因素进行分层管理，具有高危因素的患者存在疾病快速进展、预后欠佳的疾病自然病程，应采用早期积极干预的降阶梯治疗策略，即早期积极使用生物制剂及糖皮质激素诱导缓解。大量研究证据显示对具有进展高危因素的患者采用早期积极干预的策略，可显著改善患者的远期转归。

2. 气滞血瘀证

中医治疗 治法：活血化瘀，敛肠止泻。

处方：少腹逐瘀汤加减（《医林改错》）。

方药：赤芍 9～10g，川芎 3～6g，当归 9～10g，小茴香 3～6g，干姜 3～6g，延胡索 9～10g，没药 3～6g，肉桂 3～6g，五灵脂 9～10g，蒲黄 9～10g，汉三七 1～3g，花蕊石 9～10g，黄连 3～6g，木香 3～6g。

中西医结合治疗要点 本型一般以腹痛，痛处不移，腹部可扪及肿块，大便不畅或闭结为主要表现。西医治疗根据危险因素选择糖皮质激素、生物制剂，同时进行密切随访。根据病情轻重缓急，灵活选择中药给药时机。

3. 脾虚湿蕴证

中医治疗　治法：益气健脾，化湿和中。

处方：参苓白术散加减（《太平惠民和剂局方》）。

方药：莲子肉 6～9g，薏苡仁 6～9g，缩砂仁 3～6g，桔梗 3～6g，白扁豆 9～12g，白茯苓 12～15g，人参 12～15g，甘草 9～10g，白术 12～15g，山药 12～15g。

中西医结合治疗要点　本型一般多见于病程较长的患者，主要表现为腹泻便溏，夹有不消化食物，排黏液脓血便，白多赤少等。根据病情，在西医治疗的基础上联合中医药疗法以维持 CD 长期缓解，降低复发率。绝大多数 CD 患者诱导缓解治疗后需维持治疗。糖皮质激素依赖是维持治疗的绝对指征。其他情况如重度 CD 诱导缓解后、频繁复发、存在高危因素，均应维持治疗，嘌呤类药物及甲氨蝶呤可用于 CD 的维持治疗。通常情况下，嘌呤类药物用于对糖皮质激素依赖的患者或者与生物制剂联用以减少免疫原性。使用嘌呤类药物可能会引起恶心、过敏反应、流感样症状、胰腺炎、肝毒性、骨髓抑制、淋巴瘤风险增加，用药期间需严密监测不良反应，建议定期复查血常规、肝功能等，特别注意有无骨髓抑制。

4. 寒热错杂证

中医治疗　治法：温中补虚，清热化湿。

处方：乌梅丸加减（《伤寒论》）。

方药：乌梅 27～30g，桂枝 3～6g，当归 3～6g，干姜 6～9g，人参 3～6g，蜀椒 3～5g，黄连 3～6g，黄柏 3～6g，附子 3～6g，细辛 1～3g。

中西医结合治疗要点　本型主要表现为下痢黏液脓血，反复发作，同时伴有畏寒怕冷，腹痛绵绵，病程多迁延，反复发作，不易根治。根据病情，在西医治疗的基础上联合中医药疗法，以维持 CD 的长期缓解，降低复发率。

5. 肝郁脾虚证

中医治疗　治法：疏肝理气，健脾化湿。

处方：痛泻要方（《医学正传·泄泻》）合四逆散加减（《伤寒论》）。

方药：柴胡 9～12g，白芍 9～12g，枳壳 9～12g，炒白术 12～18g，陈皮 6～9g，防风 3～6g，甘草 3～6g。

中西医结合治疗要点　本型主要表现为情绪抑郁或焦虑不安，常因情志因素诱发大便次数增多。CD 患者常合并抑郁和焦虑，建议对 CD 患者的精神健康状况进行评估，发现患者出现心理问题时，应及时干预。有助于改善 CD 患者的临床症状，有利于提高患者的生活质量，促进患者的预后。

6. 脾肾阳虚证

中医治疗　治法：健脾补肾，温阳化湿。

处方：附子理中丸（《阎氏小儿方论》）合四神丸加减（《证治准绳》）。

方药：制附子^{先煎} 3～9g，党参 9～15g，干姜 3～9g，炒白术 6～12g，甘草 3～9g，补骨脂 6～9g，肉豆蔻 3～9g，吴茱萸 3～6g，五味子 3～6g。

中西医结合治疗要点　脾肾阳虚常见于 CD 缓解期，该型主要以久病不愈、肠鸣即泻、便中夹杂有黏液等症状为主。超过 80% 的 CD 患者存在营养不良或营养风险，这些问题是导致不良预后的主要因素，住院时间延长、并发症发生率增加和死亡率升高等。因此，CD 患者应常规进行营养评估与营养监测，并根据结果制定个体化的营养支持治疗方案。中医治疗作为重要的补充对于缓解期的 CD 患者重在"扶正"，可提高疗效，进一步降低患者复发风险。

四、中西医结合诊疗流程图

炎症性肠病的中西医结合诊疗流程如图 7-1。

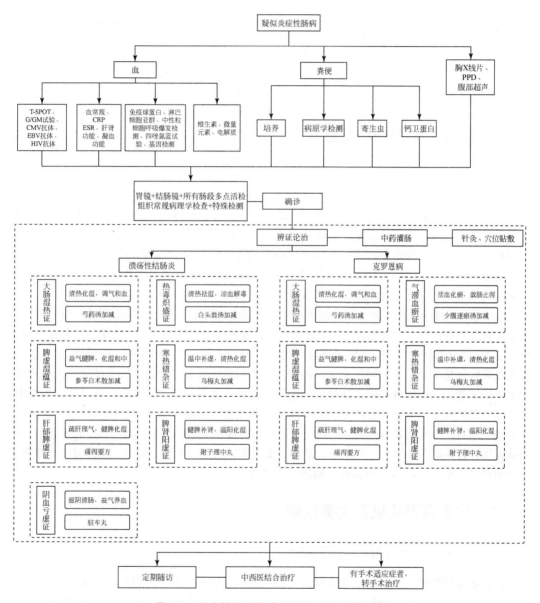

图 7-1　炎症性肠病的中西医结合诊疗流程图

第八章　泌尿系统疾病

第一节　泌尿系统疾病概述

一、概述及常见症状体征

泌尿系统疾病是涵盖了肾上腺、肾脏、输尿管、膀胱、前列腺、睾丸、附睾及阴茎（包括尿道）等泌尿生殖系统器官所产生的多种疾病的总称。常见的泌尿系统疾病包括泌尿系非特异性感染（急慢性肾盂肾炎、膀胱炎、急慢性前列腺炎、急慢性睾丸附睾炎等）、泌尿系特异性感染（泌尿系结核、支原体感染、衣原体感染、淋球菌感染等）、泌尿系结石（肾结石、输尿管结石、膀胱结石、尿道结石等）、泌尿系肿瘤、泌尿系损伤、泌尿系畸形等。

泌尿系统疾病也可以由身体其他系统的病变引起，同样也可以影响其他系统甚至全身。泌尿系统疾病的症状主要体现在泌尿系统本身，常见有以下几类。①尿路刺激症状：如排尿改变、尿频、尿急、尿痛等尿路刺激症状，多因泌尿系统炎症或结石、肿瘤等刺激所致，可同时伴有或不伴有发热等症状。②尿液异常，如尿液混浊，尿道内分泌物增多，可表现为黄色或白色脓稠分泌物，多伴有排尿疼痛。③尿量异常变化，如出现肾衰竭、肾后性梗阻或者肾积水等情况，都可以导致尿量减少，若出现尿崩症，还可能发生尿量异常增多的情况。④排尿方式的变化，如出现排尿费力、排尿分叉或无法排尿的情况，常见于前列腺增生症或前列腺癌等。⑤血尿，可表现为肉眼血尿，尿液颜色鲜红或者出现暗红色血尿，如洗肉水样改变，多提示存在出血，有肿瘤、结石、炎症或者肾性血尿的可能。⑥其他方面的表现，如急慢性肾炎、IgA 肾病、糖尿病肾病、肾病综合征等，症见贫血、消瘦、蛋白尿、血尿、水肿、头晕、腰痛等，严重者甚至会出现尿毒症症状，如意识模糊、抽搐、昏迷等。

二、中医病因病机及主要证候

（一）泌尿系统疾病的中医病因病机

1. 脏腑功能失调　是泌尿系统疾病发病的重要病因病机，其中脾肾两脏尤为重要。《景岳全书》载："脾肾不足及虚弱失调之人，多有积聚之病"。《黄帝内经·素问》言："肾者水藏，主津液"，"膀胱者……津液藏焉，气化则能出矣"。肾为先天之本，主藏精，主水，肾脏阴阳俱损易导致膀胱气化无力，出现进行性排尿无力、腰膝酸冷、小便不通或点滴排出等症；肾主骨，肾虚骨空，易出现骨痛、活动受限等泌尿系统肿瘤骨转移症状。《难经·三十九难》云："肾有两脏，其左为肾，右为命门"，当肾气肾阴肾阳亏虚时，极易影响生殖系统，出现阳痿、早泄、性欲低下等症；肾主封藏，司二便，肾气亏虚失于固摄，会导致遗精、遗尿、尿失禁等症。脾主运化，为后天之本。一方面运化水谷精微，输布于五脏六腑，另一方面运化水湿，维持水液代谢平衡。若脾虚，水谷精微无法正常运化至下焦膀胱，则会导致膀胱运化失常，出现尿频、尿急、尿失禁等症，脾胃积热，湿浊内生，热迫津泻，发为遗尿。

2. 外感六淫 亦是导致泌尿系统疾病的重要致病因素。风为六淫之首，风邪犯肾，肾主水液功能失常；风邪犯肺，肺气不宣，通调水道功能失司，肺肾被伤而见小便不利。寒为冬季主气，肾主冬，为寒水之脏。寒之与肾，同气相求，故寒邪最易伤及肾和肾阳，肾阳虚衰，则见遗尿、阳痿、早泄等症。肾为少阴而主水，湿属阴而类水，同类相亲，湿邪常侵肾而发病，湿伤肾则有阳痿精少等症出现，湿邪多兼夹为病，兼热为湿热，湿热蕴结肾与膀胱，煎熬尿液，则可出现"热淋""血淋""石淋"等症，湿与寒相夹则为寒湿，寒湿侵入腰部，则可出现如《金匮要略》中所述的"腰中冷，如坐水中，腹重如带五千钱"之症。火、热、燥皆为阳邪，最易耗津灼液，火热伤人，累及肾阴，而见小便赤涩不通、睾丸肿溃等症。肾为燥伤，而见小便难等干燥不润的病变。

3. 湿热蕴结，瘀血阻滞 或因饮食不节，或因七情内伤，致使湿浊内生，困阻三焦，气机不利，水液代谢失常而见小便闭塞不通；湿热相夹，下注膀胱，膀胱气化不利，而见尿频、尿急、尿痛等尿路感染之症，煎熬尿液，乃生石淋，湿热日久，热伤血络，而见尿血。瘀血是导致泌尿系统疾病发病的重要病因之一，或因湿热致瘀，如《圣济总录》曰："毒热内郁，则变为瘀血"。瘀热相搏，蕴结下焦，不通则痛，中期湿瘀互结，晚期湿毒、瘀血、热邪蕴结精室；或因情志失调，久坐少练而气滞、气虚成瘀，可见少腹部拘急胀满不适，腹股沟、睾丸、会阴部坠胀疼痛等慢性前列腺炎之症；或因脾肾两虚而致血瘀，《医学衷中参西录》载："其人或纵欲太过而失于调摄，则肾脏因虚生热……以致血室中血热妄动，与败精溷合为腐浊之物……溺时杜塞牵引作痛"。肾亏于下，封藏失职，瘀浊败精下注，扰动精室，而见血精等前阴病变。

（二）泌尿系统疾病与五脏的关系

泌尿系疾病病位在于肾、膀胱、三焦，人体作为一个有机整体，泌尿系统的正常运行与五脏生理平衡密切相关。《素问·上古天真论》云："肾者主水，受五脏六腑之精而藏之"；《素问·经脉别论》言："饮入于胃，游溢精气，上输于脾，脾气散精，上归于肺，通调水道，下输膀胱"，描述了水液在体内生成代谢的过程；《素问·灵兰秘典论》曰："膀胱者，州都之官，津液藏焉，气化则能出矣……三焦者，决渎之官，水道出焉"，阐明了水液的生成与排泄受膀胱和三焦的调控。五脏功能失调会导致泌尿系统疾病的发生发展。

1. 心与泌尿系统疾病 心与小肠相表里，小肠得心阳之温煦，其受盛化物及泌别清浊之功能得以促进，可助水液代谢得以正常维持。心火亢盛则可传热于小肠，致小肠实热，熏灼水液，出现尿少、尿热、尿道刺痛等症状，如《苍生司命》曰："如心有火，炎灼日久必遗热于小肠，则成淋秘"。

2. 肝与泌尿系统疾病 肝主疏泄，全身诸脏腑、官窍、经络之气机升降出入运动皆赖肝的疏泄功能。黄元御言："水道之通塞……而其疏泄之权，实在乙木"。肝气调达，则水道通利，肝失疏泄，则水液不行。肝火旺盛则会出现尿道灼热感、小腹胀痛等症状。此外，足厥阴肝脉脉络阴器，若湿热阻于肝经，可致前阴的疾病如子痈、囊痈、血精、精癃等。

3. 脾与泌尿系统疾病 脾主运化，居于中焦，是水液升降输布全身的枢纽，脾运送水液下行至肾与膀胱，经过肾的气化蒸腾作用化为小便。《素问·玉机真脏论》曰："脾为孤脏中央土，以灌四傍……其不及，则令人九窍不通"。脾虚不摄，水精下流，则发遗尿、遗精；脾不统血，可致血尿；脾虚不能运化水液，水液积聚外肾，可成水疝；蓄于膀胱，则为癃闭。

4. 肺与泌尿系统疾病 肺主气，通调水道，对一身之气和津液的运行起重要的调节作用，肺气充裕，则气机津液升降出入张弛有度，水液可形成小便正常排泄于体外。《证治汇补·癃闭》曰："一身之气关于肺，肺清则气行，肺浊则气壅，故小便不通"。若肺失宣降，影响水液代谢，可发生癃闭；肺气虚弱，不能制下，可发生尿失禁或遗尿。

5. 肾与泌尿系统疾病 肾主水，与膀胱相表里，肾气及肾阴、肾阳通过平衡协调各脏腑之气，调节及司领机体内水液运行及代谢的诸个环节。《素问·标本病传论》曰："肾病……小便闭"，肾功能不利，易造成水液代谢障碍，如癃闭等，肾火下移膀胱，可发为热淋、血淋。肾藏精，主生殖，肾阴虚则火旺，则会出现早泄、遗精、血精等症。

（三）主要证候

泌尿系统疾病的中医主要证候可以根据不同的病因病机分为以下几类。

1. 下焦湿热型 症状包括腰腹酸痛，尿频尿急尿不尽、小便短涩灼热刺痛，尿色黄赤少腹拘急胀痛或有寒热，尿中带血，大便干结，脸色苍白，汗出淋漓，舌苔黄腻，脉弦或数。

2. 肝郁气滞型 症状包括小便滞涩，淋漓不尽腰腹痛，向会阴部放射，胸胁胀痛，舌苔薄，脉弦或紧。

3. 瘀血内阻型 症状包括小便热涩刺痛，腰腹胀满，尿色深红或挟有血块，腹痛剧烈或见心烦口渴，舌苔黄，脉滑数或细涩。

4. 脾肾气虚型 症状包括小便淋漓尿后余沥，时作时止，遇劳即发，面部或四肢水肿、畏寒怕冷，腰酸神疲，舌淡或胖，脉细弱。

5. 肾阴亏虚型 症状包括腰膝酸软，头晕目眩，面色潮红，腰痛耳鸣，五心烦热，舌红少苔，脉细数。

三、中西医"病证结合"诊疗思路

泌尿系统疾病中西医"病证结合"诊疗思路，指的是将中医与西医的理论体系及诊断手段进行有效融合，从而全面、系统地评估泌尿系疾病患者的病情。中西医在认识、诊断和治疗泌尿系统疾病方面各有优势，两者可以取长补短，有机结合。

第一，明确诊断，根据疾病的严重程度，应中则中，应西则西。将西医检查诊断与中医具体辨证有机结合。判断泌尿系统疾病患者当下所处的阶段适合何种治疗方式。如对于结石直径较小，且未引起完全性尿路梗阻的尿石症患者，可以中医辨证为主，使用中药、中医适宜技术排石，或联合西医药物治疗及体外冲击波碎石，提高溶石、排石效率。对于存在手术指征的患者，则以西医手术治疗为主，中医辨证施治为辅，术后配合中药提高残石排出率。对于合并感染者，使用中药药物清热解毒，能够减少抗生素使用，控制患者病情。

第二，积极发挥中医药在围手术期的重要作用。中医药能够显著改善围手术期患者的诸多不适症状，如在术前使用中医适宜技术能够缓解术前患者的紧张焦虑，减轻围手术期应激反应；术后使用中药灌肠、针灸、穴位贴敷等手段，能够加速行腹腔镜/机器人手术患者胃肠道功能的恢复。

第三，制定合理的、个性化的中西医结合防治结石/泌尿系统肿瘤复发的方案策略。在调节饮食生活习惯的基础上，评估患者中医体质，因人而异，给予患者中西医防治结石或肿瘤复发转移的合理建议，充分发挥中西医结合的优势。

四、中西医结合治疗优势与新进展

（一）中西医结合治疗优势

中西医结合治疗可以通过中医辨证施治和西医病因诊断相结合，全面分析疾病，制定个性化治疗方案。中西医结合治疗的优势体现在以下几个方面。第一，提高治愈率和疾病根治水平，对于慢性前列腺炎、反复性尿路感染等疾病，中医可以在西医诊断的基础上，身心同治，治病求本，提高机体免疫力，去除湿、热、瘀、毒等病理因素，有效减少抗生素等药物的应用，减轻疾病症状学表现，降低疾病复发频率；第二，在泌尿系疾病围手术期，中医可以通过中药、针灸、中医适宜技术等多种方式创造手术有利条件，促进术后快速康复；第三，对于中晚期泌尿系统肿瘤，如晚期前列腺癌、肾癌、膀胱癌，中药可以在西医内分泌治疗、化疗、靶向治疗、免疫治疗的基础上辨证施治，增强疗效，减轻西药不良反应，提高患者生活质量，延长生存期。

（二）中西医结合治疗新进展

近年来，现代医学在泌尿系统领域的治疗新进展日新月异，其中手术器械和手术技术的改进，以及小分子靶向药物的更新迭代极大限度地提高了泌尿系统疾病的治疗效果，在这样一个时代背景下中西医结合治疗泌尿系统疾病也取得了许多成绩。

在前列腺癌治疗中，机器人辅助腹腔镜前列腺根治术被视为局限性前列腺癌的治疗金标准。中医药在前列腺癌术前和术后均发挥着重要的辅助作用，术前可以增强患者的免疫功能，术后可以辅助增强治疗效果，减少尿失禁、虚弱、贫血等并发症，促进患者恢复。同时，中药内服和外用等手段，已被证实能有效辅助缓解癌性疼痛和提高患者生活质量，特别是对于接受雄激素剥夺疗法（ADT）的患者，中药内服或通过皮肤或黏膜吸收，可以直达病灶，减少内分泌药物的副作用，并提高治疗的耐受性。谭武宾教授团队研究发现，白术发挥抗前列腺癌的作用机制可能是参与调节癌症的细胞增殖、血管生成、突触传递、NO 生物合成、G 蛋白偶联的乙酰胆碱受体信号通路、对缺氧的反应的调控等生物学过程。补益药作为抗肿瘤的主要中药类别，其优势在于可用于前列腺癌各个阶段的治疗，放化疗前后、术前术后、去势阶段均有协同增效的作用。

微创手术如体外冲击波碎石术和输尿管软硬镜、经皮肾镜手术已广泛应用于泌尿系结石的治疗。中医在这一领域的应用，特别是针灸治疗，已被证实能有效缓解术后疼痛，还可加速恢复。刘存志教授团队研究发现，针刺可以显著减少肾绞痛患者的疼痛，从而减少患者对阿片类药物的依赖。胡斌教授团队通过对 2017～2018 年临床 126 例泌尿系结石患者分别采用单纯体外冲击波碎石治疗及体外冲击波碎石联合中西医药物进行治疗，观察 2 组患者的治疗效果，发现中药联合体外冲击波碎石术治疗输尿管结石比单纯体外冲击波碎石治疗的治愈率高。

刘志顺教授团队利用针灸治疗慢性前列腺炎/盆腔疼痛综合征，发现针刺能够有效缓解慢性盆底疼痛，改善下尿路症状，为慢性前列腺炎的中西医结合治疗提供了高质量的临床研究证据。刘保延教授团队通过随机对照临床研究发现，相对假针刺而言，针刺能够显著改善压力性尿失禁女性患者 6 个月时的漏尿量，疗效可靠，安全性高。刘存志教授团队发现，相对于假针刺而言，针刺能够快速和实质性的缓解肾绞痛患者的疼痛，这一发现可以降低药物相关性不良反应事件的发生，节省经济成本。张海波教授发表的一项 Meta 分析研究发现，针灸能够有效减少癌症疼痛，减少阿片类镇痛药物的使用，为临床对症治疗泌尿系统肿瘤癌痛提供了新的可靠选择。以上关于针灸和泌尿系统疾病的相关进展有力证明了中西医结合在治疗泌尿系统疾病时的应用价值。

　　通过中西医结合的治疗方法，不仅可以充分利用两种医学体系的优势，还可以为患者提供一个更为全面和人性化的治疗方案。随着进一步研究和实践，中西医结合的治疗策略将持续为泌尿系统疾病的治疗带来创新和突破。当前，中西医结合治疗泌尿系统疾病已取得阶段性成果，中西医结合干预泌尿系统疾病的疗效日益受到重视和推荐，临床治疗进一步规范化，疗效进一步客观化。中西医治疗泌尿系统疾病的发展，当注重建设一体化的医疗体系与现代化的学科体系，推广规范化特色诊疗技术，打造新时代人才梯队，推动更具突破性的治疗成果不断涌现。

第二节　尿　石　症

一、中西结合诊疗概述

　　尿石症（urolithiasis）又称泌尿系结石，按照部位分类，可分为上尿路结石（肾结石、输尿管结石）和下尿路结石（膀胱结石、尿道结石）。根据结石化学成分，可将结石分为含钙结石、感染性结石、尿酸结石和胱氨酸结石。尿中形成结石晶体的盐类呈超饱和状态，尿中抑制晶体形成物质不足和核基质的存在，是形成泌尿系结石的主要机制。尿石症以腰痛、尿频、尿急、尿痛、尿血或尿中排出砂石为主要临床表现，病情严重时会导致肾衰竭、脓毒血症，甚至危及生命。部分患者无任何临床症状，仅在体检时偶然发现。影响泌尿系结石形成的因素众多，环境、遗传、营养、代谢异常、感染、异物和药物的使用等是结石形成的常见病因。尿石症的中医病名为"石淋""砂淋"，根据其临床表现，可将其归于"血淋""腰痛""血尿"等范畴。

（一）中西医诊治现状

　　就全球而言，尿石症发病率西半球国家（欧洲 5%～9%，加拿大 12%，美国 12%～15%）明显高于东半球国家（1%～5%）。一项 Meta 分析显示，我国尿石症筛查主要集中在北纬 100°～120°地区，低纬度地区患病率较高。肾结石亚组分析显示，广东（12.7%）和广西（10.3%）患病率最高，东部发达地区高于西部地区。男性患病率高于女性，但性别差异自 2006 年以来明显缩小。近年来随着诊疗水平的提高，尿石症的预后明显改善，但如何选择成本更低、痛苦更小的治疗方式，以及如何防治尿石症复发仍是亟待解决的医学难题。

　　1. 西医治疗现状　尿石症的治疗应采取个体化方案，要根据患者全身状况、结石的大小、成因、成分、部位，有无梗阻、感染、积水，肾实质损害程度，以及结石复发趋势等，制定相应的防治方案。解除梗阻、控制感染、保护肾功能是尿石症治疗的重要原则。尿石症的治疗方式包括生活习惯干预、药物治疗及手术治疗等多个维度。对于结石直径较小（直径小于 6mm），未引起完全性尿路梗阻的尿石症患者，可以通过大量饮水、跳跃活动等方式，配合解痉药物促进结石排出。某些特殊成分的结石，也可以通过调节尿液的酸碱度将其溶解。而对于直径较大（直径大于 6mm），多发性，结石表面不光滑，引起完全性尿路梗阻的尿石症患者，可以采用手术治疗。常见的手术方式有体外冲击波碎石术（extracorporeal shock wave lithotripsy，ESWL）、输尿管硬镜/软镜碎石取石术（ureteroscopic lithotripsy，URL/flexible ureteroscope lithotripsy，FURL）、经皮肾镜取石术（percutaneous nephrolithotripsy，PCNL）、腹腔镜下输尿管切开取石术等。缓解肾绞痛、控制感染是尿石症治疗过程中的重要方面，非甾体抗炎镇痛药物、阿片类镇痛药物、解痉药物是缓解肾绞痛的常用药物。合并尿路感染者，应用敏感抗生素行抗感染治疗。根据结石化学成分分析，制定合理的饮食生活指导方案，增加液体摄入量，是避免尿石症复发的关键。

2. 中西医结合治疗现状 中西医结合综合治疗尿石症，可以在疾病诊治的各个阶段发挥独特的优势。中草药、针灸等中医治疗方式既可独立发挥消炎止痛、利尿通淋、溶石排石的疗效，又可以配合西医治疗手段，提高清石率，改善不适症状，防止结石复发。基础研究表明，中药能够利尿抗炎、化石排石、改善肾积水和肾功能、增加肾盂正向压力、促进输尿管的纵向蠕动，解除输尿管平滑肌异常的横向痉挛。就总的病机而言，中医认为尿石症乃肾虚膀胱热所致。对于证属湿热下注、气滞血瘀，症见腰痛，血尿，尿频、尿急、尿痛，排尿中断，舌苔黄腻，脉弦滑或滑数的患者，治当清热利湿、行气活血、通淋排石，方用金铃子散合石韦散加减；对于证属湿热毒蕴，症见腰痛、少腹急满，小便频数涩痛，小便浑浊，伴或不伴恶寒发热，舌苔黄腻，脉滑数的患者，治当清利湿热，活血解毒，通淋排石，方用三金排石汤加减；对于证属肾阴虚，症见腰腿酸痛，小便淋沥或不爽，头晕耳鸣，失眠多梦，五心烦热，舌红少苔，脉沉细或细弦的患者，治当滋阴清热，通淋排石，方用知柏地黄丸合二至丸加减；对于证属肾阳虚，症见腰腿酸重，尿频或小便不利，夜尿增多，精神萎靡，倦怠乏力，四肢不温，舌淡苔白，脉沉细弱的患者，治当温补肾阳，通淋排石，方用济生肾气丸加减。此外，中医针灸对于改善肾绞痛、排石的疗效确切，简便易行，无不良反应。体针、穴位注射、平衡针、电针、腕踝针、梅花针循经叩打均对肾绞痛和促进结石排出有一定的临床疗效，以体针举例，可选用肾俞、膀胱俞、委中、足三里、三阴交、京门等穴位。在尿石症治疗的围手术期，若患者出现腹胀、咳嗽等不适症状，也可辨证后通过针灸配合中药促进尿石症患者术后快速康复。术后如何促进残石排出、防止复发是治疗中的难点，中药配合针灸能够提高清石率，改善患者体质，防止复发。

中西医结合，取长补短，可以缩短疾病进程，有效缓解临床症状，降低经济成本。至今中西医结合治疗尿石症已取得丰硕的成果，中西医结合治疗方案/专家共识逐渐积累，但不同地区间中西医诊治质量仍参差不齐，部分中医临床研究存在试验设计不合理，样本量少，证据等级不高等各种问题。发挥中医药的巨大优势，要进一步设计高质量的临床研究，加强中医药基础研究，形成高水平的循证医学证据链，发挥三甲医院带头作用，在基层单位广泛推广中西医结合诊治尿石症方案，不断反馈、完善，最终形成良好的中西医结合诊治尿石症模式。

（二）主要临床问题

1. 尿石症全病程是否都可以应用中西医结合协同治疗？
2. 合并尿路感染的尿石症患者，如何合理使用中西医协调治疗方法？
3. 如何应用中医药/中医适宜技术减轻肾绞痛？
4. 如何发挥中医药在尿石症术后快速康复的作用？
5. 肝功能异常的尿石症患者，如何应用中医药治疗？
6. 留置输尿管支架的尿石症患者，如何使用中医药减轻不良反应？
7. 如何发挥中医专病专药的作用？
8. 如何进行中西医结合预防结石复发？
9. 对于不同体质的尿石症患者，如何提供具有特色的中医膳食建议？

（三）中医核心病机及中西医结合优势环节

1. 中医核心病机 尿石症患者的根本病因病机为"肾虚，膀胱湿热"，肾主气化，主水，与膀胱相表里。肾虚气化不利，则水湿邪热（可由感受湿热外邪而来，或因过食肥甘辛辣之品滋生湿热，或因下焦水湿郁久化热所致），易蕴结下焦肾与膀胱（肾实则湿热易清，虚则邪停湿留）。湿热蕴郁，煎熬日久，则生砂石。湿热阻滞气机，气滞血瘀而引起腰腹疼痛；脉络受损，血溢脉外，下走阴窍，则见尿血、血尿；湿热蕴结膀胱，则见小便淋沥涩痛；脾肾气虚，水湿不化，痰瘀互阻，则见腰腹积块（肾积水）。因此，尿石症的核心病机是本虚标实，以肾虚为本，湿热为标，气、血、痰、湿交阻为其基本病理变化。

2. 中西医结合优势 中西医在认识、诊断和治疗尿石症方面都有各自的优势和不足。中医的优势在于以人为本，辨证精准，而西医的优势在于诊断明确，治疗规范，两者可以取长补短，有机结合。临床上中西医结合治疗尿石症取得了优于单用一种治疗方法的效果。中西医结合治疗尿石症目前已成为临床主要治疗方案，主要优势在于提高疗效，降低成本，改善临床症状。中西医结合治疗尿石症的优势主要体现在以下三个环节。

第一，根据疾病的所处阶段，应中则中，应西则西，中西结合。根据检查结果，判断尿石症患者当下所处的阶段适合何种治疗方式。如对于结石直径较小，且未引起完全性尿路梗阻的患者，则根据疾病特点，以中医辨证为主，使用中药、中医适宜技术排石，也可联合西医药物治疗或配合体外冲击波碎石，提高溶石、排石效率。对于结石直径较大，难以排出的患者，则以西医手术治疗为主，中医辨证施治为辅，术后配合中药提高残石排出率。此外，针灸和中医适宜技术在镇痛上具有独特的优势，对于肾绞痛的患者，除应用非甾体抗炎药物、解痉镇痛药物等西药外，可以使用相应中医手段快速镇痛。对于合并感染患者，使用中药清热解毒，能够减少抗生素使用，控制患者病情。

第二，积极发挥中医药在围手术期的重要作用。中医药能够显著改善围手术期患者的诸多不适症状，如在术前使用针灸、安神中药、中药香囊、耳穴压丸，能够缓解术前患者紧张焦虑的情绪，减轻围手术期应激反应；术后使用中药灌肠、针灸、穴位贴敷等手段，能够加速行经皮肾镜取石术患者胃肠道功能的恢复；对于留置输尿管支架，有腰酸、腰痛、小便不适症状的患者，使用中药、针灸等能够明显减轻患者不适。

第三，制定合理的、个性化的中西医结合防止结石复发的方案策略。在控制液体摄入量、类，调节饮食生活习惯的基础上，通过结石成分分析，中医体质辨识，甚至基因检测，构建中西医预测结石复发的模型，在此基础上，因人而异，给予尿石症患者中西医结合防止结石复发的合理建议，充分发挥中西医结合的优势。

二、中西医结合诊断思路与方法

（一）西医诊断与诊断标准

1. 诊断要点
（1）临床表现
1）上尿路结石：典型的病症表现为突发的肾或输尿管绞痛以及血尿，其病情严重程度与结石所处的位置、大小和移动性密切相关。在绞痛发作期间，患者会经历剧烈的疼痛，同时出现恶心、呕吐、冷汗和面色苍白等症状。这种疼痛通常具有阵发性，且可能沿着输尿管放射至下腹部、外阴部及大腿内侧。体格检查时肾区可能会出现叩击痛或压痛等情况。

当结石较大或固定不动时，可能不会引发疼痛，但可能会伴有肾积水或感染。绞痛发作后，患者可能会出现血尿，大多数情况下为镜下血尿，肉眼血尿较为少见，或可能出现排出结石的现象。此外，若结石合并感染，可能会导致尿频、尿急和尿痛：在并发急性肾盂肾炎或肾积水时，还有可能会出现全身症状，如发热、畏寒和寒战等。

双侧上尿路结石或孤立肾伴输尿管结石引起完全梗阻时，可导致无尿。

2）膀胱结石：膀胱结石的经典临床表现为排尿中断，出现疼痛感，同时疼痛可以放射至阴茎头和远端尿道。大多数患者会出现排尿不畅、排尿频率增多、尿急、尿痛及终末血尿等症状。特别是当结石位于膀胱憩室内时，患者通常会出现与尿路感染相关的临床表现。

3）尿道结石：主要症状包括排尿受阻、排尿时感觉费力、尿液排出呈点滴状，或出现尿流突然中断及急性尿潴留等。排尿时疼痛明显可放射至阴茎头部，后尿道结石可伴有会阴和阴囊部疼痛。

（2）辅助检查

1）尿常规检查：可见肉眼或显微镜下血尿、感染时可能出现脓尿、晶体尿。感染性尿结石患者尿细菌培养阳性。怀疑尿路结石与代谢有关应测定血尿中钙、磷、尿酸、草酸等物质含量，并在必要时进行钙负荷试验。此外，肾功能测定也是必要的检查手段。

2）超声检查：检查简便、经济、无创伤，可以发现 2mm 以上 X 线阳性及阴性结石。此外，还可了解结石以上尿路的扩张程度，间接了解肾实质和集合系统的情况。超声检查可作为泌尿系结石的常规检查方法，尤其是在肾绞痛时可作为首选方法。

3）尿路 X 线检查（KUB 平片）：可以发现 90%左右 X 线阳性结石，能够确定结石的位置、形态、大小和数量，并初步提示结石的化学性质，可作为结石检查的常规方法。

4）静脉尿路造影（IVU）：基于尿路平片，揭示尿路的解剖结构、位置和 X 线阴性结石，鉴别可疑钙化灶；同时，评估肾脏功能和判断肾积水程度。急性尿路梗阻可能导致显影不佳或无法显影，对结石诊断构成挑战。

5）非增强 CT 扫描（NCCT）：CT 诊断结石的敏感度比尿路 X 线片及静脉尿路造影高，尤其适用于急性肾绞痛患者的诊断，可作为 X 线检查的重要补充。

6）CT 增强+三维重建（CTU）：将螺旋 CT 扫描与 IVU 检查相结合的检查方法，可推断结石的有无、大小、数目、部位、梗阻、积水等情况。并反映肾脏分泌、排泄功能。

7）磁共振水成像（MRU）：对于不适宜进行静脉尿路造影（如造影剂过敏、严重肾功能损害、儿童及孕妇等）及上尿路梗阻的患者，可考虑采用 MRU。

8）逆行或经皮肾穿刺造影：仅用于静脉尿路造影不显影或显影不良，以及怀疑是 X 线阴性结石需作进一步的鉴别诊断的患者。

9）放射性核素：展现泌尿系统解剖结构，提供肾血流灌注状况、肾功能及尿路梗阻等信息，对手术方案及疗效评估具有重要意义。可用于评估体外冲击波碎石治疗对肾功能的影响。

2. 鉴别诊断

（1）阑尾炎：以转移性右下腹痛为主症，麦氏点压痛阳性，可有反跳痛或肌紧张。经腹平片和 B 超检查即可鉴别。

（2）胆绞痛：表现为右上腹疼痛且牵引背部作痛，疼痛不向下腹及会阴部放射，墨菲征阳性。通过腹部平片、B 超及血、尿常规检查即可鉴别。

（3）肾结核：临床表现以膀胱刺激症状为主，X 线表现出典型的结核图像。平片可见肾外形增大或呈分叶状，尿液结核杆菌、结核菌素试验有助于本病的诊断。

（二）临床分型与分期

1. 按病因分类

（1）代谢性结石：包括草酸钙结石、尿酸结石、胱氨酸结石等。

（2）感染性结石：包括磷酸铵镁结石、碳酸磷灰石、尿酸铵结石。

（3）药物性结石。

（4）特发性结石：相当一部分结石患者缺乏明确的致病原因，称为特发性结石。

2. 按晶体成分分类

（1）含钙结石：包括草酸钙结石、磷酸钙结石、碳酸磷灰石、碳酸钙结石。

（2）非含钙结石：包括胱氨酸结石、黄嘌呤结石、尿酸/尿酸盐结石、磷酸铵镁结石、基质结石/纤维素结石。

3. 按部位分类

（1）上尿路结石：包括肾结石（分为肾集合管结石、肾盏或肾盏憩室结石、肾盂结石、鹿角形结石）和输尿管结石（分为输尿管上段结石、中段结石及下段结石）。

（2）下尿路结石：包括膀胱结石和尿道结石（包括前尿道结石和后尿道结石）。

4. 按 X 线表现分类

（1）X 线阳性结石：包括草酸钙结石、磷酸钙结石、磷酸铵镁结石、磷灰石、胱氨酸结石。

（2）X 线阴性结石：包括尿酸结石、尿酸铵结石、黄嘌呤结石、2,8-二羟腺嘌呤结石、药物性结石。

（三）中医证候诊断标准

（1）湿热蕴结证

【主症】腰痛或小腹痛，或尿流突然中断，尿频，尿急，尿痛，小便浑赤，或为血尿。

【次症】口干欲饮。

【舌脉】舌质红，舌苔黄腻，脉弦数。

（2）气血瘀滞证

【主症】发病急骤，腰腹胀痛或绞痛，疼痛向外阴部放射，尿频，尿急，尿痛。

【次症】小便黄或赤。

【舌脉】舌质暗红或有瘀斑，脉弦或弦数。

（3）肾气不足证

【主症】结石日久，留滞不去，腰部胀痛，时发时止，遇劳加重，疲乏无力，尿少或频数不爽。

【次症】面部轻度浮肿。

【舌脉】舌质淡，苔薄白，脉细无力。

（4）肾阴亏虚证

【主症】腰腹隐痛，便干尿少。

【次症】头晕目眩，耳鸣，心烦咽燥，腰膝酸软。

【舌脉】舌质红，舌苔少，脉细数。

三、中西医结合治疗思路

（一）西医治疗原则

主要参照 2022 版《中国泌尿外科和男科疾病诊断治疗指南》和《坎贝尔-沃尔什泌尿外科学》（第 11 版中文版）的相关原则，即最大限度地解决肾绞痛引起的痛苦、解除结石引起的梗阻、保护肾脏功能、合理有效去除结石、治疗疾病病因、预防结石复发。具体的治疗方法需要个体化，保护肾脏功能是结石治疗的中心。急性肾绞痛期，建议先从非甾体抗炎镇痛药开始，如持续疼痛，可换用其他药物；并且，镇痛药应与解痉药联合使用。当疼痛不能被药物缓解或结石直径>6mm 时，应考虑外科治疗，如体外冲击波碎石治疗、留置输尿管支架引流、输尿管镜碎石术、经皮肾镜取石术等。在治疗过程中，还需注意是否合并感染、梗阻性少尿等，如出现这些情况，需积极外科干预，尽快解除梗阻。

（二）中西医结合治疗原则

发挥中西医结合的治疗优势，促进微小结石及术后残留结石的排出、提高各种碎石术后的净石率、降低碎石术后复发率。首先明确诊断，在运用解痉及扩张输尿管的西药或微创手术取石的同时，可参考《上尿路结石中西医结合排石治疗中国专家共识》和《尿石症围手术期中西医结合诊疗专家共识》等专家共识，根据患者的相应症状辨证或辨病治疗，更好地运用中药明确、有效、充分的排石治疗作用，缩短治疗时间，减少患者创伤，降低反复手术的概率，减轻患者经济负担。

（三）临床问题推荐建议

1. 尿石症全病程是否都可以应用中西医结合协同治疗？

尿石症全病程建议都可应用中西医结合方法协同治疗，但不同时期应有所侧重。急性肾绞痛期，主要在于抗炎镇痛解痉，建议镇痛药与解痉药联合使用，如吲哚美辛栓和坦索罗辛，还可应用针灸等中医特色诊疗手段缓解疼痛，改善症状。当疼痛不能被药物缓解或结石直径>6mm 时，应考虑外科手术治疗，并根据患者的相应症状开展辨证或辨病治疗，促进微小结石及术后残留结石的排出，提高各种碎石术后的净石率，降低碎石术后复发率。除此之外，在术后稳定期，还可根据自身体质情况进行中医药或膳食调理。

2. 合并尿路感染的尿石症患者，如何合理使用中西医协调治疗方法？

合并尿路感染的尿石症患者，不宜碎石，否则易发生炎症扩散甚至出现脓毒血症，应及时进行血和尿的细菌培养和药敏试验，并立即行抗感染治疗，结合当地细菌谱及药敏情况，选择在尿液中能达到有效浓度、当地可获得的抗菌药物。对于梗阻表现明显、集合系统有感染的结石患者，需进行置入输尿管支架或经皮肾穿刺造瘘术等处理，避免造成肾功能的进一步损害。但长期服用抗生素可能出现严重并发症，如胃肠道反应、过敏、肝毒性等，且随着使用次数增加，耐药问题也日益突出。中医学认为，尿路感染属于淋证范畴，普遍认为"肾虚而膀胱热"为本病的根本病机，在遵循辨证论治的基本原则上，可采取分期辨治的方法，急性期清热利湿凉血，迁延期清热通淋同时顾护气阴，后期补肾清利不忘化瘀。

3. 如何应用中医药/中医适宜技术减轻肾绞痛？

中医药/中医适宜技术能够显著改善尿石症患者的肾绞痛等诸多不适症状。急性肾绞痛期，通过针刺配合腹式呼吸运动、耳穴埋豆结合经皮穴位电刺激、腕踝针和温灸等，有效缓解患者肾绞痛症状。外科手术前期，使用针灸、安神中药、中药香囊、耳穴压丸，能够缓解术前患者紧张焦虑的情绪，降低肾绞痛发生；术后留置输尿管支架期间，使用针灸、穴位贴敷、服用中药等手段，也能够改善患者腰痛等不适症状。

4. 如何发挥中医药在尿石症术后快速康复的作用？

中医药/中医适宜技术在促进尿石症手术后快速康复上是中西医结合泌尿外科的优势，中医药所建立起来的整体调节与辨证论治的独特疗法，可以广泛地应用于外科患者的术前准备和术后康复。术后使用中药灌肠、针灸、穴位贴敷等手段，能够加速行经皮肾镜取石术患者胃肠道功能的恢复，改善术后腹胀症状。中医急则治其标，如血尿严重，双 J 管暂时不能拔出的情况下，可辨证运用中药，改善临床症状，辨证以虚实分类。若患者术后出现腰痛，临床上以气滞血瘀型及肾虚湿热型多见，治以行气化瘀、清热利湿，方选石韦散或通淋固本方加减。中成药可选择宁泌泰胶囊或舒泌胶囊等，以改善腰痛等不适症状。

5. 肝功能异常的尿石症患者，如何应用中医药治疗？

肝功能异常，病位在肝，与脾、胃相关。肝病的病理表现主要为气机通畅和血液贮藏调节异常，两者在病变过程中多相互影响，转化兼夹。合理使用中医药有助于缓解病情和恢复肝功能。但此阶段建议避免使用可能损害肝脏的中药，如未经炮制的何首乌、番泻叶、雷公藤等。

6. 留置输尿管支架的尿石症患者，如何使用中医药减轻不良反应？

术后留置输尿管支架是尿石症患者碎石术的重要部分，具有支撑、引流及提高结石清除率的作用。但随着输尿管支架的留置，易引起包括尿频、尿急、尿痛、尿不尽等下尿路症状、腰腹部疼痛等疼痛症状、血尿在内的输尿管支架留置症状。中医认为结石术后输尿管支架留置相关症状仍属"石淋"范畴，病机为湿热气滞血瘀，以清热利湿、理气化瘀法组方作为结石术后的辅助治疗，同时可结合平衡针灸、体质调护等手段减少不良反应，提高生活质量。

7. 如何发挥中医专病专药的作用？

针对上尿路结石的中医药排石治疗，推荐结石直径小于 6mm 为宜（证据等级：高；推荐强度：强），病机以肾虚湿热为主，治疗以补肾清热利湿为法，可兼活血化瘀法组方；对于无明显症状者，可予以加强健脾补肾，通淋排石，可选用通淋固本方（证据等级：高；推荐强度：强），也可选择合适的外治疗法，如体针治疗、穴位注射、平衡针、电针、耳穴压豆，可缓解肾绞痛，促进结石排出（证据等级：中；推荐强度：中）。针对围手术期：①腰痛症状，临床上以气滞血瘀及肾虚湿热型多见，治以行气化瘀、清热利湿，方选石韦散或通淋固本方加减，中成药可选择宁泌泰胶囊等（证据等级：中；推荐强度：强）；②血尿症状，多由于尿石症术后常留置双 J 管，临床上建议结合虚实辨证加减药物，配合止血凉血药物（证据等级：中；推荐强度：中）；③腹胀症状，推荐内服中药配合中药灌肠、外治法改善术后腹胀症状（证据等级：中；推荐强度：强）；④咳嗽症状，推荐药物雾化吸入或以喉可安、喉特灵等利咽润喉类中成药含服，内服中药改善术后咳嗽（证据等级：中；推荐强度：强）。

8. 如何进行中西医结合预防结石复发？

针对尿石症易复发的特点，应根据病机特点，探索从提高肾小结石的消石和排石率、降低复杂性结石的手术并发症、围手术期的促恢复到术后预防复发的全病程、一体化尿石症中医防治策略，即尿石症需分阶段辨证。急性期治法以利尿通淋、行气祛瘀为主；术后期治法主要为清轻通利兼理气血。排石后期阶段治疗重点在于和阴阳、调脏腑、化湿浊，并根据饮食和生活习惯整体调摄以正本清源，如调整体质、增加液体摄入量，控制 BMI。除此之外，针对不同结石成分类型进行预防，如草酸钙结石可采用噻嗪类利尿剂结合枸橼酸钾进行药物预防；尿酸结石可采用增加尿量，提高尿液 pH，减少草酸的形成和排泄等方法预防。

9. 对于不同体质的尿石症患者，如何提供具有特色的中医膳食建议？

（1）痰湿质的膳食调护：可选用能够祛湿化痰的食物，如冬瓜、薏苡仁等，并严格限制饭量，同时告知患者不可过多摄入钠盐，多食用瓜果蔬菜，避免进食甜食，严禁摄入动物脂肪、内脏及海鲜等食物。

（2）气虚质的膳食调护：需选取健脾益气和性平偏温食物，如山药、小米、地瓜等，同时不可摄入生萝卜等耗气的食物，需少食生冷辛辣具有刺激性的食物。

（3）阴虚质的膳食调护：可进食甘凉滋补阴液的食物，如鸭肉、百合和绿豆等。不可进食辛辣、香浓的食物，如羊肉、韭菜、酒及荔枝等。

（4）阳虚质的膳食调护：患者可进食温肾阳为主、甘温补脾阳的食物，如带鱼、羊肉等，不可进食苦寒及黏腻食物，如芹菜、苦瓜及冷饮等。

（5）湿热质的膳食调护：患者可食用苦寒、甘寒清利化湿食物，如薏苡仁、绿豆糕和芹菜等，患者禁止摄入羊肉、辣椒、生姜、韭菜等辛辣刺激性食物。

（6）血瘀质的膳食调护：患者需食用有调畅气血作用的食物，如生山楂、醋等，减少摄入冰冻、寒凉之物，如柿子、乌梅、苦瓜等高脂肪、高胆固醇食物，女性患者在月经期间需避免摄入上述食物。

（7）气郁质的膳食调护：患者可进食理气解郁的食物，如小麦、茉莉花、菊花等，避免进食收敛酸涩的食物，如乌梅、石榴和酸枣等。

（8）特禀质的膳食调护：患者饮食营养需均衡，饮食需清淡合理，不可偏食，多摄入蛋白质以及维生素等。

（四）中西医结合治疗方案

结石直径小于 6mm 且无肾功能损害的患者，可采用中药排石和针灸缓解肾绞痛；对于直径较大的结石可先行体外冲击波碎石、输尿管镜碎石、经皮肾病取石等，再配合中药治疗。初起宜宣通清利，日久则配合补肾活血、行气导滞之剂。

1. 急性肾绞痛期

（1）湿热蕴结证

中医治疗 治法：清热利湿，通淋排石。

处方：三金排石汤加减。

方药：常用海金沙、金钱草、鸡内金、萹蓄、滑石、瞿麦、车前子等。

中西医结合治疗要点 本型一般以腰痛或小腹痛、尿流突然中断、尿频尿急尿痛、小便混赤为临床表现，根据病情主要采用中西医结合治疗的方法。西医治疗主要以非甾体抗炎药联合解痉药为主，密切随访，部分患者有可能会进一步发展影响肾功能，应注意观察。

（2）气血瘀滞证

中医治疗 治法：理气活血，通淋排石。

处方：金铃子散合石韦散加减。

方药：常用金铃子、延胡索、石韦、冬葵子、牛膝、赤芍、滑石、车前子等。

中西医结合治疗要点 本型一般发病急骤，腰腹胀痛或绞痛，疼痛向外阴部放射，尿频尿急、尿黄或赤，根据病情主要采用中西医结合治疗的方法，中医可采用针灸辅助缓解肾绞痛，西医治疗主要以解痉镇痛为主，必要时及时进行置管，减少合并感染等副作用。

（3）肾气不足证

中医治疗 治法：补肾益气，通淋排石。

处方：济生肾气丸加减。

方药：常用熟地黄、山药、泽泻、黄芪、茯苓、牛膝、车前子等。

中西医结合治疗要点 本型多见于结石日久的患者，留滞不去，主要表现包括腰部胀痛，时发时止，遇劳加重，疲乏无力，尿少或频数不爽，或面部轻度水肿。根据病情主要采用中医治疗的方法，主要是"扶正"，发挥其增效缓痛的作用，并提醒患者少食辛辣，饮水充足，保持良好BMI。

2. 围手术期

（1）腰痛症状

中医治疗 治法：行气化瘀、清热利湿。

处方：石韦散或通淋固本方加减。

中西医结合治疗要点 主要症见腰痛或小腹痛，排尿时明显加重，伴尿频、尿急、尿痛、可见血尿，口干欲饮，以气滞血瘀型及肾虚湿热型多见。根据病情主要采用中医治疗的方法，中成药可选择宁泌泰胶囊等，结合腕踝针和平衡针，以改善腰痛等不适症状。西医治疗药物主要有非甾体抗炎药、麻醉性镇痛药和M胆碱能受体拮抗剂，建议首选非甾体抗炎药。

（2）血尿症状

中医治疗 治法：清热利尿，凉血止血；或补肾滋阴，凉血止血。

处方：八正散加味或知柏地黄丸加味。

中西医结合治疗要点 中医急则治其标，如血尿严重，输尿管支架管暂时不能拔出的情况下，可辨证运用中药和针灸，改善临床症状，辨证以虚实分类。西医病因考虑与手术创伤及术后留置输尿管支架管有关，治疗方法包括卧床休息，尽量减少剧烈的活动，轻度血尿者通过大量饮水可自行好转，如出血量多，可留置尿管行持续膀胱冲洗。若经皮肾镜取石术后血尿持续不能缓解，阵发性绞痛明显，血红蛋白下降超过4个单位，建议行肾动脉造影栓塞术。

（3）腹胀症状

中医治疗 治法：清热祛湿，理气消滞；或健脾和中，燥湿理气。

处方：枳实导滞丸加味或香砂六君子汤合枳术丸。

中西医结合治疗要点 手术期患者腹胀，多数是由于麻醉影响或手术打击导致肠蠕动减弱，不能及时排气、排便，引起肠腔气体、液体增多。考虑尿石症手术的特点以微创外科手术为主，因此术后腹胀常以轻症为主。根据病情主要采用中医治疗的方法，术后1~2日轻度腹胀者，对症处理、针灸、内外治相结合及早期下床活动等方法通常都能得到缓解。

（4）咳嗽症状

中医治疗 治法：疏风散寒，宣肺止咳；或疏风清热，宣肺止咳；或疏风清肺，润燥止咳；或燥湿化痰，理气止咳；或滋阴润肺，化痰止咳。

处方：三拗汤或止嗽散加减；或桑菊饮加减；或桑杏汤加减；或二陈平胃散合三子养亲汤加减；或沙参麦冬汤加减。

中西医结合治疗要点 中医认为手术创伤导致外邪入侵、化热伤津或者燥邪上扰、肾虚纳气不足等，进而导致术后咳嗽、咽喉痛、咽部异物感等不适。根据病情主要采用中医治疗的方法，推荐药物雾化吸入或以喉可安、喉特灵等利咽润喉类中成药含服，内服中药改善术后咳嗽。

四、中西医结合诊疗流程图

尿石症的中西医结合诊疗流程如图8-1。

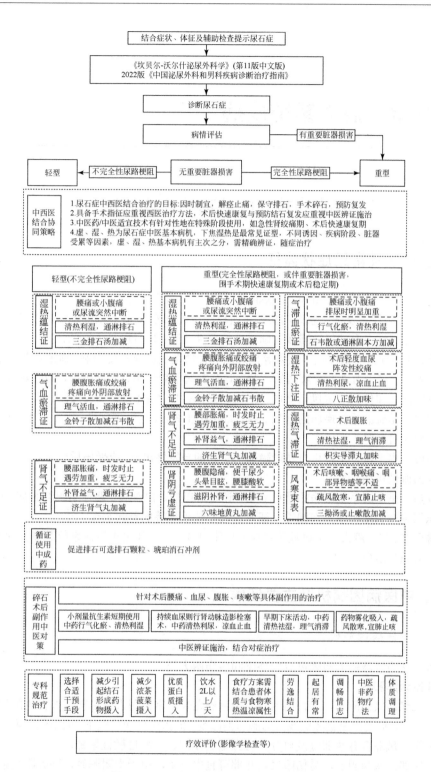

图 8-1 尿石症的中西医结合诊疗流程图

第九章　血液系统疾病

第一节　血液系统疾病概述

一、概述及常见症状体征

血液系统疾病（disease of blood system）又称造血系统疾病，包括原发于造血系统的疾病（如白血病）和主要累及造血系统的疾病（如缺铁性贫血等）。血液系统疾病可以是原发的，其中大多数是先天性造血功能缺陷或骨髓成分的恶性改变；也可以是继发的，其他系统的疾病如营养缺乏、代谢异常及物理化学因素等也可以对骨髓系统造成不良影响，血液或骨髓成分有较明显改变者，也属于血液系统疾病的范畴。具有发病年龄越小、病程越短，治疗难度越大的特点。常见的症状和体征通常包括贫血、出血、发热，以及淋巴结、肝、脾大等。

1.贫血　是血液系统疾病的常见症状，如缺铁性贫血、巨幼细胞性贫血、再生障碍性贫血、铁粒幼细胞性贫血等。

2.出血　由于机体正常止血功能障碍所引起的自发性出血，或受伤后出血难止有出血倾向的疾病称出血性疾病。

3.发热　是血液系统疾病的常见症状，还是淋巴瘤、白血病、恶性组织细胞病、朗格汉斯细胞组织细胞增生症、噬血细胞综合征及粒细胞缺乏症等的首起表现。

4.淋巴结、肝、脾大　是血液系统疾病的常见体征，主要见于造血系统肿瘤浸润或因骨髓病变引起的髓外造血。

二、中医病因病机及主要证候

（一）中医病因病机

中医学认为血液病的病因可分为外感和内伤两大类。

1.外感六淫邪气

（1）风邪：风为阳邪，善行而数变，为百病之长，常侵犯人体上部。如再生障碍性贫血、急性白血病等，常因白细胞降低或白细胞质的改变，机体免疫功能低下，而招致风邪感染发热，产生肺炎等。风邪合并热邪侵及血分，可致葡萄疫病证，如过敏性紫癜。

（2）寒邪：寒为阴邪，易伤阳气。寒邪可直中三阴，中于太阴脾经，则脾阳受损，脾气、脾阳虚则气血生化乏源，而致气血两虚，如再生障碍性贫血、缺铁性贫血、巨细胞型贫血等。直中少阴，则肾阳虚衰，气血亦可虚损。寒性凝滞，主收引，血得寒则凝，故可引起气滞血瘀，而出现疼痛和肿块，如白血病引起的淋巴结、肝、脾大等。

（3）火（温热）邪：火热之邪与血液病关系密切，如急性白血病，很多学者认为属温病范畴，多认为是热毒内盛伤及骨髓所致，其临床表现酷似温热病，治疗上多以卫气营血辨证论治。

热毒之邪灼伤脉络，迫血妄行，故可引起各种出血。若血溢于肌肤之间，则发为皮肤紫癜；血溢于上则为吐血、咯血、衄血；血溢于下，则为便血、尿血、崩漏等。热为阳邪，最易伤阴，阴虚生内热，虚热灼伤脉络，亦可造成出血。

火热为阳邪。急性白血病、急性再障合并感染者，或白血病毒热炽盛型多表现为高热，恶寒，烦躁不安，口渴汗出，便秘尿黄，舌苔黄燥，脉洪数等，多为火热之邪所致。此外，火热之邪易伤阴液，故临床多见阴津耗伤之症。

（4）湿邪：湿为阴邪，常伤及脾胃，脾喜燥恶湿，湿蕴中焦则脾胃运化无权，水湿不化，而影响气血之生化，出现血虚，造成再障或缺铁性贫血、巨幼细胞性贫血等。

溶血性贫血也与湿邪关系密切，如阵发性睡眠性血红蛋白尿、新生儿溶血病、自身免疫性溶血性贫血、蚕豆病等，都有贫血和黄疸的症状和体征。此类疾病多因气血阴阳素虚，又复感湿热之邪，或脾肾虚弱，湿浊内生，郁久化热，湿热交蒸，发为黄疸，湿热败血伤及营血，致气血亏虚。

（5）燥邪：传染性单核细胞增多症其流行型以夏秋或秋冬季为多见，其临床表现也多有发热及严重的咽峡炎。该病发病多与燥邪有关。急性白血病、再障也常并发咽峡炎，亦多与燥邪有关。

（6）暑邪：暑为阳邪，其性炎热，多挟湿邪。如蚕豆病多在夏季发病，且有黄疸表现，其发病可能与暑湿有关。

2. 外感邪毒 《温疫论》中说："夫温疫之为病，非风、非寒、非暑非湿，乃天地间别有一种异气所感"。

血液病中传染性单核细胞增多症及传染性淋巴细胞增多症其发病因素可归为疫毒范畴。再生障碍性贫血、白血病的病因，目前多认为有物理因素、化学因素、生物因素等，也应归为疫毒范畴。

3. 饮食起居失调 正常的生活节奏和良好的生活习惯，有利于身心健康。若生活失慎，饮食失调，则常招致脏腑功能失常，如纳食过多或挑食，皆可造成营养不良，则气血生化无源，导致气血两虚，使脏腑功能不足而致病。缺铁性贫血、巨幼细胞性贫血等皆与营养有关。若饮食过量，暴饮暴食，则会损伤脾胃功能。《素问·痹论》云："饮食自倍，肠胃乃伤"，脾胃损伤则健运失常，影响气血的生化功能。若食之不慎，过食蚕豆等食品，亦可引起蚕豆病。饮食不洁可引起胃肠道疾患和肠道寄生虫病，如钩虫病，日久可出现贫血。

劳倦过度，可耗伤气血，影响脏腑功能导致疾病。《素问·宣明五气论》曰："五劳所伤，久视伤血，久卧伤气，久坐伤肉，久立伤骨，久行伤筋，是谓五劳所伤"。劳伤也包括房劳过度，房室不节而耗伤肾阴，产生衰弱劳伤之证，《景岳全书·虚损》说："色欲过度者，多成劳损"，《灵枢·邪气脏腑病形篇》说："入房过度……则伤肾"。肾虚与造血功能的关系最为密切，肾精枯竭，则无以化血，而血虚之证随起，如再生障碍性贫血的发病。

4. 内伤七情 《黄帝内经》云："怒伤肝，思伤脾，恐伤肾"，说明情志变化可导致脏腑功能紊乱，进而出现一系列津液气血的变化。《血证论·吐血》说："气为血之帅，血随之而运行，血为气之守，气得之而静谧，气结则血凝……怒伤肝"，肝郁则日久可化热、化火，如肝火犯肺可引起咯血、鼻衄；肝火犯胃可引起吐血、呕血。思虑伤脾，脾气失健，则气血生化乏源，而致气血两虚，再障、缺铁性贫血、巨幼细胞性贫血随之产生。恐伤肾，肾伤则肾之阴阳枯竭，可致再障。

另外，各种原因引起的瘀血，也可能是血虚和出血的原因。内有瘀血则新血不能化生，即所谓"髓海瘀阻"，血液不能化生，即古人所云："瘀血不去，则新血不生"。瘀血阻络，血行不能循其常道运行，也可致瘀血出血。

（二）主要证候

血液病的证候可分为虚、实两大类。虚证主要是气虚不能摄血和阴虚火旺灼伤血络，血溢脉外而出血；实证主要是气火亢盛，血热妄行而致出血。此外，出血后的"留瘀"也使血脉瘀阻、血行不畅、血不循经，成为出血不止或反复出血的原因之一。

三、中西医"病证结合"诊断思路

中西医药各有自己的长处或优势，但也有各自不足之处，要做到两者有机地结合，彼此取长补短，就更能起到协同作用，这样有利于治疗。以治疗急性白血病为例，治疗过程中使用的化疗药物，对白血病细胞有强烈的杀伤作用，但同时具有抑制骨髓、损伤正常细胞、降低机体免疫功能、损害其他脏器的副作用。为了使化疗药充分发挥治疗作用并减轻副作用，在使用化疗药期间，可用中药扶正或调理患者机体功能，以对抗化疗药物的副作用，有利于提高疗效，减轻患者痛苦。又如在治疗慢性粒细胞白血病时，可用雄黄和青黛配成青黄散口服，其中雄黄在多种中药书记载有毒，列为外用药，很少内服，且不能持续服用。此药的功用为解毒、杀虫。经现代科学方法分析，证明雄黄中的有毒成分为三硫化二砷（As_2S_3），其中的砷可以引起砷中毒，对一个中西医结合工作者来说，对服用雄黄者，用西药解毒，如二巯丁二钠、二巯丙磺酸钠均有解砷毒的作用，再用青黄散治疗慢粒可有显著效果，加上巩固治疗，持续服药常在三个月以上，在定期用西药解毒的情况下，患者除有色素沉着外，内脏的理化检查未见异常。上述用量及服药持续时间都超过了多种中药书的记载，而且用途范围也有扩大，不仅仅是古医书中的解毒、杀虫，还能治疗血液系统恶性疾病——慢性粒细胞白血病。这为中西医药有机结合提供了可靠的思路。

四、中西医结合治疗优势与新进展

相比于传统西医治疗手段，中西医结合治疗具有以下优势：①能够有效降低化疗的不良反应；②能够提高患者的生存质量；③能够减轻化疗带来的细胞毒作用；④能够有效提高患者造血干细胞移植的成功率。从整体来看，中西医结合治疗能提高患者生活质量，减轻化疗带来的不良反应，且有更好的临床疗效。

中西医结合治疗在血液病方面已有较长时间的临床实践和研究历史。目前，西医在治疗血液病方面积累了丰富的经验，并在疗效及安全性方面具有突出优势。从理论上讲，中西医结合可以提高疗效。中西医结合在临床上可以发挥各自优势，取长补短；此外，中西医结合也可以提高患者的生活质量，并且可以有效延长患者的生存期。因此，中西医结合治疗血液病优势较为明显，且应进一步加强对其临床研究和应用推广。

近年来，随着医疗技术的不断发展，中医药在血液病治疗中取得了显著成效。如治疗骨髓增生异常综合征，中医药不仅可在缓解期通过抑制患者的骨髓增生程度，减轻炎症反应，从而减轻患者症状，也可以通过提高肿瘤患者的生存质量、帮助延长患者的生存期及降低肿瘤的复发率等诸多方面来改善预后。中医药还可以在疾病治疗中发挥较好的协同作用，如对肿瘤患者来说，中医药可以通过抗肿瘤及免疫调节等方面发挥作用，提高患者生活质量，延长生存期。

此外，对于血液病患者来说，在常规治疗基础上联合应用中医药也有助于改善血液系统疾病不良事件的发生率，提高患者的生活质量，如在治疗急性白血病时采用清热凉血解毒法、在治疗骨髓增生异常综合征时采用益气养血法、在治疗急性白血病或慢性粒细胞白血病时采用清热凉血解毒法。

中西医结合治疗血液病在疾病的不同阶段都具有独特优势,应不断总结并充分发挥中西医结合治疗优势,如在疾病早期时,中医可通过整体调理、辨证论治等方式发挥疗效;在疾病的中后期时,中西医结合治疗可发挥更大的治疗作用;在疾病的终末期阶段时,中西医结合治疗可有效提高患者的生存质量、延长生存时间。

第二节　再生障碍性贫血

一、中西医结合诊疗概述

再生障碍性贫血（aplastic anemia，AA）是一种获得性骨髓造血衰竭性疾病,高发于东亚地区。我国 AA 的年发病率是 7.4/106,是西方地区的 3 倍以上;有 2 个发病高峰年龄,分别为 20～25 岁及 60 岁以上。AA 的 5 年生存率约为 60.7%,随年龄增长,生存率进一步下降,60 岁以上老人 5 年生存率仅为 38.1%。AA 的发病机制尚未完全阐明,目前认为与造血干细胞缺陷、造血微环境损伤和异常免疫反应有关,其中 T 淋巴细胞功能失调和 IFN-γ、TNF 等造血负调控因子分泌增多导致髓系造血功能衰竭是 AA 的主要发病机制。近年研究发现 AA 发病具有遗传学背景,如染色体端粒酶基因突变、HLA-DR2（HLADRB1*1501）过表达及细胞因子基因存在多态性等。

（一）中西医诊治现状

中西医结合诊治 AA 是我国在再障诊治领域的一大特色,取得了比较好的临床疗效。1989年全国中西医结合血液病学术讨论会将再障分型与"肾"联系,明确了再障"从肾论治"的观点。"急髓劳"治疗以清热解毒、凉血止血为主。"慢髓劳"以填精补肾、调理阴阳为主。西医根据发病机制以免疫抑制治疗（immunosuppressive therapy，IST）联合刺激造血治疗为主,按照疾病严重程度及患者年龄进行分层治疗。近年来随着异基因造血干细胞移植（allogeneic hematopoietic stem cell transplantation，Allo-HSCT）技术的快速发展,已经逐渐替代免疫抑制治疗,成为重型再生障碍性贫血（SAA）年轻患者的一线治疗选择。西医辨病与中医辨证是 2种不同诊疗体系的相互补充,能发挥中西医学诊疗优势,一旦确诊,应快速明确疾病严重程度,尽早治疗。AA 作为重大疑难疾病和国家中医药管理局血液病专科重点病种,其中医病名、中医诊疗方案已在我国推广应用,研究显示中医药治疗 AA 可以进一步提高西医疗效、改善症状和提高生活质量,但仍存在辨证方法不一、中西医分型无法对应、SAA 研究数据较少、普及率还不高等问题。

（二）主要临床问题

1. 辨识证型的常见中医诊断要素（证素）有哪些?
2. 常规治疗基础上加用中成药能否提高 AA 疗效?
3. NSAA 的西医治疗选择有哪些?
4. IST 或 Allo-HSCT，SAA 应如何选择?
5. 围移植期如何中医治疗?

6. SAA 免疫抑制治疗药物有哪些？

7. TPO 受体激动剂能否进一步提升 IST 疗效？

8. 中医如何辨治重髓劳？

9. 西医如何治疗难治性 AA？

10. 凉血解毒法能否提高难治性 AA 疗效？

11. AA 如何进行支持治疗？

12. AA 的西医疗效如何评价？

13. 髓劳的中医疗效如何评价？

（三）中医核心病机

中医认为，AA 是由于禀赋不足、年老、体衰致精血生化乏源，或邪毒、药毒及理化毒物损伤骨髓、瘀阻髓络、新血不生，导致患者气血阴阳虚损，五脏失调。肾为先天之本，主骨，生髓、藏精、化血。肾精亏虚，髓不生血是 AA 的核心病机。严重者出现肾精枯竭，并极易感受邪毒，表现为热毒炽盛、血热妄行等危重症候。

二、中西医结合诊断思路与方法

（一）西医诊断与诊断标准

根据中华医学会血液学分会红细胞疾病（贫血）学组制订的《再生障碍性贫血诊断与治疗中国专家共识》（2017 年版）及《再生障碍性贫血诊断与治疗中国指南（2022 年版）》，再生障碍性贫血的诊断标准如下。

（1）血常规：全血细胞计数（包括网织红细胞）减少，成熟淋巴细胞比例相对升高。至少符合以下 3 项中的 2 项：HGB＜100g/L；PLT＜50×10^9/L；中性粒细胞绝对值（ANC）＜1.5×10^9/L。血涂片中性粒细胞无病态造血（胞质中可见中毒颗粒），无异常血小板。

（2）骨髓检查：穿刺及活检是必需的检查。骨髓涂片多部位（不同平面）骨髓增生减少或重度减少；骨髓小粒空虚，非造血细胞（淋巴细胞、网状细胞、浆细胞、肥大细胞等）比例升高；巨核细胞明显减少或缺如；红系、粒系细胞计数均明显减少。骨髓活检（髂骨）全切片增生减低，造血组织减少，脂肪组织和（或）非造血细胞增多，网硬蛋白不增加，无异常细胞。

（3）除外引起全血细胞减少和骨髓低增生的其他疾病：如急性造血功能停滞、阵发性睡眠性血红蛋白尿症（paroxysmal nocturnal hemoglobinuria，PNH）、骨髓增生异常综合征（myelodysplastic syndrome，MDS）、低增生性白血病、先天性骨髓衰竭综合征（inherited bone marrow failure syndromes，IBMFS）、Evans 综合征、免疫相关性全血细胞减少、骨髓纤维化、淋巴瘤等。年轻患者特别需要与先天性全血细胞减少及低增生 MDS 鉴别。

（二）临床分型与分期

参考 2016 版 BCSH 指南、《再生障碍性贫血诊断与治疗中国专家共识》（2017 年版）及《再生障碍性贫血诊断与治疗中国指南》（2022 年版），再生障碍性贫血的分型诊断标准如下。

1. 重型再障（SAA） ①骨髓细胞增生程度＜正常的 25%；如≥正常的 25%但＜50%，则残存的造血细胞应＜30%。②血常规，需具备下列 3 项中的 2 项：中性粒细胞计数（ANC）＜0.5×10^9/L；血小板计数（PLT）＜20×10^9/L；网织红细胞（RET）绝对值＜20×10^9/L（人工计数法，自动计数参考值见表 9-1）。

2. 极重型再生障碍性贫血（VSAA） 标准同 SAA，但 ANC<0.2×10⁹/L。

3. 非重型再生障碍性贫血（NSAA） 未达到上述 SAA 或 VSAA 标准者。

4. 输血依赖型 NSAA（TD-NSAA） 平均每 8 周至少 1 次成分输血且输血依赖持续时间≥4 个月者（成分输血指征：HGB≤60g/L；PLT≤10×10⁹/L，或 PLT≤20×10⁹/L 伴有明显出血倾向）。

AA 的诊断工具表见表 9-1。

表 9-1 AA 诊断工具表

检查项目	临床意义
一般评估	
全血细胞计数	AA 患者通常表现为全血细胞减少。通常血红蛋白浓度、中性粒细胞和血小板计数同步降低，但早期可能出现孤立性血小板计数减少，淋巴细胞计数多正常。若有单核细胞减少需进一步排除毛细胞白血病或 GATA2 突变导致的 Emberger 综合征或 MonoMac 综合征
网织红细胞计数	网织红细胞减少，Camitta 标准（1984）设定的标准是根据人工计数定义的。自动网织红细胞计数会过度估计计数，标准值为网织红细胞绝对计数<60×10⁹/L
血涂片检查	AA 通常表现为大细胞性，中性粒细胞可见毒性颗粒，血小板通常体积偏小。可用于排除其他疾病中出现的病态中性粒细胞、异常血小板、原始细胞或其他异常细胞，如"毛细胞"
胎儿血红蛋白 HBF	儿童患者输血前检测 HBF 水平对于 AA 有预后判断价值；同时 HBF 升高也常见于 IBMFS，对于判断成人 AA 是否为 IBMFS 有重要意义
外周血染色体断裂试验：二环氧丁烷试验（DEB 试验）	用于诊断 FA。应对年龄小于 50 岁的怀疑 FA 的患者进行筛查；但实际上很难设定 FA 筛查的年龄上限，因为也有报道 50 岁以上诊断为 FA 的病例。所有造血干细胞移植候选患者和 FA 患者的兄弟姐妹（潜在供者）需进行筛查
流式细胞术检测 PNH 克隆（6 色方法，包括 FLAER）	用于检测 PNH 克隆，流式细胞术检测外周血中性粒细胞或单核细胞 FLAER 阴性细胞数达 1%以上可作为判断依据
维生素 B₁₂ 和叶酸	由于维生素缺乏导致的骨髓衰竭非常罕见，在最终确诊 AA 之前，应纠正维生素 B₁₂ 或叶酸缺乏症
肝功能检查	用于明确是否存在先前感染的或现正感染的肝炎
病毒检测：甲型/乙型/丙型肝炎、EBV、CMV、HIV 和细小病毒 B19	肝炎后再障多发生在肝炎后 2~3 个月的恢复期，且已知的肝炎病原学检查多为阴性。如果考虑 HSCT，应评估 CMV。HIV 常导致单系的血细胞减少，非常少引起 AA；而细小病毒 B19 通常与纯红细胞再障有关，但也有引起 AA 的报道
抗核抗体和抗双链 DNA	用于诊断 SLE
胸部 X 线检查和其他影像学检查	在诊断时有助于排除感染，并与随后的胶片进行比较。如果怀疑 IBMFS，可进行手、前臂和脚的 X 线检查以发现骨骼异常。疑似 DC 或先天性 RUNX1 骨髓衰竭综合征的患者可进行胸部高分辨 CT 扫描
腹部超声和超声心动	脾或淋巴结肿大提示可能为恶性血液病。在年轻患者中，肾脏异常或解剖移位可能是 FA 的特征
骨髓检测 诊断 AA 的必需检测	
骨髓细胞学涂片	即使存在严重的血小板减少，如果进行充分的压迫止血，骨穿也可以在没有血小板支持的情况下安全进行。取材困难可能表明存在骨髓纤维化或肿瘤浸润，应考虑除 AA 以外的诊断
细胞遗传学和 FISH 分析	由于骨髓增生显著减低，染色体核型分析可能会因中期分裂象不足而失败，这种情况下可对第 5、7、8 和 13 号染色体进行 FISH 分析。异常细胞遗传学克隆的存在支持 MDS 诊断，而不是 AA。但是 del（13q）、+8 等染色体异常也可能是暂时的，且可能在高达 12%的 AA 患者中出现。儿童患者出现单体 7 通常倾向 MDS 可能，但成人患者单体 7 也可以在 AA 中观察到。在疾病过程中可能会出现异常的细胞遗传学克隆，是克隆演化的证据

续表

检查项目	临床意义
骨髓穿刺活检	至少取 2cm 骨髓组织（髂骨）标本用以评估骨髓增生程度、各系细胞比例、造血组织分布情况，以及是否存在骨髓浸润、骨髓纤维化等。应注意避免切向活检，因为皮质下骨髓通常是低细胞的
有条件评估	
外周血白细胞端粒长度	用于经典 DC 中端粒基因突变的疾病筛查；在具有 TERC/TERT 突变的成人发病 AA 中特异性较低；短端粒也可能发生在干细胞储备减少的获得性 AA 中
二代测序、GENEPANEL	可以检测端粒基因复合物突变、IBMFS、获得性体细胞突变、典型的髓系恶性肿瘤等，有助于区分 AA 和低增生 MDS，并早期检测 MDS/AML 的克隆演化
单核苷酸多态性阵列核型分析	全基因组扫描，检测不平衡染色体缺陷

（三）中医证候诊断标准与证治分型

1. 常证

（1）肾阴虚证

【主症】面色苍白、心悸气短、头晕乏力，手足心热、潮热盗汗。

【次症】口渴思饮、尿黄。

【舌脉】舌边尖红，苔薄少津或少苔，脉细数。

（2）肾阳虚证

【主症】面色苍白、心悸气短、头晕乏力，形寒肢冷、面色㿠白。

【次症】食少便溏。

【舌脉】舌体胖大边有齿痕，苔白滑，脉沉弱。

（3）肾阴阳两虚证

【主症】面色苍白、心悸气短、头晕乏力。

【次症】兼有肾阴虚、肾阳虚两型特点。

2. 变证（重髓劳合并发热、出血）

髓枯温热证

【主症】面色苍白、壮热不退或持续低热、头晕目眩，心悸气短。泛发紫癜，斑色红紫。

【次症】兼齿衄、鼻衄、尿血、便血，妇女月经过多或淋沥不断，甚则神昏谵语。

【舌脉】舌红绛、苔黄或黄腻，脉洪大数疾。

髓枯温热证稳定时可参髓劳的基本中医证型辨识。AA 患者除表现为基本证型外，还可能合并兼证，如瘀血、热毒、湿浊等，治疗时应注意随症加减。

三、中西医结合治疗思路

（一）西医治疗原则

SAA 一经确诊应尽早启动本病治疗，研究显示 SAA 诊断 30 日内启动治疗者的疗效明显优于 30 日后启动治疗者。确诊为 SAA 患者及 TD-NSAA 的标准疗法：年龄≤40 岁且有 HLA 相合同胞供者的 SAA 患者，如无活动性感染和出血，首选 HLA 相合同胞供者造血干细胞移植（MSD-HSCT）；无 HLA 相合同胞供者和年龄＞40 岁的患者首选免疫抑制治疗（IST）［抗胸腺/淋巴细胞球蛋白（ATG/ALG）+环孢素 A（CsA）］联合促血小板生成素受体激动剂

（TPO-RA）和（或）其他促造血的治疗方案；HLA 相合无关供者造血干细胞移植（MUD-HSCT）或单倍体造血干细胞移植（Haplo-HSCT）目前提倡适用于 IST 无效的年轻 SAA 患者。对 NTD-NSAA 可采用 CsA 联合 TPO-RA 和（或）其他促造血治疗。

（二）中西医结合治疗原则

非输血依赖型 NSAA，且感染、出血不明显者可以考虑单纯中医治疗，直至病情缓解或进展；也可采用口服免疫抑制剂（通常为环孢素）联合或不联合促造血药物（如雄激素等）等治疗；或采用中西医联合治疗。输血依赖型 NSAA 的治疗路径和方案可以参照 SAA。

（三）临床问题推荐建议

1. 辨识证型的常见中医诊断要素（证素）有哪些？

中医证素是辨证分型的主要参考依据，髓劳的常见病位证素主要在肾（髓）、脾胃和肝，涉及心、肺，常见中医证素为气虚、血虚、阳虚、阴虚、热毒、瘀血和湿浊证。重髓劳，气、血、阴、阳亏虚程度更重，热毒证更常见。详见表 9-2 及表 9-3。

表 9-2　常见病位证素

病位	症状特点
肾（髓）	腰膝酸软，腰痛，耳鸣耳聋，男子阳痿遗精，女子经少经闭，或见崩漏不孕，畏寒浮肿、腰以下尤甚，成人早衰，发脱齿摇，健忘恍惚，小溲清长、余沥不尽或失禁，夜尿频，五更泄泻，久病气喘，潮热颧红，齿衄，鼻衄，痰血，尿血，面色㿠白或有黑斑，尺脉弱
脾胃	腹胀，腹坠，胃脘痛，痞满，纳少，便溏，浮肿，腹泻，恶心，呕吐，倦怠乏力，嗳气，吞酸，呃逆，口臭，完谷不化，便秘，黑便，鲜血便，肌衄、齿衄，月经过多，面色萎黄，或肢体困重，懒言嗜睡
肝	头晕眼花，目干涩，视物模糊，口苦，黄疸，胸胁满闷或疼痛，情志抑郁，喜太息，烦躁易怒，乳房胀痛，肢体麻木，关节拘急不利，肢体抽搐，肢颤、头摇，月经错乱，咯血，吐血，衄血，面色苍白，爪甲不荣，脉弦
心	心悸怔忡，心胸痛，胸闷气短，久病气喘，喘不能卧，健忘，失眠多梦，口舌生疮，面色苍白，唇紫，舌衄，舌尖红，脉结代
肺	咳喘无力，气少不足以息，动则更甚，咳嗽、咳痰，痰多稀薄或黏或痰少，咯血，鼻衄，自汗，畏风，易于感冒

表 9-3　常见病性证素

病位	症状特点
气虚	神疲乏力，气短懒言，面色淡白，自汗，畏风，易感冒，纳少，腹坠胀，便溏，齿衄，鼻衄，肌衄量少色淡，妇女月经淋漓不尽，舌淡，苔白，舌体胖大、边有齿痕，脉虚无力
血虚	面色苍白无华或萎黄，唇舌淡白，爪甲苍白，头晕眼花，视物模糊，心悸，手足麻木，健忘，失眠多梦，齿衄，鼻衄，肌衄量少色淡，妇女月经色淡量少，经期错后或闭经，舌质淡，苔薄白，脉细无力
阳虚	面色苍白无华或㿠白，畏寒肢冷，喜温，阳痿，便溏，夜尿清长，或有水肿，多无出血或轻度出血，舌淡胖有齿痕，苔薄白，脉虚大或沉细或沉迟
阴虚	咽干唇燥，手足心热，颧红，低热，身热夜甚，盗汗，口渴思饮，便干，尿少，齿衄，鼻衄，肌衄色鲜红，妇女崩漏，舌干红，苔少或苔薄黄，脉细数
热毒	起病急骤，高热，烦躁，口渴，谵妄，汗出，斑疹，面红，目赤，鼻干，痈肿，四肢或全身大片瘀斑，口舌糜烂，咽干，口臭，便秘，小便赤少，吐血，衄血，咯血或尿血，便血，舌质暗红或红绛，舌体可见瘀斑，舌苔黄燥，脉洪数大
瘀血	皮肤瘀点瘀斑，肌肤甲错，痛有定处如针刺，拒按，常在夜间加剧，指端青紫，齿衄，鼻衄，尿血，黑便，血便，女性月经色紫暗夹血块，淋漓不尽或闭经，出血反复不止，舌紫暗或见瘀斑、瘀点，脉涩或细
湿浊	头晕，头重如裹，身重关节不利，周身困倦，嗜睡，胸闷，脘痞，腹胀，纳呆，口不渴，口黏腻，苔腻或白滑，脉濡滑或弦滑

2. 常规治疗基础上加用中成药能否提高 AA 疗效？

对肝脾肾不足、气血阴阳亏虚为主要表现的 AA 患者，推荐使用中成药联合雄激素、免疫抑制剂（ATG、环孢素）等常规治疗以提高疗效。可选择的中成药有复方皂矾丸、益血生胶囊、再造生血胶囊、生血丸等。

3. NSAA 的西医治疗选择有哪些？

非输血依赖型 NSAA 的西医治疗推荐环孢素和（或）雄激素。如疾病进展至输血依赖，或初始诊断即为输血依赖型 NSAA，应按照 SAA 的方案进行治疗。

（1）环孢素（cyclosporin A，CsA）：一般在确诊 AA 后即开始应用。剂量为 3～5mg/（kg·d），分 2 次口服（建议间隔 12 小时）。应用 CsA 需监测血药浓度，一般成人血药谷浓度的推荐范围为 150～250μg/L，儿童酌减。根据血药浓度、疗效调整 CsA 剂量。CsA 治疗起效者，足量应用 6 个月或疗效达平台期后建议持续服药 12～24 个月后停药。减量过早或过快增加复发风险，应缓慢减量（每 2～3 个月减量 25～50mg）。CsA 主要不良反应包括齿龈增生、肾功能损害、高血压、血脂异常、消化道反应、肌肉震颤、色素沉着、肝损害等，使用 CsA 期间需定期监测血压、肝肾功能等。

（2）雄激素：能够促进肾分泌 EPO、增加有核红细胞对 EPO 的敏感度，促进骨髓红系造血，减轻女性月经期出血过多，且有实验数据表明雄激素能够增加端粒酶的活性，因此对于治疗 AA 有一定疗效。目前常用雄激素包括司坦唑醇、达那唑、十一酸睾酮等，使用雄激素时需定期监测肝功能。司坦唑醇常用剂量为每次 2mg，2～3 次/日；达那唑常用剂量为每次 200mg，2～3 次/日；十一酸睾酮常用剂量每次 40mg，3 次/日或每次 80mg，2 次/日。

4. IST 或 Allo-HSCT，SAA 应如何选择？

SAA/VSAA 的一线治疗方法包括 HLA 相合异基因造血干细胞移植（allogeneic hematopoietic stem cell transplantation，Allo-HSCT）和以抗胸腺细胞球蛋白（antithymocyte globulin，ATG）联合 CsA 为基础的免疫抑制治疗（immunosuppressive therapy，IST）。年龄≤35 岁，有 HLA 相合同胞供者（matched sibling donor，MSD）的 SAA 患者首选 Allo-HSCT 治疗，而年龄>50 岁的患者首选 IST 治疗。近年来由于 HSCT 技术的提高，对无 MSD 的年轻 SAA 患者也可首选替代供者 Allo-HSCT，包括 HLA 相合无关供者（matched unrelated donor，MUD）移植和亲缘单倍体供者（haploidentical donor，HID）移植。年龄介于 35～50 岁的 SAA 患者可以根据个人意愿、治疗中心的技术水平，选择 MSD Allo-HSCT 或 IST 治疗。

5. 围移植期如何中医治疗？

（1）移植前：治疗目标包括移植前病患体质的调理、骨髓移植预处理的减毒。

移植前期 SAA 患者以脾肾亏虚、精血不足表现为主，此时治疗以补肾填精、健脾益气生血为主。同时对于感染及出血症状较重的 SAA 患者，应当加以清热解毒、凉血止血，为移植创造条件。

移植前预处理接受大剂量化疗、免疫抑制剂及全身照射后，患者多表现为阴阳俱虚，脾胃不和。推荐结合辨证结果采用填精益髓、阴阳双补或以调理脾胃为主中医药治疗。

（2）移植期：此期输入造血干细胞前后，患者内髓元已除，外髓元刚植入，内外髓元尚无沟通，外髓元不能滋养脏腑，机体极度虚弱，脏腑功能失调，中医辨证多属脾肾不足或气阴两虚，推荐采用扶助正气为主，如健脾补肾、益气养阴等中医药治疗。

（3）移植后：移植物输注 2 周后，进入造血和免疫功能重建阶段，出现移植排异或移植相关不良反应，需免疫抑制药物治疗。中医治疗目标包括促进植入和造血重建、减少移植相关不良反应和 GVHD，延长生存率，降低治疗相关病死率。

此期若植入的外髓元与脏腑功能不相协可导致内生痰湿瘀等阴邪，滞留脏腑、肌肤引起急慢性 GVHD，可表现为痰热壅肺、肝胆湿热、瘀热互结等证型；也可因内髓阳偏盛，外髓阴不能内化气血，滋养脏腑，导致植入失败。患者主要表现为肾元待复，肝失疏泄，脾气亏虚，肝脾不和，阴阳失调等，出现乏力、胸胁胀满、口苦口腻，纳少，呕恶、腹泻、痞满、肌肤黄疸等症，推荐采用调和肝脾、和解少阳、扶正祛邪、和胃降逆等治法，建议小柴胡汤（《伤寒论》）合四君子汤（《太平惠民和剂局方》）等加减，若湿热黄疸明显建议茵陈蒿汤（《伤寒论》）合龙胆泻肝汤（《医方集解》）等加减。

6. SAA 免疫抑制治疗药物有哪些？

（1）标准免疫抑制治疗 IST 方案：标准的 IST 治疗方案为 ATG 联合 CsA 治疗。ATG 根据种属来源分为马源、兔源和猪源。我国的 ATG 主要为兔源和猪源，两者治疗 SAA 疗效类似。

兔源 ATG（法国）常用剂量为 2.5~3.5mg/（kg·d），静脉滴注，连用 5 日；猪源 ATG（中国）常用剂量为 20~30mg/（kg·d），静脉滴注，连用 5 日。首次输注前，应按照相应药品说明书进行皮试或静脉试验，试验阴性方可进行相应药物治疗。推荐每日使用时长 12~18 小时。ATG 急性期不良反应包括超敏反应、发热、皮疹、僵直、高/低血压及液体潴留。血清病反应多数出现于 ATG 治疗后 1 周左右，包括发热、关节痛、肌痛、皮疹、轻度蛋白尿和血小板减少。因此在 ATG 首剂开始时同步应用糖皮质激素[总剂量相当于泼尼松 1mg/（kg·d）]预防过敏反应，持续使用 2 周后开始减量，2 周内减停（总疗程 4 周）。如出现血清病反应时则需要静脉使用糖皮质激素冲击治疗。选择二次 ATG 治疗时，如前次 ATG 起效且用药期间无明显过敏反应，可选用前次同种属 ATG；否则应选用不同种属来源的 ATG。二次 ATG 与前次治疗应间隔 3~6 个月，以避免严重过敏反应和血清病的风险。

CsA 一般与 ATG 同时开始应用，用法用量参考临床问题 8。

（2）其他免疫抑制剂：环磷酰胺、他克莫司、西罗莫司、抗 CD52 单抗等对于难治、复发 SAA 有效。有研究显示环磷酰胺联合环孢素一线治疗初治 SAA 有效。他克莫司与 CsA 同属钙调神经磷酸酶抑制剂，但肾毒性相对小，无齿龈增生等不良反应，因此可用于替换 CsA 治疗 AA。

7. TPO 受体激动剂能否进一步提升 IST 疗效？

促血小板生成素受体激动剂（thrombopoietin receptor agonist，TPO-RA）治疗 SAA 的疗效已经得到美国国立卫生研究院（NIH）和 EBMT 重型再障工作组开展的 2 项临床研究和我国 1 项多中心临床研究证实。目前推荐 IST 联合 TPO-RA 方案为不适合移植的 SAA 患者一线治疗方案。

TPO-RA 包括艾曲泊帕、海曲泊帕、阿伐曲泊帕、罗米司亭等。目前海曲泊帕乙醇胺在我国已获批难治成人 SAA 适应证，艾曲泊帕在美国获批初治 SAA 和难治性 SAA 的治疗。其他 TPO-RA 的临床研究目前多为探索性治疗。

推荐艾曲泊帕或海曲泊帕与 ATG 同时开始给药可获得最佳疗效。艾曲泊帕的推荐剂量为 75mg/d，必要时可根据疗效和肝功能增加剂量。推荐使用 6 个月，治疗有效但未达 CR 的患者延长用药可进一步提升疗效质量。有效患者骤然停药可能导致疾病复发，建议血小板计数达正常水平或最高水平（如不能达到正常）后逐渐减量。海曲泊帕推荐剂量为 15mg/d。海曲泊帕治疗难治性成人 SAA，推荐起始剂量 7.5mg/d，最大剂量 15mg/d。艾曲泊帕及海曲泊帕均应空腹服药（至少餐前 1 小时或餐后 2 小时），避免与抗酸药、乳制品及其他含有多价阳离子的药物（如矿物质补充剂）同服。艾曲泊帕与海曲泊帕最常见的不良反应为肝脏毒性，服药期间应定期复查肝功能。目前没有证据表明艾曲泊帕增加克隆演变的风险，但克隆造血出现更早，需定期监测。

8. 中医如何辨治重髓劳？

重髓劳，疾病进展合并发热、出血期，基本证型为髓枯温热型，推荐采用清热解毒凉血法，如犀角地黄汤（《备急千金要方》）、白虎汤（《伤寒论》）、清营汤（《温病条辨》）、清瘟败毒饮（《疫疹一得》），以及具有相似功效的经验方等；若辨证为肾阴枯竭为主者，可采用滋阴凉血解毒法，方选左归丸加麦冬、生地黄、地骨皮、女贞子、墨旱莲、阿胶等，佐以黄芩、连翘、大青叶、茜草、槐花、三七、鸡血藤等解毒活血药物；辨证为肾阳枯竭为主者，可采用温补脾肾、解毒活血法，方选右归丸加肉苁蓉、淫羊藿、巴戟肉等温肾助阳药物，佐以上述解毒、活血药物。

重髓劳在疾病稳定时，中医辨证治疗方案可参考临床问题 6。

9. 西医如何治疗难治性 AA？

难治性 AA 指一次 IST 治疗失败的患者。在 IST 治疗失败后，50 岁以下的患者，或 50 岁以上体能状态较好的患者，可考虑进行 Allo-HSCT，包括 MSD-HSCT，以及 MUD、HID、脐带血等替代供者 Allo-HSCT。如无可替代供者，或年龄较大、身体条件较差可考虑二次 IST，或参加临床试验。

10. 凉血解毒法能否提高难治性 AA 疗效？

经首次或二次 IST 治疗失败，病情进行性加重者，辨证多为热毒炽盛或髓海瘀阻，最终阴阳俱虚。推荐解毒、凉血并用，同时调补阴阳以提高难治性 AA 疗效、减少输血依赖。

治疗后渐出现疾病缓解者，属邪去正虚，疾病趋向好转，可参考髓劳辨证论治。

11. AA 如何进行支持治疗？

（1）成分血输注：红细胞输注指征一般为血红蛋白＜60g/L。老年（≥60 岁）、合并基础疾病（如伴有心肺疾病）、需氧量增加（如感染、发热、疼痛等）、供氧不足增加（如失血、肺炎）时可放宽为血红蛋白≤80g/L。SAA 预防性血小板输注或存在血小板消耗危险因素者（感染、出血、IST 或 HSCT 治疗等）输血指征为血小板计数＜$20×10^9$/L，病情稳定状态下为血小板计数＜$10×10^9$/L，发生严重出血者则不受上述指标的限制。因产生抗血小板抗体导致血小板输注无效者应输注 HLA 配型相合的血小板。拟行 Allo-HSCT、IST 的患者应输注辐照红细胞和血小板悬液。粒细胞缺乏伴有细菌和真菌感染，广谱抗生素和抗真菌治疗无效时可考虑粒细胞输注。由于粒细胞寿命仅为 6～8 小时，建议连续输注 3 日以上。

（2）感染防治

1）感染的预防：SAA 患者应予保护性隔离，有条件者应入住层流病房。应予定期口腔护理及高压无菌饮食。拟进行 HSCT 或 IST 治疗者外周血中性粒细胞计数＜$0.2×10^9$/L 时应给予预防性应用抗细菌、抗病毒及抗真菌药物治疗。SAA/VSAA 患者在 IST 或者 HSCT 过程中可使用 G-CSF 缩短患者中性粒细胞缺乏时间，降低感染率。AA 患者除非绝对必要否则不主张接种疫苗，除外接受 HSCT 治疗的患者。

2）感染的治疗：应按"中性粒细胞缺乏伴发热"治疗原则进行处理。

（3）祛铁治疗：长期反复输血超过 20U 和（或）血清铁蛋白≥1000μg/L 的患者，有条件可行肝脏、心脏 MRI 检查明确铁过载程度。根据血细胞情况及脏器功能可酌情予祛铁治疗，以铁螯合剂为主，推荐应用去铁胺和地拉罗司。

12. AA 的西医疗效如何评价？

推荐 2000Camitta 疗效标准作为目前 AA 的西医疗效评价标准（表 9-4）。

表 9-4　AA 西医疗效标准

	SAA 疗效标准	NSAA 疗效标准
完全缓解（CR）	HGB 达到同年龄人群正常水平，ANC＞$1.5×10^9$/L，PLT＞$150×10^9$/L	同 SAA CR 疗效标准

续表

SAA 疗效标准	NSAA 疗效标准
部 分 缓 解（PR） 脱离成分血输注，不再符合 SAA 诊断标准	脱离成分血输注（若既往有输血依赖），或至少一系细胞计数较基线值翻倍或达正常，或任何一系血细胞基线水平上升：HGB＞30g/L（若初值＜60g/L）、ANC＞0.5×10⁹/L（若初值＜0.5×10⁹/L）、PLT＞20×10⁹/L（若初值＜20×10⁹/L）
无效（NR） 仍满足 SAA 诊断标准	病情进展或不符合上述 PR 或 CR 标准

13. 髓劳的中医疗效如何评价？

推荐采用中医证候疗效评价的方法作为髓劳的中医疗效评价标准，推荐髓劳中医症状积分评分系统（表 9-5）作为中医证候疗效评价的主要参数。

表 9-5 髓劳中医症状积分评分系统

症状		无（0分） 轻度（1分）	中度（2分）	重度（3分）
主要症状	心悸	偶尔发生	经常发生	反复发生，不易缓解
	头晕	偶尔发生	经常发生	整日发生，不易缓解
	乏力	精神不振，可坚持日常生活	精神疲乏，勉强坚持日常生活	精神极度疲乏，卧床
	面色、口唇、指甲苍白	淡白	淡白无华	苍白如白纸
	出血	时有少量出血，一般不需用药	反复出血，量不多，偶需用药缓解	反复出血，量多，需用药才能缓解
次要症状	潮热盗汗	头部汗出为主，偶尔出现	胸、背潮湿，反复出现	周身潮湿如水洗，经常出现
	低热	扪之身热不甚，持续时间很短	扪之身热，持续时间较长	扪之身热，持续时间很长
	手足心热	晚间手足心微热	心烦，手足心灼热	灼热，不欲衣被
	口渴思饮	偶有感觉	可以忍受	不能忍受
	大便干结	便干难解	大便秘结，2～3 日一行	腹胀，大便硬结，3 日以上一行
	形寒肢冷	手足发冷	四肢发冷	全身发冷，得温不减
	食少	食欲差，饭量减少1/3～2/3	无食欲，饭量减少2/3以上	厌食，食量甚少，或整日不食
	大便溏	日 1 次	日 2-3 次	日 3 次以上

（四）中西医结合治疗方案

1. 肾阴虚证

中医治疗 治法：滋阴益肾，填精益髓。

推荐方药：左归丸（《景岳全书》）加减，或采用具有相似功效的大补阴丸（《同寿录》）、大补元煎（《景岳全书》）及其他经验方等。

中西医结合治疗要点 本型多见于盗汗、手足心热、便干、眩晕耳鸣、口干思饮、失眠多梦的 AA 患者，根据病情采用中西医结合或中医治疗为主的方法，改善造血功能，预防疾病复发。

2. 肾阳虚证

中医治疗 治法：温肾壮阳，填精益髓。

推荐方药：右归丸（《景岳全书》）加减，或采用具有相似功效的大菟丝子饮（《太平惠民和剂局方》）、金贵肾气丸（《金匮要略》）及其他经验方等。

中西医结合治疗要点　本型多见于形寒肢冷、面色㿠白、倦怠乏力、食少便溏的 AA 患者，根据病情采用中西医结合或中医治疗为主的方法，促进疾病稳定，预防疾病复发。

3.肾阴阳两虚证

中医治疗　治法：滋阴壮阳，填精益髓。

推荐方药：左归丸合右归丸加减，或采用具有相似功效的桂附地黄丸（《中国药典》）及其他经验方等。

中西医结合治疗要点　本型一般为重型 AA，全血细胞计数减少严重，应积极予以免疫抑制治疗和（或）联合刺激造血治疗，同时加用中医治疗，主要是"扶正"，发挥其增效减毒作用。

四、中西医结合诊疗流程图

再生障碍性贫血的中西医结合诊疗流程如图 9-1。

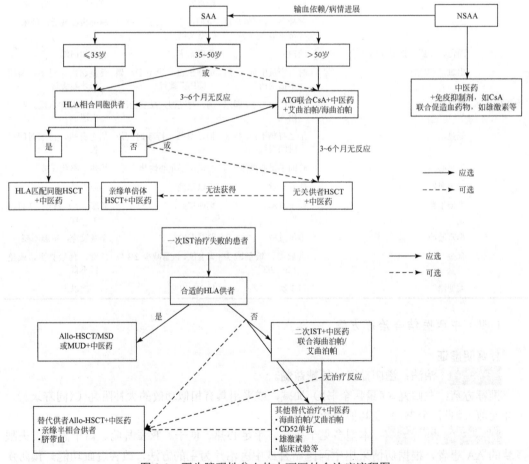

图 9-1　再生障碍性贫血的中西医结合诊疗流程图

第十章　内分泌代谢系统疾病

第一节　内分泌代谢系统疾病概述

一、概述及常见症状体征

（一）概述

内分泌系统是人体内分泌腺体和位于某些脏器内的内分泌组织构成的液态调节系统。内分泌系统的主要功能是合成和释放激素，在神经调节支配和物质代谢反馈调节的基础上调节机体的代谢，影响人体的生长发育及生殖与衰老等诸多生理活动，维持人体内环境的相对稳定，并使之适应复杂多变的体内外环境。常见疾病主要包括多种原因引起的内分泌腺体或组织细胞增生或瘤（癌）变等导致的激素合成、分泌过多，从而使其功能亢进；或各种原因引起的内分泌腺体和组织的破坏，导致激素分泌障碍、不足或缺乏，从而导致内分泌功能减退；或是先天发育异常导致内分泌的功能异常；以及由此导致的各种并发症。

新陈代谢涵盖了物质的合成与分解两大过程。代谢性疾病一般是指新陈代谢的某一个或多个环节出现障碍，而把由于原发器官疾病为主导致的代谢障碍归入该器官疾病的范畴。

内分泌系统与新陈代谢之间存在密切的关系。内分泌激素的合成和分泌受到机体内部和外部环境的影响，同时也调控新陈代谢的过程。内分泌系统和新陈代谢是人体生命活动的重要组成部分，它们之间相互作用、相互影响，共同维持人体内部环境的相对稳定和平衡。

（二）常见症状及体征

典型症状和体征对诊断内分泌疾病有重要参考价值，需特别注意以下症状及体征的临床意义。

1. 身材矮小　引起身材矮小的病因主要有生长激素（growth hormone，GH）减少或作用障碍（如 GH 缺乏、GH 不敏感综合征）、性腺功能减退（如特纳综合征、肥胖-生殖无能综合征）等。

2. 身材过高　引起身材过高的病因主要有肢端肥大症、克兰费尔特综合征等。

3. 肥胖　下丘脑疾病、库欣综合征、2 型糖尿病、性腺功能减退症、甲状腺功能减退症、多囊卵巢综合征、代谢综合征等常伴有肥胖。

4. 消瘦　引起消瘦的常见内分泌疾病有甲状腺功能亢进症、1 型糖尿病、肾上腺皮质功能减退症、希恩综合征、嗜铬细胞瘤、神经性厌食等。

5. 多饮与多尿　糖尿病、醛固酮增多症、甲状旁腺功能亢进症、肾小管性酸中毒、尿崩症和原发性烦渴（包括精神性烦渴）常伴有多饮、多尿。

6. 皮肤色素沉着　伴全身性色素沉着的内分泌疾病主要有原发性肾上腺皮质功能减退症、先天性肾上腺皮质增生症、异位 ACTH 综合征和 POEMS 综合征等。引起局部皮肤色素加深的疾病主要是胰岛素抵抗综合征及其变异型（黑棘皮病）、黄褐斑（女性）及奥尔布赖特综合征等。

7. 多毛 引起全身多毛的主要原因包括多囊卵巢综合征、先天性肾上腺皮质增生症、库欣综合征、特发性多毛等。局部毛发增多见于胫前黏液性水肿、胰岛素抵抗综合征。

8. 毛发脱落 雄激素减少引起全身性毛发脱落（包括性毛、非性毛），主要见于各种原因引起的睾丸功能减退症、肾上腺皮质功能减退症和卵巢功能减退症等。甲状腺功能减退症、甲状腺功能亢进症和自身免疫性多内分泌腺病综合征也可伴有毛发脱落。引起局部毛发脱落的病因包括扁平苔藓、头癣、斑秃等。

9. 皮肤紫纹与痤疮 皮肤紫纹是库欣综合征的特征之一，痤疮见于库欣综合征、先天性肾上腺皮质增生症、多囊卵巢综合征等。

10. 突眼 引起突眼的最常见内分泌疾病为格雷夫斯病及自身免疫性甲状腺炎。

11. 溢乳与闭经 溢乳与闭经常同时存在，提示催乳素瘤，但也有部分患者只有溢乳而无闭经，或只出现月经周期不规则而无溢乳，症状主要取决于血清催乳素水平的高低。此外，催乳素水平升高还见于甲状腺功能减退症、其他下丘脑-垂体肿瘤等情况。

12. 男性乳腺发育 引起病理性男性乳腺发育的内分泌疾病常见于克兰费尔特综合征、完全性睾丸女性化、真两性畸形及先天性肾上腺皮质增生症等。特发性男性乳腺发育的病因不明，可能与乳腺组织对雌激素的敏感度升高或与脂肪细胞的芳香化酶活性增强有关。

13. 骨痛与自发性骨折 骨痛为骨质疏松症的常见症状，严重者伴自发性骨折。除原发性骨质疏松症外，库欣综合征、甲状旁腺功能亢进症、特发性高尿钙症、性腺功能减退症等疾病也常出现骨质疏松。

二、中医病因病机及主要证候

（一）中医病因病机

内分泌代谢病中涉及的具体内分泌腺体及各种激素，中医古籍中均无明确的相关脏器名称，且现代内分泌代谢病出现的症状、体征复杂多样，多数现代医家将内分泌代谢病归属中医杂病范畴，其病因病机复杂，且绝非纯虚纯实之证，常涉及五脏六腑、奇恒之腑及经络，数脏同病，或以某脏为主，虚实夹杂而以虚象或实证较为突出。内分泌代谢病的这些特征反而更能突出中医辨证论治及整体观念的优势。从整体而言，中医学认为内分泌代谢病多是激素分泌异常所致，激素失衡是诱发内分泌代谢病的关键。激素是内分泌腺体分泌的物质，从中医理论推理，当归属"阴"的范畴，但又不同于一般的阴液，具有量小而效宏的特性，与"精"之特性相似，故激素当归属"阴精"之列。正是由于"阴精"的失衡而导致"阳气"功能的变化，阳主动而阴主静，阳主化气，阴主成形。腺体功能亢进者多为阳亢阴虚，功能减退者多为阳虚阴盛。

1. 内分泌系统疾病的中医病因

（1）体质因素：许多内分泌疾病均与体质和遗传有关。

（2）外感邪毒：《黄帝内经》有"百病皆生于风"之论，强调外感邪毒在多种疾病发生发展过程中的重要作用，内分泌疾病也不例外。

（3）内伤七情：中医病因特别重视七情致病，而在内分泌疾病的发生发展过程中，七情内伤尤为重要。

（4）饮食所伤：饮食失宜主要损伤脾胃，但也可成为内分泌疾病的致病因素，并在内分泌疾病的发生发展过程中占有重要地位。

（5）劳逸过度：劳倦内伤也是代谢内分泌疾病的主要致病因素之一，《素问·宣明五气》说："五劳所伤，久视伤血，久卧伤气，久坐伤肉，久立伤骨，久行伤筋"，引起一系列虚损证候。

（6）药石所伤：用药失宜，不仅不能治愈疾病，还可能导致新的疾病。这与药源性内分泌疾病相吻合。

（7）地域因素：地域因素是内分泌代谢病的重要病因之一，也是相对于其他系统疾病较为特殊的病因。如《诸病源候论》所说的"饮沙水""诸山水黑土中"等都是致病（主要是瘿病）的地域因素。

2. 内分泌疾病的中医病机

（1）阴阳失衡：中医学非常重视平衡，最重要的就是阴阳平衡，阴阳两方面一旦失去平衡，必然导致疾病，这在内分泌功能疾病中尤为突出。

（2）气血津液代谢异常：气血不足和气血运行异常，则导致气血功能失常，或气滞、气逆、气陷，或血瘀、出血等。津液的生成、输布、排泄，任何一个环节失常，即可能出现津亏、液竭或痰阻、饮积、水停诸证。

（3）脏腑功能失调：内分泌疾病与精气不足关系密切。"五脏者，藏精气而不泻"，"肾藏精……受五脏六腑之精而藏之"，故内分泌疾病与五脏功能密切相关，特别是肾的功能。

（4）亢害承制失衡：人体作为一个复杂的、有机的整体，存在着亢害承制的自稳调节功能。亢害承制对激素分泌有重要调节作用，可维持内分泌稳态，亢害承制失衡是内分泌代谢病重要的致病机制。

（二）主要证候

内分泌代谢病归属中医杂病范畴，症状散在于水肿、虚劳、消渴、尿崩症、瘿瘤、痿证、痹证等多种疾病中。症候纷繁复杂，可结合八纲、病因、脏腑辨证方法归纳如下。

1. 八纲辨证 内分泌代谢病症候特点表现如下。①表证少，里证多，表证可表现为恶寒发热、颈前疼痛、咽痛、头项强痛、身痛、咳嗽、脉浮等。常见于亚急性甲状腺炎早期的患者。相较于表证，里证更为多见，病在脏腑。如神疲乏力、畏寒肢冷、水肿、纳差等脾肾阳虚的里虚寒症常见于甲状腺功能减退症、肾上腺皮质功能减退症。②内分泌腺体功能减退疾病多表现为虚证、寒证，虚证表现为神疲乏力、气短懒言、自汗盗汗、头晕、心悸、脉虚无力，进一步可分为气虚、血虚、阴虚、阳虚和五脏之虚。如肾上腺皮质功能减退症、甲状腺功能减低多阳虚，肾阳虚尤其常见；皮质醇增多症、甲状腺功能亢进等则多见阴虚。寒证常表现为畏寒肢冷、脘腹疼痛、喜温喜按、口不渴、小便清长、妇女白带清稀、男性阳痿，舌淡、苔白，脉象沉弱或兼迟、缓，可见于垂体功能减退症、肾上腺皮质功能减退症、甲状腺功能减低等疾病。腺体功能亢进疾病多表现为实证、热证，如怕热多汗、心慌手抖、颈肿腺凸等肝火旺盛表现多见于甲状腺功能亢进症。口干多饮、多食易饥、多尿等肺胃热盛表现多见于糖尿病。

2. 病因辨证 内分泌代谢病症候特点多为风邪、热邪、湿邪为患的表现。外感风邪可表现为头痛、恶风、脉浮等，可见于亚急性甲状腺炎早期患者；内风可表现为手足震颤、肢体抽搐、头目晕眩等，可见于甲状腺功能亢进症。外感热邪可表现为发热或伴恶寒、头身痛、咽痛、舌尖红、脉象浮数或浮滑数，可见于亚急性甲状腺炎早期患者；内热可表现为畏热、手足心热、口苦、咽干、口渴、喜冷饮、心烦失眠、咳嗽痰黄、小便黄赤、大便偏干、舌红、苔黄、脉象数不浮，可见于皮质醇增多症、甲状腺功能亢进患者。湿邪为患可表现为头身困重、神疲嗜睡、皮肤湿痒、妇女白带量多、舌苔腻、脉象细滑或缓，可见于肥胖症、皮质醇增多症患者。

3. 脏腑辨证 内分泌代谢病多见于肾系和肝胆病证，肾系病症可见头晕耳鸣、齿落发枯、腰膝酸软、健忘、生殖功能异常、青少年生长发育延迟、脉沉等，常见于垂体、甲状腺、性腺、肾上腺等腺体功能减退性疾病；肝胆病证可见头痛头晕、抑郁、恼怒、胸胁、少腹胀满、疼痛、善太息、多梦、妇女月经不调、脉弦等，甲状腺功能亢进、更年期综合征等多见肝系证候。

三、中西医"病证结合"诊断思路

病证结合即辨病与辨证结合。内分泌代谢病涉及具体内分泌腺体及各种激素，常见的内分泌系统疾病的病因主要包括多种原因引起内分泌腺体功能障碍导致激素合成、分泌过多，或激素分泌障碍、不足或缺乏。中医古籍中均无明确的相关脏器名称，且无相关指标指导辨病辨证。因此，内分泌代谢病"病证结合"诊疗可根据宏观表征（宏观表征包括症状、体征）制定辨病辨证标准的前提下，用疾病的微观指标来辨病和识别证（即微观辨证），以发挥现代医学微观地认识机体结构、代谢和功能特点的优势。以西医辨病结合中医辨证，确立病机和治法，综合辨治，可达标本兼顾。

四、中西医结合治疗优势与新进展

（一）中西医结合治疗优势

中医强调人体整体的平衡，认为疾病的发生往往与体质特点、脏腑功能失调、气血阴阳失衡等内在因素有关。因此，"整体观""辨证施治""个体化"是中医治疗内分泌疾病的优势。现代医学则通过一系列先进的检查手段，客观地反映患者的生理状态和病理变化，为疾病的诊断和评估提供微观辨证依据，为中西医结合治疗提供有力的支持。此外，中医药的应用可以调理患者的阴阳气血、脏腑功能、体质状态，减轻症状，达到治疗目的。而西药则可以针对具体的疾病进行精准治疗。两者结合，不仅可以提高治疗效果，还可以减少药物的不良反应，提高患者的生活质量。总之，中西医结合能够综合利用两种医学体系的优势，形成个性化的治疗方案。在具体治疗过程中，可以根据患者的病情和身体状况，灵活选择中西医相结合的治疗方案，以达到最佳的治疗效果。

（二）新进展

中医方面"态靶因果"辨治方略对内分泌系统疾病进行辨证论治成为新兴热门。该策略参照西医的疾病框架，按照中医的思维重新审视疾病发生发展的全过程，对疾病进行分期，抓住每个时期"态"的核心病机，重新确立主要证候、治法、处方，包括靶方、靶药。以"病"为纬，在疾病横向认识上按病分期；以"态"为经，在疾病纵向认识上层层剥离分析，实现的是对疾病全方位的、动态的、连续的认识，使治疗有的放矢，可提高治疗的针对性和临床可操作性。以"病"为纬，以"态"为经，使中医内分泌学可以借鉴解剖学、生理学、病理学、药理学等西医学技术丰富辨治理论，使中西医从技术到理论上有更深的融合。

在内分泌代谢病的诊断方面，近年来发展起来的免疫聚合酶链反应法检测的敏感度和特异度较放射免疫法明显提高。而诊断方面，核素标记的激素受体配体法、PET-CT等具有良好的定量和定时优点。在治疗方面，新型药物层出不穷，在增强疗效、延长作用时间、降低副作用等方面均取得了很大进展，且随着腔镜下微创手术及术中血清激素快速检测技术的广泛应用，诊断和治疗的精准度越来越高。基础研究方面，以基因组学和蛋白组学为指导进行的反向内分泌学研究逐渐成熟，现代内分泌学研究的重点将集中在细胞发育分化的信号通路和网络调节机制上。这些新兴学科和技术的发展将会极大地推动内分泌代谢病发病机制的探索进程。

第二节 2型糖尿病

一、中西医结合诊疗概述

2型糖尿病（type 2 diabetes mellitus，T_2DM）是一种以高血糖为主要特征的慢性代谢性疾病，主要由胰岛素分泌不足和（或）胰岛素作用缺陷所致。典型临床表现为多饮、多食、多尿及体重减轻。长期高血糖可造成眼、肾、神经、心脑血管等多个组织器官慢性进行性损害，引起其功能障碍甚至衰竭。T_2DM 与中医学消渴病类似。

（一）中西医诊治现状

随着现代生活方式的改变，糖尿病发病率逐年上升，已成为发达国家继心血管疾病及肿瘤之后的第三位疾病死亡原因。近30多年来，我国糖尿病患病率显著增加，1980年全国30万人的流行病学资料显示糖尿病的患病率仅为0.67%，但据2020年中华医学会内分泌分会统计，我国成年居民 T_2DM 患病率已高达12.8%。

1. 西医治疗现状 T_2DM 目前尚不能治愈，其治疗目标主要是降血糖及延缓并发症的进展。《中国2型糖尿病防治指南》（2020年版）提出 T_2DM 三级预防治疗目标。一级预防指在一般人群中开展健康教育，提高人群对糖尿病防治的知晓度和参与度，倡导合理膳食、控制体重、适量运动、限盐、戒烟、限酒、心理平衡的健康生活方式，提高社区人群整体的糖尿病防治意识。二级预防治疗是指在高危人群中开展糖尿病筛查、及时发现糖尿病、及时进行健康干预等，在已诊断的患者中预防糖尿病并发症的发生。三级预防是指延缓 T_2DM 患者并发症的进展，降低致残率和病死率，从而提高生活质量和延长寿命。医学营养治疗和运动治疗是控制 T_2DM 高血糖的基本措施。在饮食和运动不能使血糖控制达标时，应及时采用口服降糖药物和（或）注射降糖药［胰岛素、胰高血糖素样肽-1（GLP-1）受体激动剂］进行治疗。

2. 中西医结合治疗现状 《糖尿病中医防治指南》认为糖尿病的辨证当明确郁、热、虚、损等不同病程特点。初始多六郁相兼为病，宜辛开苦降，行气化痰；郁久化热，肝胃郁热者，宜开郁清胃；热盛者宜苦酸制甜，其肺热、肠热、胃热诸证宜辨证治之。燥热伤阴，壮火食气终致气血阴阳俱虚，则须益气养血，滋阴补阳润燥。脉损、络损诸证更宜及早、全程治络，应根据不同病情选用辛香疏络、辛润通络、活血通络诸法，有利于提高临床疗效。

在糖尿病的治疗过程中，中西医结合诊疗模式作为一种综合利用中医和西医优势的治疗方式，逐渐受到重视。与西医不同，中医诊疗方法强调整体观念，通过调理脏腑功能、平衡阴阳气血，达到治疗糖尿病的目的。中医药治疗作为一种独特的治疗方式，对提高临床疗效、减轻西药副作用、实现个体化治疗、延缓并发症进展方面有较好疗效。中医药的疗效在一定程度上得到临床验证，为糖尿病的治疗提供了新的思路和方法。但目前中西医结合治疗 T_2DM 存在治疗方案不统一、疗效评价标准不规范等问题，针对这些问题，尚需加强中西医结合研究、完善诊疗规范，以提高临床治疗效果。

（二）主要临床问题

1. 中医药能否有效控制血糖水平？

2. 中医治疗能否防治 T$_2$DM 相关的慢性并发症？

3. T$_2$DM 能否进行病证结合治疗？

4. 中医药在改善胰岛素抵抗及胰岛β细胞功能方面作用如何？

5. 如何发挥中医专病专药的作用？

（三）中医核心病机及中西医结合优势环节

1. 中医核心病机　消渴病的病机主要在于阴津亏损，燥热偏胜，以阴虚为本，燥热为标。两者互为因果，燥热愈盛则阴愈虚，阴愈虚则燥热愈盛。病变的脏腑主要在肺、胃、肾，以肾为关键。三者相互影响但有所偏重。肺为水之上源，敷布津液，燥热伤肺，则津液不能敷布而直驱下行，随小便排出体外，故小便频数量多；肺不布津，则口渴多饮。胃主腐熟水谷，脾主运化，为胃行其津液。燥热伤脾胃，胃火炽盛，脾阴不足，则多食易饥；脾气虚不能转输水谷精微，则水谷精微下流注入小便，则小便味甘；水谷精微不能濡养肌肉，则形体日渐消瘦。肾为先天之本，寓元阴元阳，主藏精。肾阴亏虚则虚火内生，上燔心肺则烦渴多饮，中灼脾胃则胃热消谷。肾失濡养，开阖固摄失权，则水谷精微直驱下泄，随小便排出体外，故尿味多甜。病变脏腑常相互影响，如肺燥津伤，津液敷布失调，可导致脾胃失去濡养，肾精不得滋助；脾胃燥热偏盛，上可灼伤肺津，下可耗伤肾阴；肾阴不足则阴虚火旺，亦可上灼肺胃，终致肺燥胃热肾虚，故"三多"之症常可相互并见。

消渴日久，易发生以下病变：一是阴损及阳，导致阴阳俱虚。阴虚为本，燥热为标是消渴基本病机特点，由于阴阳互根，若病程日久，阴损及阳，可致阴阳俱虚，其中以肾阳虚和脾阳虚较为多见。严重者可因阴液极度耗损，虚阳浮越，而见烦躁、头痛、呕恶、呼吸深快等症，甚则出现昏迷、肢厥、脉细欲绝等阴竭阳亡危象。二是病久入络，血脉瘀滞。消渴病是一种病及多个脏腑的疾病，气血运行失常，阴虚内热，耗伤津液，又可导致血行不畅、血脉瘀滞。

消渴病病变影响广泛，涉及多个脏腑，未及时医治以及病情严重的患者，常可并发其他多种病症。如肺喜润恶燥，肺失濡养，日久可并发肺痨；肾阴亏损，肝失濡养，肝肾精血不足，不能上承耳目，可并发白内障、雀目、耳聋等；燥热内结，脉络瘀阻，毒蕴成脓，可发为疮疖痈疽；阴虚燥热，血脉瘀滞，脑脉闭阻或血溢脉外，可发为中风偏瘫等。

2. 中西医结合优势　中西医均对 T$_2$DM 的认识、诊断及治疗有一定的经验。中医优势在于整体、宏观调控，而西医优势在于微观调节，两者结合可形成优势互补，取长补短。目前均认为中西医结合治疗 T$_2$DM 的疗效优于单一治疗，且能降低西药副作用及延缓并发症进展。目前认为中西医结合治疗 T$_2$DM 优势体现在以下五个方面：一是整体调节，中医药治疗注重整体调节，强调因人制宜、辨证论治，充分考虑患者的体质、年龄、病情等因素，制定个性化的治疗方案；二是多靶点治疗，中药具有多种成分，可从多个环节作用于糖尿病，如降低血糖、调整脂代谢、改善胰岛素抵抗等；三是减少副作用，中西医结合治疗可减少西药的用量，降低西药的副作用；四是提高生活质量，中医药治疗可改善患者的症状，提高生活质量；五是预防和延缓并发症，中西医结合治疗可有效预防和延缓糖尿病并发症的发生。总之，中西医结合治疗 T$_2$DM 具有明显的优势，值得在临床实践中进一步推广和应用。

二、中西医结合诊断思路与方法

（一）西医诊断及诊断标准

1. 西医辨病　T$_2$DM 是一种慢性代谢性疾病，临床上可分为无症状期和症状期两个阶段。

早期患者常无明显症状，往往因体检或检查其他疾病时发现。症状期典型表现为"三多一少"，即多饮、多食、多尿、体重减轻。

（1）急性并发症：糖尿病酮症酸中毒（diabetic ketoacidosis，DKA）及高血糖高渗状态（hyperglycemic hyperosmolar status，HHS）是 T$_2$DM 常见的急性并发症。DKA 是由于胰岛素不足和升糖激素不适当升高引起的糖、脂肪和蛋白质代谢严重紊乱综合征，常因急性感染、胰岛素不适当减量或突然中断治疗、饮食不当、胃肠疾病、脑卒中、心肌梗死、创伤、手术、妊娠、分娩、精神刺激等因素诱发。临床以高血糖、高血酮和代谢性酸中毒为特征。DKA 常急性起病，在起病前数日可有多尿、烦渴多饮和乏力症状的加重，失代偿阶段出现食欲减退、恶心、呕吐、腹痛，常伴头痛、烦躁、嗜睡等症状，呼吸深快、呼气中有烂苹果味；病情进一步进展，出现严重脱水现象，如尿量减少、皮肤黏膜干燥、眼球下陷、脉快而弱、血压下降、四肢厥冷；到晚期，各种反射迟钝甚至消失，终至昏迷。实验室检查可见血酮体升高或尿酮体阳性，伴血 pH 和（或）二氧化碳结合力降低。

HHS 临床以严重高血糖而无明显 DKA、血浆渗透压显著升高、脱水和意识障碍为特征。HHS 起病隐匿，一般从开始发病到出现意识障碍需要 1～2 周；常先出现口渴、多饮和乏力等糖尿病症状，或原有症状进一步加重，多食不明显，有时表现为厌食。病情逐渐加重可出现脱水和神经系统症状。血浆渗透压＞320mOsm/L，可出现淡漠、嗜睡等精神症状；血浆渗透压＞350mOsm/L，可出现定向力障碍、幻觉、上肢拍击样震颤、癫痫样发作、偏瘫、偏盲、失语、视觉障碍、昏迷、阳性病理征等表现。

（2）慢性并发症：T$_2$DM 慢性并发症可累及全身多个重要脏器。其大血管病变主要侵犯冠状动脉、脑动脉、外周动脉。糖尿病性冠心病是影响糖尿病患者预后及生活质量的重要原因，其发病率是非糖尿病患者的 2～3 倍，50%的 T$_2$DM 患者死于冠心病。由于糖尿病自主神经损害导致冠状动脉痉挛，部分糖尿病患者可出现心肌梗死的部位与冠状动脉狭窄的部位不一致的现象。糖尿病性脑血管以脑梗死居多，以多发性梗死病灶和中、小脑梗死为特点，少数呈现短暂性脑缺血发作，并发出血性脑血管疾病较少见。糖尿病下肢动脉硬化闭塞症早期仅感下肢困倦、乏力、感觉异常、麻木、膝以下发凉，继而出现间歇性跛行、静息痛，严重时发生下肢溃疡、坏疽。

微血管病变主要有糖尿病肾病和视网膜病变等。糖尿病肾病是糖尿病的主要死亡原因，我国20%～40%的糖尿病患者合并糖尿病肾病。根据持续存在的尿白蛋白/肌酐比值（UACR）和（或）eGFR 下降、排除其他慢性肾脏病可明确诊断，并依据 UACR 和 eGFR 进行 CKD 分期和白蛋白尿分期，评估糖尿病肾病的进展风险。糖尿病性视网膜病变是成人失明的主要原因之一。早期一般无眼部自觉症状，病变发展可引起不同程度的视力障碍，一旦黄斑区受累，可出现中心视力下降，视野中央暗点，以及视物变形、变色等症状。眼底可见微动脉瘤，静脉迂曲、扩张、闭锁，动脉硬化等征象。随后有视网膜出血、渗出及视网膜脂血症和视网膜神经炎等改变，终可致盲。

糖尿病神经病变以周围神经病变为多见，通常为对称性，下肢较上肢严重，病情进展缓慢。临床表现为肢端感觉异常，分布如袜套或手套状，伴麻木、针刺、烧灼、疼痛，后期可出现运动神经受累，肌力减弱，甚至肌肉萎缩和瘫痪。自主神经病变也较为常见，可较早出现，影响胃肠、心血管、泌尿系统和性器官功能，临床表现为瞳孔改变、排汗异常、胃排空延迟、腹泻、便秘、直立性低血压、心动过速，以及尿失禁、尿潴留、阳痿等。

糖尿病足又称糖尿病性肢端坏疽，往往是下肢神经病变、血管病变和感染共同作用的结果，是糖尿病患者致残、死亡的主要原因之一。表现为下肢疼痛、感觉异常、间歇性跛行、皮肤溃疡、肢端坏疽等。

2.诊断标准 西医诊断标准根据《中国 2 型糖尿病防治指南》（2020 年版）制定：表现

出典型的糖尿病症状（包括烦渴多饮、多尿、多食、不明原因体重下降），同时随机血糖检测≥11.1mmol/L，或者空腹血糖检测≥7.0mmol/L，或者口服葡萄糖耐量试验（oral glucose tolerance test，OGTT）2 小时血糖检测≥11.1mmol/L，或者 HbA1c 检测≥6.5%。对于没有典型糖尿病症状的患者，应该择期进行复查。

（二）中医证候诊断标准与证治分型

1. 中医诊断　消渴病参照《糖尿病中医防治指南》（2011 年版）的诊断标准：①主要症状：多饮，多尿，烦渴；小便频数量多，有泡沫，或有甜味。②多食易饥。③体重下降。④其他症状：心烦易怒、失眠多梦等；或既往明确诊断为消渴病者。

2. 中医诊治分型

🔲 **糖尿病期**

（1）痰（湿）热互结证

【症状】形体肥胖，腹部胀大，口干口渴，喜冷饮，饮水量多，脘腹胀满，易饥多食，心烦口苦，大便干结，小便色黄，舌质淡红，苔黄腻，脉弦滑。

（2）热盛伤津证

【症状】口干咽燥，渴喜冷饮，易饥多食，尿频量多，心烦易怒，口苦，溲赤便秘，舌干红，苔黄燥，脉细数。

（3）气阴两虚证

【症状】咽干口燥，口渴多饮，神疲乏力，气短懒言，形体消瘦，腰膝酸软，自汗盗汗，五心烦热，心悸失眠，舌红少津，苔薄白干或少苔，脉弦细数。

🔲 **并发症期**

（1）肝肾阴虚证

【症状】小便频数，浑浊如膏，视物模糊，腰膝酸软，眩晕耳鸣，五心烦热，低热颧红，口干咽燥，多梦遗精，皮肤干燥，雀目，或蚊蝇飞舞，或失明，皮肤瘙痒，舌红少苔，脉细数。

（2）阴阳两虚证

【症状】小便频数，夜尿增多，浑浊如脂如膏，甚至饮一溲一，五心烦热，口干咽燥，神疲，耳轮干枯，面色黧黑；腰膝酸软无力，畏寒肢凉，四肢欠温，阳痿，下肢浮肿，甚则全身皆肿，舌质淡，苔白而干，脉沉细无力。

🔲 **兼夹证**

（1）兼痰浊

【症状】形体肥胖，嗜食肥甘，脘腹满闷，肢体沉重，呕恶眩晕，恶心口黏，头重嗜睡，舌质淡红，苔白厚腻，脉弦滑。

（2）兼血瘀

【症状】肢体麻木或疼痛，下肢紫暗，胸闷刺痛，中风偏瘫，或语言謇涩，眼底出血，唇舌紫暗，舌有瘀斑或舌下青筋显露，苔薄白，脉弦涩。

三、中西医结合治疗思路

（一）西医治疗原则

主要参照《中国 2 型糖尿病防治指南》（2020 年版）提出的三级预防治疗。一级预防目标是控制 T_2DM 的危险因素，预防 T_2DM 的发生；二级预防目标是早发现、早诊断、早治疗，在已诊断的患者中预防糖尿病并发症的发生；三级预防目标是延缓已存在的糖尿病并发症的进展，降低致残率和死亡率，提高患者的生存质量。

（二）中西医结合治疗原则

采用西医辨病与中医辨证相结合的方法治疗，发挥各自的优势，以提高临床疗效、改善患者症状及提高患者生活质量。参照《中国 2 型糖尿病防治指南》（2020 年版）糖尿病的诊断标准明确诊断，结合中医辨证，根据患者自身情况将中西医的治疗方法有机结合，根据患者情况制定个体化中西医诊疗方案。

（三）临床问题推荐建议

1. 中医药能否有效控制血糖水平？

控制血糖是治疗 T_2DM 首要任务。中医药治疗糖尿病历史悠久，理论丰富，能够通过多种途径对 T_2DM 进行防治。近年来研究发现，多种中药及中药复方能够通过改善胰岛素抵抗、改善氧化应激反应、调节糖脂代谢紊乱等路径对 T_2DM 起到积极治疗意义。临床可辨证地使用黄芪、茯苓、白术、山药、麦冬等，可改善患者胰岛素抵抗，进而降血糖；或选用黄连、甘草、葛根等药物，多能调节糖脂代谢，进而降血糖。从古至今，中医从未停止对消渴病的探索，创造了许多经验方流传至今。张仲景在《金匮要略》中将白虎加人参汤用于治疗肺胃热盛、气阴两虚型消渴；孙思邈在《备急千金要方·消渴》中提及千金黄连丸、三黄丸、玉泉丸等具有治消渴功效。金元时期百家争鸣，张元素、李东垣提倡健脾治消渴，常用白术散；刘河间治疗阴虚消渴时主要运用藕汁膏、白虎汤、麦门冬饮等方；朱丹溪从阴虚论治，创制了消渴方；戴思恭崇尚益气，常用黄芪六一汤。张介宾在《景岳全书》中记载加减一阴煎或大补阴丸用于治疗下消热病伴有火者；六味地黄丸可用于下消而兼涩者；下焦无火兼滑者，固阴煎主之。现代药理学研究发现，上述方剂均能通过不同程度的刺激胰岛素分泌、提升肌细胞对葡萄糖的摄取能力、改善胰岛素抵抗等方面有效控制血糖。

2. 中医治疗能否防治 T_2DM 相关的慢性并发症？

T_2DM 长期发展可能会导致一系列并发症，如心血管疾病、肾脏疾病、视网膜病变等。中医治疗糖尿病慢性并发症的原则为预防为主，综合调控，化瘀通络贯穿始终。由于糖尿病慢性并发症属于逐渐病变的过程，从中医的角度来讲，病机及证型是一个动态演变过程。在演变的过程中，消渴病发展到该阶段时，就会出现气阴两虚，逐渐出现肝肾阴虚，阴损及阳，最后就会发展成为脾肾阳虚甚至阴阳两虚表现。从一定层面上看，这属于演变最为主要的一个方面，其次还有水湿、瘀血、浊毒等，加重病机的复杂化。临床治疗时，从病机入手，掌握基本演变规律，方可知常达变，掌握治疗的主动。目前，中医药对 T_2DM 慢性并发症的防治是有效的，与降血糖相比，中医药在糖尿病并发症的防治方面优势更为明显。

3. T_2DM 能否进行病证结合治疗？

西医辨病治疗旨在通过现代医学手段，对 T_2DM 进行准确的诊断和病情评估，了解患者血糖控制情况、并发症情况等，为制定治疗方案提供依据。中医治疗则是根据患者临床表现、舌苔、脉象等情况进行中医辨证，根据患者证型选择中药组方进行治疗。可根据患者西医辨病及中医辨证情况，综合运用药物治疗、饮食疗法、运动疗法等多种治疗手段。例如，对于气阴两虚型的患者，可以在使用降糖药物的同时，配合益气养阴的中药进行治疗；对于阴虚火旺型的患者，可以在控制饮食的基础上，加入清热养阴的中药进行调理。因此，T_2DM 可采用中西医病证结合治疗措施，可以有效控制血糖、改善患者症状、减轻西药副作用及延缓并发症发生发展。

4. 中医药在改善胰岛素抵抗及胰岛β细胞功能方面作用如何？

胰岛素分泌不足及胰岛素抵抗是 T_2DM 发生发展的核心病机。目前大量研究表明，中医药治疗在改善胰岛素抵抗及保护胰岛β细胞功能方面，具有独特的作用和优势。许多中药如黄芪、人参、枸杞、葛根、地黄、黄连、大黄等，已被证实对改善胰岛素抵抗和保护胰岛β细胞功能具有积极的作用。黄芪作为一味常用的中药，具有补气升阳、固表止汗等功效。现代药理学研究发现，黄芪能促进人体的胰岛β细胞分泌胰岛素及调控酶学表达改善胰岛素抵抗。同时，黄芪与其他中药如桑白皮、麦冬等合用，还能显著提高患者的血糖控制效果，改善 T_2DM 患者的胰岛功能。人参同样是一味具有多种功效的中药，如人参可大补元气、补脾益肺等。人参中的降糖成分如人参多糖、人参皂苷等，可以通过增强胰岛素敏感度来改善胰岛β细胞功能。同时，人参提取物能够增加胰岛素与受体的结合，从而发挥降糖作用。研究发现，具有解毒化浊功效的黄连解毒汤、葛根芩连汤可降低体内炎症因子水平，进而改善胰岛素抵抗。因此，中医药在改善胰岛素抵抗、保护胰岛β细胞功能方面疗效确切、优势突出。

5. 如何发挥中医专病专药的作用？

《素问·奇病论》记载："消渴，治之以兰，除陈气也"，提出可将佩兰用于消渴病临床治疗。佩兰具有芳香化湿、醒脾开胃、发表解暑的功效，尤善治脾经湿热。目前研究发现，佩兰可通过调节糖代谢、抑制α-淀粉酶和α-葡萄糖苷酶的活性等途径提高胰岛素敏感度，改善胰岛素抵抗，从而控制血糖。除此之外，佩兰对糖尿病肾病亦有保护作用，在控制血糖的同时还可防治其并发症，具有较大研究前景。

（四）中西医结合治疗方案

1. 糖尿病期

（1）痰（湿）热互结证

中医治疗　治法：清热化痰。

处方：小陷胸汤（《伤寒论》）加减。

方药：全瓜蒌20～30g，半夏12g，黄连6g，枳实9g。

中西医结合治疗要点　现代人高脂饮食、高碳水饮食、体力活动强度下降等特点，导致脾胃损伤，水谷之精气不能上输于脾而布散周身，内不滋长脏腑精气，外不濡养肢体、经络、官窍，反化热生湿成痰，因此阳热内盛、痰湿内阻是消渴病尤其是肥胖消渴病患者的重要病因病机。西医治疗以控制饮食及体重为主。西药治疗可选用二甲双胍、SGLT2i、GLP-1 等治疗。中医治疗重在健脾化湿。

（2）热盛伤津证

中医治疗　治法：清热生津止渴。

处方：消渴方（《丹溪心法》）或白虎加人参汤（《伤寒论》）加减。

方药：天花粉15g，石膏20g，黄连6g，生地黄15g，太子参10g，葛根15g，麦冬10g，甘草6g。

中西医结合治疗要点　本型患者可见典型的"三多一少"症状。消渴病的病机主要在于阴津亏损、燥热偏胜，以阴虚为本，燥热为标。两者互为因果，燥热愈盛则阴愈虚，阴愈虚则燥热愈盛。本型中西医结合治疗时应着重控制血糖与改善症状兼顾。

（3）气阴两虚证

中医治疗　治法：益气养阴。

处方：玉泉丸（《杂病源流犀烛》）或玉液汤（《医学衷中参西录》）加减。

方药：天花粉 15g，葛根 15g，麦冬 15g，太子参 10g，茯苓 10g，乌梅 10g，黄芪 15g，甘草 6g。

中西医结合治疗要点 本型通常为 T_2DM 病程较长时或疾病进入后期阶段。西医治疗时通常需加用胰岛素治疗协助控制血糖，及时筛查患者并发症情况，进行针对性治疗。中医治疗不仅需要对血糖进行管理，还需兼顾患者并发症情况，延缓并发症发生发展。

2. 并发症期

（1）肝肾阴虚证

中医治疗 治法：滋补肝肾。

处方：杞菊地黄丸（《医级》）或麦味地黄汤（《寿世保元》）加减。

方药：枸杞子 10g，菊花 10g，熟地黄 24g，山茱萸 12g，山药 12g，茯苓 9g，牡丹皮 9g，泽泻 9g，女贞子 10g，墨旱莲 10g。

中西医结合治疗要点 本型通常并发糖尿病视网膜病变及糖尿病肾病。糖尿病视网膜病变患者早期可无明显症状，因此定期进行眼底检查非常重要。对于早期糖尿病视网膜病变，可采取内科治疗。此外，对于糖尿病黄斑水肿，抗血管生长因子注射比单纯激光治疗更具成本效益，必要时需行手术治疗。对于糖尿病肾病，早期预防更为重要，应定期检测患者尿蛋白排泄率及肾功能，了解患者肾脏损害程度，中药如大剂量黄芪，以及解毒化浊药物如蛇舌草、土茯苓、大黄、佩兰等，对减少尿蛋白有帮助，可辨症加减应用，西药 SGLT2i、选择性盐皮质激素受体拮抗剂能够减少尿蛋白，保护肾脏。中西医结合治疗应从肝肾入手，在控制血糖的同时延缓并发症的进展。

（2）阴阳两虚证

中医治疗 治法：滋阴补阳。

处方：金匮肾气丸（《金匮要略》）加减，水肿者用济生肾气丸（《济生方》）加减。

方药：制附子 3g，桂枝 3g，熟地黄 24g，山茱萸 12g，山药 12g，泽泻 9g，茯苓 9g，牡丹皮 9g。

中西医结合治疗要点 此型多为 T_2DM 后期阶段，病程较长。此期患者胰岛功能处于减退甚至衰竭状态，临床多表现为严重 T_2DM 慢性并发症，如糖尿病足、终末期糖尿病肾病等，西医降糖时通常需使用胰岛素治疗，中医药治疗常选择肉桂、附子、熟地黄等气厚、味厚之品，并常需要运用虫类药活血通络。中西医结合治疗不仅需降糖，改善胰岛功能，还需改善患者并发症症状，延缓并发症进展。

3. 兼夹证

（1）兼痰浊

中医治疗 治法：理气化痰。

处方：二陈汤（《太平惠民和剂局方》）加减。

方药：法半夏 15g，陈皮 15g，茯苓 9g，炙甘草 6g，生姜 6g，乌梅 3g。

中西医结合治疗要点 此型通常以肥胖型 T_2DM 患者多见。中西医结合治疗不仅能兼顾患者血糖、体重，还能改善患者症状。

（2）兼血瘀

中医治疗 治法：活血化瘀。

处方：一般瘀血选用桃红四物汤（《医宗金鉴》）加减，也可根据瘀血的部位选用王清任五个逐瘀汤（《医林改错》）加减。

方药：桃仁 12g，红花 9g，当归 15g，生地黄 15g，川芎 9g，枳壳 6g，赤芍 9g，桔梗 6g，炙甘草 6g。

中西医结合治疗要点 此型通常为糖尿病合并大血管病变、外周血管病变、糖尿病足病等情况。中医治疗多考虑大量活血化瘀药的使用，尤其是虫类药的合理运用通常会有较好效果。西医治疗时可加用改善循环、抗血小板聚集等药物治疗。中西医结合治疗重点为改善患者症状，提高患者生存质量。

四、中西医结合诊疗流程图

2 型糖尿病的中西医结合诊疗流程如图 10-1。

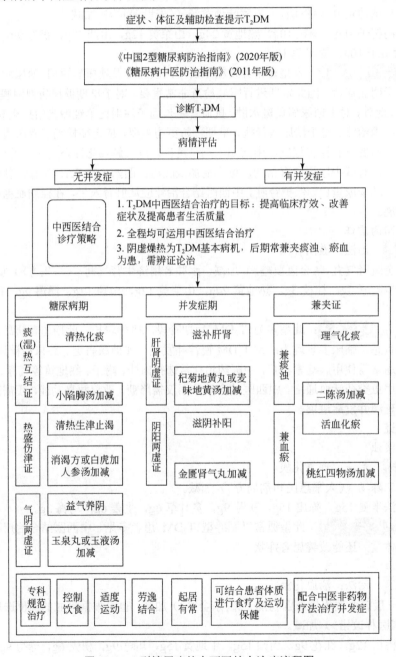

图 10-1　2 型糖尿病的中西医结合诊疗流程图

第十一章　风湿性疾病

第一节　风湿性疾病概述

一、概述及常见症状体征

风湿性疾病是影响骨、关节及其周围软组织，如肌肉、滑囊、肌腱、筋膜、神经等的一组疾病，共达百余种之多。其临床表现具有复杂性、多样性，常可累及多个脏器和系统，如肾脏、血液系统、呼吸系统、消化系统、心血管系统、神经系统，以及皮肤、口腔、眼等。在面对如此复杂难治性疾病，西医在临床诊治上已经取得了长足进展和丰硕成果，从非甾体抗炎药到糖皮质激素、慢作用抗风湿药，再到近年来报道较多的生物制剂靶向治疗和基因治疗等手段，对改善患者病情、提高生存率起到了重要作用。但我们也清晰地看到，在这些成绩取得的背景下，西医治疗也面临着诸多困境和挑战。

风湿性疾病多为系统性疾病，症状和体征表现复杂多样，但可主要概括为以下几方面。①发热：常为不明原因发热、不规则发热等；②疼痛：是风湿病的常见症状和体征，有关节疼痛、腰背痛、足跟痛等，伴有关节肿胀导致的功能障碍、晨僵等；③皮肤症状：皮疹、红斑、光敏感、口腔、外阴及皮肤溃疡等；④雷诺病：四肢末端在遇冷或者情绪激动的时候会出现发白、发红伴有麻木、疼痛及指尖破溃等现象；⑤肌痛肌无力：可出现肌肉疼痛、肌肉无力等表现；⑥风湿病多为系统性疾病，常会累及内脏系统，如累及肾脏，则会引发血尿、蛋白尿或水肿等症状，严重时可引起肾衰竭；累及心脏，则会导致心脏传导阻滞、心肌受累及心包积液等；累及呼吸系统，可出现间质性肺病、胸腔积液、胸膜炎及呼吸衰竭等；累及血液系统，会引起贫血，出现血小板、白细胞下降等症状。

二、中医病因病机及主要证候

（一）中医病因病机

中医学认为，风湿病是人体营卫失调，感受风寒湿热之邪引起；或日久体虚，内生痰浊、瘀血、热毒等，导致正邪相搏，从而使气血、经络、筋骨，甚至脏腑痹阻，失于濡养而出现肢体关节疼痛、麻木、肿胀、活动受限、僵硬变形等症状为特征，甚则累及脏腑的一类疾病。其病因病机总体上可以概括为以下四个方面。

1. 外感六淫之邪　六淫之邪是风湿病的主要外因。《素问·痹论》记载："风寒湿三气杂至，合而为痹也"。风、寒、湿三邪致病，其症状各有异，风邪胜者为行痹，寒邪胜者为痛痹，湿邪胜者为着痹。风性清扬开泄，善行而数变，故行痹常表现为四肢关节游走性疼痛。寒为阴邪，其性凝滞收引，脉道涩滞，气血不畅，不通而痛，故痛痹往往表现为关节局部冷痛。湿性重浊黏滞，流注关节，阻碍气血运行，故着痹表现为关节疼痛重着，痛处不移。热邪一般不单独导致风湿病，常依附于湿浊、瘀血等因素。湿热之邪痹阻关节，可见四肢关节红肿热痛，且病程缠绵难愈。

除了风寒湿热之邪外，燥邪亦可导致风湿病。《素问·阴阳应象大论》记载："燥盛则干"，《医方集解·润燥之剂》记载："燥在外则皮肤皲揭，在内则津少烦渴"。国医大师路志正教授提出"燥痹"病名，与病机、病症颇为一致。

2. 营卫失调 营行脉中，卫行脉外，阴阳相贯，营卫气血调和，则邪气不入；若营卫不和，则邪气易乘虚而入，侵犯机体。因此，营卫失调是风湿病发生的重要病机之一，如《金匮要略·中风历节病脉证并治》所载"营气不通，卫不独行，营卫俱微，三焦无所御，四属断绝，身体羸瘦，独足肿大，黄汗出，胫冷，假令发热，便为历节也"。若先天禀赋异常或素体亏虚，营阴不足，卫气虚弱，或起居不慎，寒温不适，或劳倦内伤，则外邪乘虚而入，气血阻滞，不通则痛，故项背不舒、骨节疼痛。现代医学的硬皮病，中医亦称为皮痹，是由于营卫失和，风寒湿邪乘虚侵袭肌表，则见皮肤冷痛、发硬、麻木。

3. 脏腑阴阳失调 脏腑功能失调，是风湿病发生、发展的另一个重要因素，也是疾病内传脏腑、经久不愈的原因之一。《素问·痹论》指出五体痹久延不愈，导致正气亏虚，复感于邪，而成五脏痹。若肺卫不固，复因形寒饮冷等病邪，导致肺气郁闭，肺失宣降，而见胸闷气促、咳嗽等症，乃生肺痹，可见于皮肌炎、硬皮病等累及肺者。若素体心阳不振，复感寒邪，进一步损伤心阳，可见胸闷、心慌、心悸等症状，而生心痹，可见于系统性红斑狼疮等累及心脏。脾痹者，主要表现为脾胃运化障碍，一者气血生化乏源，气血不足；二者水液运化失常，酿生痰浊，均可影响风湿病的发生与发展。肝主筋，肾主骨，且风湿病最常见的症状为关节疼痛，故肝肾两脏在风湿病中发挥重要作用。

4. 痰瘀内生 董西园在《医级·杂病》中记载："痹非三气，患在痰瘀"。痰瘀之邪不仅仅是机体在病邪作用下的病理产物，还可以作为病因进一步作用于人体，导致风湿病病程缠绵，病情加重。在风湿病中，痰瘀之邪侵犯机体，造成多种病变。若痰浊流注关节，则主要表现为关节胀滞麻木、活动不利；若以瘀血为主，脉道阻塞，血行不畅，不通而痛，主要表现为关节疼痛，且疼痛以刺痛为主，病程往往较长。痰瘀之邪共同作用，侵犯肌肤，则见痰核硬结、皮下结节；若流注关节，则关节肿胀疼痛；若病程日久，痰瘀深著筋骨，则关节畸形、屈伸不利，正如类风湿关节炎患者，若病情控制不佳，后期可见关节梭形肿胀、尺侧偏斜、天鹅颈样畸形、纽扣花样畸形等。

（二）主要证候

风湿病病情复杂，常累及多个系统，临床症状多种多样，这也导致了风湿病的证候表现千变万化。但总体而言，风湿病的常见证候可以概括为以下 5 个证候。

1. 热毒内蕴证 主要表现为高热，烦躁，面赤，斑疹鲜红，或口腔溃疡，或外阴溃疡，关节肌肉酸痛，小便黄赤，大便秘结，并伴有舌质红，苔黄燥，脉滑数或洪数等。本证常见于系统性红斑狼疮、白塞病、系统血管炎、皮肌炎等。

2. 血热血瘀证 主要表现为发热，面部红斑或四肢皮疹，肌肉关节疼痛，或伴有下肢硬结、红肿疼痛，并伴有烦躁不安，舌质红绛或舌下静脉曲张，脉数等。本证常见于系统性红斑狼疮、皮肌炎、结节性红斑等。

3. 阴虚津亏证 主要表现为持续低热或不发热，盗汗，面颧潮红，口干咽燥，眼睛干涩，视物模糊，局部斑疹暗褐，脱发，月经不调，闭经，舌质红，苔少或光剥，脉细或细数等。本证主要见于干燥综合征、系统性红斑狼疮、系统性硬化症等。

4.风湿热痹证 主要表现为关节肿胀疼痛，关节局部皮温升高，周身困重，或伴四肢肌肉酸痛，或伴晨僵，或伴发热，或伴游走性疼痛，后期部分患者可见关节畸形，舌质淡红，苔薄白腻，脉浮缓或浮涩等。本证常见于类风湿关节炎、痛风、风湿性多肌痛、纤维肌痛综合征、系统性红斑狼疮等。

5.阳虚寒凝证 主要表现为关节疼痛，遇寒加重，畏寒，或双手遇冷发白发紫的雷诺现象，后期部分患者可出现关节畸形，或指端坏死，舌质淡或暗，苔白，脉沉细等。常见于类风湿关节炎、混合性结缔组织病、系统性硬化症等。

三、中西医"病证结合"诊断思路

风湿病因其临床特点复杂多变，中西医在对其认识、诊断和治疗上都有各自的优点和不足，两者可以优势互补，取长补短，有机结合。临床上中西医结合治疗风湿病的目标就是提高疗效，减少毒副作用，提高患者生活质量。中西医结合不是单纯的中药加西药，而应该是在"病证结合"上。

第一，根据疾病不同时期，选择不同的中西医治疗方案。在疾病早期，疾病较轻，无系统损害，则根据疾病特点，以中医辨证治疗为主，适当加用西药治疗。如类风湿关节炎初发阶段，以中医药内服与外治为主要治疗方法，并在此基础上加用中小剂量的羟氯喹或甲氨蝶呤进行治疗；在疾病中后期，病情较重，有系或脏器损害，则以西药抗炎免疫抑制为主，中医辨证施治为辅。如重度活动的 SLE 患者，需运用大剂量或冲击量的糖皮质激素进行治疗，以控制病情，甚至挽救生命；在疾病稳定期，前期通过大剂量的西药治疗后，病情趋于稳定，西药的用量也逐步减少，机体免疫力依然处于抑制状态，此时需要中西医并重治疗。西药继续抗炎免疫抑制，防止病情反跳，中医则扶正祛邪为主，一方面扶助正气，防止继发感染，减少西药的副作用，另一方面辅助西药抗炎，即祛邪，防止病情复发，以帮助西药减量。第二，根据西药使用的不同剂量阶段，制定相应的中西医治疗方案。分别在西药使用大剂量阶段、减量阶段及小剂量维持阶段，探索和总结这三个阶段西药对病情改善和中医证候变化，在中医辨证思维的指导下，制定中西医结合治疗策略。第三，根据西药的不同副作用表现，制定相应的中西医结合治疗方案。包括糖皮质激素在内诸多西药，治疗作用强大，但毒副作用也不小，其中继发感染、胃溃疡、骨质疏松、股骨头坏死等是常见的副作用。因此，需根据西药所造成的不同副作用作为切入点，制定中医的治疗方案，优化中西医病证结合治疗策略。

四、中西医结合治疗优势与新进展

（一）中西医结合治疗优势

中西医结合的优势主要体现在中西医取长补短，优势互补。归纳起来，运用中西医结合治疗风湿免疫病过程中有两个大的方向和优势：第一，在疾病早期阶段，病情较轻尚未累及到内脏，则运用中医药治疗为主以缓解病情，阻滞疾病发展，减少或避免西药所带来的不良反应；第二，在疾病中晚期阶段，病情较重且已累及内脏，则在应用糖皮质激素和免疫抑制剂等西药治疗的基础上联合中药治疗，以期减少西药用量，增强疗效，减轻西药不良反应，提高患者生活质量，解决一些单用西药不能解决的问题，使两种治疗方法相得益彰。

（二）中西医结合治疗新进展

近年来，西医在风湿病领域的治疗新进展日新月异，其中以生物制剂和小分子靶向药物为代表的新生代药物的研发与生产极大提高了风湿病的疗效，在这样一个时代背景下中西医结合治疗风湿病也取得了许多成绩。

刘良院士将现代多学科高新技术融入中医药的开发与研究，通过研究类风湿关节炎的病理特性后，发现类风湿关节炎患者滑膜细胞具有极高的活性氧（ROS）和线粒体超氧化物特征，进一步研究发现中药提取物小檗碱能显著提高该类细胞的活性氧浓度而诱导细胞死亡。根据这一特性，开发了活性氧响应的纳米小檗碱药物，以提高治疗类风湿关节炎的疗效，开拓了中西药联用的思路和方法。中医药与激素联用治疗系统性红斑狼疮的优势体现在提高疗效、延长缓解期、避免或减少复发、避免或减少激素不良反应、保护肾上腺皮质功能等方面。范永升团队研究显示，解毒祛瘀滋阴法结合激素治疗系统性红斑狼疮具有明显的协同作用，"三维一体激素减副法"为减轻系统性红斑狼疮治疗中的激素副作用提供了有效的中西医结合方案。中国中医科学院广安门医院开展类风湿关节炎证候研究，筛选并确立了类风湿关节炎的常见证候，为类风湿关节炎诊疗规范化奠定了基础。同时，总结临床治疗活动期类风湿关节炎的诊疗经验，提出活动期类风湿关节炎的主要病机为湿、热、瘀，突破了从风寒湿及温肾散寒论治类风湿关节炎的传统治疗理念，继而构建类风湿关节炎病证方药体系，形成内治佐外治的综合治疗方案，提高了临床疗效。干燥综合征归属中医学燥痹范畴，研究表明，中医药在调节人体免疫功能、改善症状，尤其是缓解口眼干燥等腺体症状方面具有一定的优势。同时，中医个体化方案的运用，在一定程度上解决了西医治疗干燥综合征合并腺体外器官受累疗效欠佳、不良反应大的问题，可减少激素、免疫抑制剂的使用量，助力激素剂量的撤减。

当前，中西医结合治疗风湿病已取得阶段性成果，中西医结合干预风湿病的疗效日益受到重视和推荐，中西协同、优势互补在疑难风湿病方面逐步建立了中国特色的中西医结合治疗方案，临床治疗进一步规范化，疗效进一步客观化。中西医治疗风湿病的发展，当注重建设一体化的医疗体系与现代化的学科体系，推广规范化特色诊疗技术，打造新时代人才梯队，推动更具突破性的治疗成果不断涌现。

第二节 系统性红斑狼疮

一、中西医结合诊疗概述

系统性红斑狼疮（systemic lupus erythematosus，SLE）是一种自身免疫性疾病，患者对自身某些抗原失去免疫耐受，产生以抗核抗体为代表的致病性自身抗体，形成抗原抗体复合物，导致全身多个器官受累。SLE 的临床表现具有异质性，可以累及一个或多个器官，主要包括皮肤、肾脏、关节、血液系统、神经系统等，并呈现病情复发和缓解交替。SLE 的病因尚未明确，一般认为与遗传、内分泌、环境因素、药物等有关。SLE 好发于育龄期女性，多见于 15～45 岁，男女发病比例为 1∶（7～9）。中医古代文献中没有 SLE 及其类似的病名，只能根据 SLE 常见的症状或相似的病机，找到一些相关的病名，如"痹证""日晒疮""阴阳毒""温毒发斑"等。现代一些医家提出"红蝴蝶疮""蝶疮流注"等病名。

（一）中西医诊治现状

我国 SLE 缺乏全国性的流行病学调查数据，2000～2006 年，香港 SLE 的发病率为 3.1/10 万，其中女性为 5.4/10 万。2001 年香港 SLE 的患病率为 58.8/10 万，其中男性为 11.7/10 万，女性为 104/10 万；2009 年安徽省 SLE 的患病率为 37.56/10 万，其中男性为 6.17/10 万，女性为 67.78/10 万，北美地区 SLE 的发病率和患病率较高，分别为 23.2/10 万/年和 241/10 万人。随着近年来诊疗水平的提高，SLE 的预后明显改善，根据中国系统性红斑狼疮研究协作组的多中心数据，SLE 患者整体 1 年、3 年、5 年生存率分别为 99.3%、98.2%、97.2%。

1. 西医治疗现状 SLE 目前尚不能治愈，治疗的目标是疾病的长期完全缓解。因此，在疾病活动期，应该评估疾病的活动性和器官损害程度，尤其是判断是否有重要脏器受累，制定合理的治疗方案，尽快使病情得到缓解。在疾病缓解后，使用尽可能少的药物使疾病保持长期缓解，避免复发，同时减少药物的毒副作用。对于没有重要器官受累的轻型 SLE 患者的治疗，一般选用非甾体抗炎药、羟氯喹、糖皮质激素，对于部分难治性或病情反复的患者，可选用免疫抑制剂。对于重要脏器受累的 SLE 患者，应该尽快迅速控制病情，减少对重要器官的损害，一般使用足量糖皮质激素 [1mg/(kg·d)]，待病情稳定后 1～2 周开始缓慢减量；当病情非常严重，进展迅速甚至危及生命时，可采用大剂量冲击疗法（500～1000mg/d）治疗 3 日，而后用 0.5mg/(kg·d) 治疗，随着病情的稳定逐渐减量，尽量维持≤7.5mg/d。对于重要脏器受累的 SLE 患者应根据系统受累的部位选择相应的免疫抑制剂，如环磷酰胺、吗替麦考酚酸酯、硫唑嘌呤、环孢素或他克莫司等。随着医疗的进步，西医治疗 SLE 方面陆续涌现出多种生物制剂。阻断参与疾病发生的免疫细胞间的相互作用、抑制 T、B 淋巴细胞活化等是这类药物的主要作用机制。贝利尤单抗、利妥昔单抗是目前针对 B 淋巴细胞常用生物制剂，其中贝利尤单抗是专门针对 SLE 而研发生产，生物制剂的使用在很大程度上提高了 SLE 治疗的临床疗效。相关研究显示重度 SLE 患者的临床症状经血浆置换法治疗后得到改善，有效率为 87.3%。

2. 中西医结合治疗现状 中西医结合治疗本病是目前较切实可靠、疗效稳定的治疗方案。对于 SLE 而言，目前中西医结合治疗主要聚焦于中医辨证论治与西医分型、分期论治结合。如范永升教授及其团队提出的"二型九证"和"三维一体激素减副法"就是根据 SLE 西医分型和分期的不同而采用的中医辨治方法。"二型九证"就是在 SLE 轻重型不同的基础上，根据 SLE 临床表现规律，进一步提出"辨九证论治"，目前"二型九证"辨治法写进了由中国中西医结合学会发布的《系统性红斑狼疮中西医结合诊疗指南》，"二型九证法"已成为行业内 SLE 的中医辨治规范。"三维一体激素减副法"就是根据 SLE 治疗的不同时期和阶段而采取不同的中医辨治方法。SLE 糖皮质激素使用不时期其有着明显的证候演变规律。①激素大剂量阶段：由于纯阳之激素容易助阳化热、迫血妄行，患者往往兼见烦躁易怒、面色潮红、口渴、舌红脉数等症，治以清营凉血、滋阴降火之法，方用犀角地黄汤等加减治疗；②减量阶段：由于前期的激素大剂量使用，阳热伤阴，导致阴虚内热或气阴两虚，患者往往兼见口干心烦、自汗盗汗、舌红少津、脉细数等症，治以滋阴清热、益气养阴之法，方用二至丸合大补阴丸或杞菊地黄汤等加减治疗；③维持量阶段：由于外源性激素应用日久对下丘脑-垂体-肾上腺轴的反馈性抑制导致肾上腺功能减退，激素撤减后出现的相对阳气不足现象，加之阴血为激素长期应用所伤，患者往往兼见神疲乏力、面色无华、畏寒肢冷、纳少便溏、舌淡苔白等症状，治以健脾温肾、益气养血之法，方用真武汤、归脾汤等加减治疗；维持量日久，加之大剂量及减量阶段的应用，容易出现气机不畅，瘀血停滞，导致气滞血瘀，故治疗时往往还需要配伍活血化瘀之品，以改善微循环，调节血液黏稠度，得以祛瘀生新。

中西医结合，取长补短，可以缩短疾病进程，有效缓解临床症状，在减少疾病治疗过程中的不良反应等方面疗效颇佳。至今中西医结合治疗 SLE 已取得了丰硕的成果，中西医结合的治疗方案逐渐积累，众多临床文献纷纷报道，但地区间中西医诊治质量仍参差不齐，部分临床研究存在试验设计不合理、试验叙述不严谨等各种问题，不利于形成具有说服力的循证支持。发挥中医药的巨大优势，为拓展和寻求治疗 SLE 的新途径和研制新药提供理论基础和科学依据，中西医结合诊治 SLE 仍有很长的路要走。

（二）主要临床问题

1. SLE 全病程是否都可以应用中西医结合协同治疗？

2. 重度 SLE 患者如何合理使用中西医协同治疗方法？

3. 长期应用小剂量糖皮质激素（泼尼松≤10mg/d 或等效剂量的其他糖皮质激素）的 SLE 患者，如何通过中医药实现病情长期持续缓解？

4. 如何应用中医药减轻糖皮质激素的副作用？

（三）中医核心病机及中西医结合优势环节

1. 中医核心病机　SLE 患者其根本病因病机为"禀赋不足、肾精亏虚"，在此基础上复感受外界的邪气，阻闭脉络，累及五脏六腑而发病。中医认为这与先天禀赋不足有关，这与现代医学遗传可能是 SLE 患者的病因之一不谋而合。复感外邪是 SLE 重要的诱发因素，日光暴晒，光毒侵袭肌表，内外合邪而发红斑皮疹；外感风寒湿热等邪气，痹阻经络，气血运行不畅，不通则痛，故关节、筋骨、肌肉疼痛；外邪入里，气化不利，津液失布，故发水肿；外邪郁而成毒，稽留体内，损伤脏腑；热毒入血或情志不遂，郁而化火，煎灼阴血而成瘀。因此，SLE 发病的核心病机是本虚标实，以肾虚为本，热毒、血瘀为标。

2. 中西医结合优势　SLE 因其临床特点复杂多变，中西医在对其认识、诊断和治疗上都有各自的优点和不足，中医的优势在于宏观、辨证和扶正，而西医的优势在于微观、辨病和祛邪，两者可以优势互补，取长补短，有机结合。临床上中西医结合治疗 SLE 取得了优于单用一种治疗方法的效果，并且减少了不良反应。中西医结合治疗 SLE 目前已成为临床主要治疗方案，其主要优势就是提高疗效，减少毒副作用，提高患者生活质量。中西医结合治疗 SLE 的优势主要体现在以下三个环节。

第一，根据疾病不同时期，选择不同的中西医治疗方案。在 SLE 初期或稳定期，疾病较轻，无系统损害，则依据疾病特点，以中医辨证治疗为主，适当加用中小剂量的羟氯喹或其他免疫抑制剂进行治疗；在疾病活动期，病情较重，有系统或脏器损害，则以西药抗炎免疫抑制为主，中医辨证施治为辅。如重度活动的 SLE 患者，治疗上需大剂量或冲击量的糖皮质激素进行治疗，以控制病情，甚至挽救生命；在疾病稳定期，前期通过大剂量的西药治疗后，病情趋于稳定，西药的用量也逐步减少，机体免疫力依然处于抑制状态，此时需要中西医并重治疗。西药继续抗炎免疫抑制，防止病情反跳，中医则扶正祛邪为主，一方面扶助正气，防止继发感染，减少西药在副作用，另一方面辅助西药抗炎，即祛邪，防止病情复发，以帮助西药的减量。

第二，根据西药使用的不同剂量阶段，制定相应的中西医治疗方案。分别在西药使用大剂量阶段、减量阶段及小剂量维持阶段探索和总结西药对病情改善和中医证候变化的影响，在中医辨证思维的指导下，在西药治疗不同阶段制定中西医结合治疗策略。

第三，根据西药的不同副作用表现，制定相应的中西医结治疗方案。包括糖皮质激素在内的诸多西药，治疗作用强大，但毒副作用也不小，其中继发感染、胃溃疡、骨质疏松、股骨头坏死等是常见的副作用表现。因此，需根据西药所造成的副作用的不同表现作为切入点，制定中医的治疗方案，发挥中西医结合治疗优势。

二、中西医结合诊断思路与方法

（一）系统性红斑狼疮的西医诊断与诊断标准

1. 西医辨病 SLE 是一类高度异质性的疾病，临床表现多种多样，部分早期患者症状缺乏特异性，表现为发热、乏力、体重减轻等，应该特别注意。

活动期 SLE 患者大多有全身症状表现，如发热、食欲下降、疲乏、消瘦等。患者起病一般先累及一个器官或系统，之后逐渐扩展到多个系统。

累及皮肤和黏膜可表现多种多样，大体可分为特异性和非特异性两类：特异性皮损有蝶形红斑、亚急性皮肤红斑狼疮、盘状红斑；非特异性皮损有光过敏、脱发、口腔溃疡、皮肤血管炎（紫癜）、色素改变（沉着或脱失）、网状青斑等。

累及骨骼肌肉表现有关节痛、关节炎（少部分患者可出现关节畸形）及肌痛、肌无力、无血管性骨坏死、骨质疏松等。

肾脏受累是 SLE 最重要的临床表现，几乎所有的 SLE 患者都可出现肾脏受累，也是造成 SLE 患者死亡的重要原因。SLE 肾脏受累的临床表现复杂，从无任何肾炎临床症状的亚临床狼疮性肾炎到终末期尿毒症都可见到。

SLE 心脏病变包括心包炎、心肌炎、心内膜及瓣膜病变等。临床表现有胸闷、胸痛、心悸、心脏扩大、充血性心力衰竭、心律失常、心脏杂音等。多数情况下 SLE 的心肌损害不太严重，在病程早期可无明显临床症状，但是在重症 SLE 患者中，可伴有心功能不全，为预后不良的指征。

SLE 呼吸系统受累多见，病变可累及胸膜、肺实质、气道、血管等各个部位，临床表现复杂，可表现为胸痛、咳嗽、呼吸困难等。有研究显示，SLE 发病时仅 3%的患者累及肺部，但随着病程发展，约 1/2 的患者可出现肺部受累。

神经精神狼疮（neuropsychiatric lupus，NP-SLE）包括多种神经性和精神性的症状表现，可累及中枢神经系统和外周神经系统，一般是血管性损伤、炎症性损伤造成的。神经系统表现多种多样，从头痛、头晕、注意力下降，到各种运动障碍、癫痫、卒中甚至昏迷都可见到，因此诊断与鉴别诊断存在一定困难。

SLE 血液系统受累较为常见，三系均可受累，还可表现为血凝机制和纤溶机制等异常。活动性 SLE 中常见血红蛋白下降、白细胞和（或）血小板计数减少，这些表现也可是 SLE 的首发症状，需要与血液系统疾病相鉴别。

SLE 患者消化系统表现很常见，有 25%～40%的 SLE 患者出现消化系统症状。临床表现包括食欲减退、腹痛、呕吐、腹泻或腹水、黄疸等。早期出现肝功能损伤与预后不良相关。少数患者可并发急腹症，如胰腺炎、肠坏死、肠梗阻，这些往往与 SLE 活动性相关。

2. 诊断标准 西医诊断标准可参照《2020 中国系统性红斑狼疮诊疗指南》推荐的 2012 年国际狼疮研究临床协作组（SLICC）SLE 分类标准或 2019 年欧洲抗风湿病联盟（EULAR）/美国风湿病学会（ACR）SLE 分类标准对疑似 SLE 者进行诊断。

（二）系统性红斑狼疮临床分型与分期

1. 分型 SLE 的疾病活动度评估采用 SLEDAI-2000 进行评分，将无明显脏器损害，

SLEDAI-2000≤6 的定为轻型；将有明显脏器损害，或 SLEDAI-2000≥7 的定为重型。

2. 分期　根据 SLE 的分型特点和治疗需求，目前对于中重度的 SLE 公认的治疗分期主要分为诱导缓解期和维持治疗期。诱导缓解期的糖皮质激素以足量治疗为主 [泼尼松≥lmg/（kg·d）]，甚至是冲击治疗，以快速控制病情，达到诱导缓解的目的；维持治疗期前期通过诱导缓解期治疗后，病情保持稳定，可以继续进行维持治疗，预防疾病复发，这一期的糖皮质激素以维持量治疗为主 [泼尼松≥0.5mg/（kg·d）]，并根据病情改善情况逐渐减量。

（三）系统性红斑狼疮的中医证候诊断标准与证治分型

1. 轻型

（1）风湿热痹证

【主症】关节肿胀，关节疼痛。

【次症】四肢肌肉酸痛，周身困重，关节局部皮温升高，发热。

【舌脉】舌质红，苔黄腻，脉滑或滑数。

具备 1 项主症和 2 项次症，结合舌脉，即可诊断。

本证多见于 SLE 以关节和肌肉病变为主要表现者。

（2）阴虚内热证

【主症】低热，盗汗，面颧潮红，口干咽燥。

【次症】局部斑疹暗褐，腰膝酸软，脱发，眼睛干涩，月经不调或闭经。

【舌脉】舌质红，苔少或光剥，脉细或细数。

具备 1 项主症和 2 项次症，结合舌脉，即可诊断。

如内热不明显，伴见脱发、腰酸、目糊等，则多为肝肾阴虚；伴见气短、乏力等，则多为气阴两虚。

本证多见于 SLE 疾病轻度活动期或缓解期。

（3）气血亏虚证

【主症】神疲乏力，面色无华，心悸气短。

【次症】自汗，头晕眼花，纳差，便溏。

【舌脉】舌质淡红，苔薄白，脉细弱。

具备 1 项主症和 2 项次症，结合舌脉，即可诊断。

本证多见于 SLE 缓解期或以血三系轻度减少为主要表现者。

2. 重型

（1）热毒炽盛证

【主症】高热，斑疹鲜红。

【次症】面赤，口渴，烦躁，神昏谵语，小便黄赤，大便秘结。

【舌脉】舌质红，苔黄燥，脉滑数或洪数。

具备 1 项主症和 2 项次症，结合舌脉，即可诊断。

本证多见于 SLE 急性活动期，全身症状明显并伴有 1 个及以上脏器或系统明显损害。

（2）饮邪凌心证

【主症】胸闷，气短，心悸怔忡。

【次症】心烦神疲，面晦唇紫，肢端怕凉隐痛，重者喘促不宁，下肢水肿。

【舌脉】舌质暗红，苔滑灰腻，脉细数或细涩结代。

具备 1 项主症和 2 项次症，结合舌脉，即可诊断。

本证多见于 SLE 急性活动期出现心血管和呼吸系统损害（包括心包炎、心内膜炎、心肌炎、肺动脉高压等）。

（3）痰热郁肺证

【主症】咳嗽，气喘，咳痰色黄或黏稠。

【次症】胸闷胸痛，咽干口燥，发热。

【舌脉】舌质暗红，苔黄腻，脉滑数。

具备 1 项主症和 2 项次症，结合舌脉，即可诊断。

本证多见于 SLE 合并肺部损害。

（4）肝郁血瘀证

【主症】胁肋作痛，情志抑郁，痞满或腹胀。

【次症】胁下有癥块，黄疸，女性可见月经不调或闭经。

【舌脉】舌质紫暗有瘀斑，脉弦细或细涩。

具备 1 项主症和 2 项次症，结合舌脉，即可诊断。

本证多见于 SLE 合并肝脏损害。

（5）脾肾阳虚证

【主症】面目四肢浮肿，面色苍白，畏寒肢冷。

【次症】腹满纳差，尿浊或尿少或小便清长，腰酸，便溏。

【舌脉】舌质淡胖边有齿痕，苔薄白滑，脉沉细。

具备 1 项主症和 2 项次症，结合舌脉，即可诊断。

本证多见于 SLE 急性活动期合并肾脏损害，表现为肾病综合征者。

（6）风痰内动证

【主症】眩晕，头痛，肢端发麻，突然昏仆或抽搐吐涎。

【次症】目糊，面唇麻木，四肢颤动，记忆减退。

【舌脉】舌质暗，苔白腻，脉弦滑。

具备 1 项主症和 2 项次症，结合舌脉，即可诊断。

本证多见于 SLE 合并神经系统损害。

三、中西医结合治疗思路

（一）西医治疗原则

主要参照《2020 中国系统性红斑狼疮诊疗指南》相关原则，即遵循早期、个体化治疗，最大限度地延缓疾病进展，降低器官损害，改善预后。短期应控制疾病活动、改善临床症状，达到临床缓解；长期应预防和减少复发，减少药物不良反应，预防和控制疾病所致的器官损害，实现病情长期持续缓解，降低病死率，提高患者的生活质量。具体则根据患者的病情，制定个性化的治疗方案：对于无禁忌证的患者，推荐长期使用羟氯喹、糖皮质激素作为治疗 SLE 的基础用药，应根据病情适时调整，逐步降至安全剂量以下；对于减量困难、疗效不佳或伴有脏器受累的患者，建议使用免疫抑制剂进行治疗。

（二）中西医结合治疗原则

发挥中医与西医各自优势，改善临床症状，以提高疗效和患者生活质量，并且减少激素和免疫抑制剂造成的感染、骨质疏松等副作用，达到增效减毒的效果。具体采用辨西医的病与辨中医的证相结合的方法。参考《2020 中国系统性红斑狼疮诊疗指南》明确疾病诊断，根据病情轻重及脏器受累情况确定分型，结合中医四诊八纲辨清中医证候，有针对性地应用中西医结合协同治疗方案，特殊情况下，应根据病情的轻重和证候的辨证灵活对待。

（三）临床问题推荐建议

1. SLE 全病程是否都可以应用中西医结合协同治疗？

SLE 全病程建议都可应用中西医结合方法协同治疗，但不同时期有不同的侧重。轻度活动期与稳定期，应更重视中医的辨证施治，增强体质，减少感染，并针对骨质疏松等并发症对症治疗；疾病的中、重度活动期，应更重视西医治疗方法，同时结合中医辨证施治，并应注意对患者因糖皮质激素引起的失眠、烦躁、月经不调等进行对症治疗。在中西医联合用药过程中，应注意药物相互作用及不良反应。因 SLE 发病常累及全身多系统、多脏器，运用中西医结合治疗时应注意多学科（肾病、神经、呼吸、心血管、皮肤等）协作。

2. 重度 SLE 患者如何合理使用中西医协同治疗方法？

重度 SLE 患者，建议重视大剂量糖皮质激素［≥1mg/(kg·d)］泼尼松或等效剂量的其他糖皮质激素）、免疫抑制剂及生物制剂的治疗，中医以辨证施治为基本原则，根据 SLE "毒瘀虚"的主要病机，主要采用"解毒祛瘀滋肾法"，并针对西药使用过程中出现的毒副作用及并发症，进行辨证加减治疗，如重症患者出现神昏，可加用安宫牛黄丸等清心开窍中药。

3. 长期应用小剂量糖皮质激素（泼尼松≤10mg/d 或等效剂量的其他糖皮质激素）的 SLE 患者，如何通过中医药实现病情长期持续缓解？

长期小剂量维持阶段多表现为气阴不足，阴阳失调，建议补益气阴，调补阴阳，以实现病情长期持续缓解。还应针对不同副作用、并发症而治，如骨质疏松应补肾活血，易于外感应补气固表等。

4. 如何应用中医药减轻糖皮质激素的副作用？

针对糖皮质激素的副作用建议采用"三维一体"的治疗方法（以辨证施治为主，结合糖皮质激素不同剂量阶段、不同副作用表现进行治疗），有利于提高疗效，有助于糖皮质激素的撤减，以及减少其副作用。一般在大剂量使用阶段，患者多表现为热毒炽盛或阴虚火旺，治以清热解毒或滋阴降火；中低剂量时多表现为阴虚或气阴不足，可用益阴或益气阴治法；长期小剂量使用时多表现为阴阳两虚，应调补阴阳。

（四）中西医结合治疗方案

1. 轻型

（1）风湿热痹证

中医治疗 治法：祛风化湿，清热通络。

处方：白虎加桂枝汤加减（《金匮要略》）。

方药：石膏^先煎30g，桂枝 9g，炒白芍 15g，知母 9g，薏苡仁 30g，炙甘草 9g，羌活 9g，独活 9g，秦艽 9g，威灵仙 9g，宣木瓜 6g，细辛 3g，豨莶草 12g。

中西医结合治疗要点 本型一般为轻度活动，以关节肌肉疼痛为主要表现，无明显内脏受累，根据病情采用中西医结合或中医治疗为主的方法。西医治疗主要以小剂量糖皮质激素、羟氯喹及非甾体抗炎药为主，免疫抑制剂视情况可选用甲氨蝶呤、来氟米特等，同时应提醒患者避免劳累、日晒、感染、计划外妊娠等诱发因素。

（2）阴虚内热证

中医治疗 治法：滋阴清热，解毒祛瘀。

处方：青蒿鳖甲汤加减（《温病条辨》）。

方药：青蒿 30g，鳖甲^{先煎}12g，生地黄 15g，知母 9g，地骨皮 12g，白花蛇舌草 12g，赤芍 12g，佛手 9g，生甘草 9g。

中西医结合治疗要点　本型一般为轻、中度活动，有的以低热及轻微皮疹为主要表现，无明显内脏受累，可以发挥中医治疗的优势。西医治疗以小剂量糖皮质激素、羟氯喹及非甾体抗炎药为主，根据疾病活动度调整糖皮质激素用量，根据不同系统受累情况选择合适的免疫抑制剂，如甲氨蝶呤、硫唑嘌呤等，同时进行密切随访，在保证疾病稳定前提下逐步减少糖皮质激素用量。

（3）气血亏虚证

中医治疗　治法：益气养血。

处方：当归补血汤加减（《内外伤辨惑论》）。

方药：黄芪 12g，当归 10g，青蒿 15g，太子参 12g，仙鹤草 9g，白芍 12g，生地黄 10g，白术 10g，茯苓 12g，炙甘草 9g。

中西医结合治疗要点　本型一般以轻度的血液系统受累为主，多见于病程较长或血液系统轻度受累为主的患者，主要表现为轻度贫血、白细胞计数减少、血小板计数减少、乏力等。根据病情采用中西医结合或中医治疗为主的方法。西医治疗以中、小剂量糖皮质激素和羟氯喹为主，免疫抑制剂酌情选用环孢素、他克莫司等，并应密切观察，部分患者有可能会发展为重型，应注意观察。

2. 重型

（1）热毒炽盛证

中医治疗　治法：清热解毒，凉血消斑。

处方：犀角地黄汤加减（《外台秘要》）。

方药：水牛角^{先煎}30g，生地黄 9g，赤芍 12g，牡丹皮 9g，青蒿 30g，玄参 12g，大青叶 12g，金银花 10g。

中西医结合治疗要点　本型一般为狼疮重度活动，部分为中度活动，主要表现为高热、红斑伴不同程度的脏器损伤，应以西医治疗为主，使用足量或者冲击量的糖皮质激素联合免疫抑制剂治疗，必要时应用生物制剂及免疫球蛋白等；同时需处理合并感染等并发症。中医治疗重在"祛邪"，可提高疗效，减少合并感染等副作用。如无禁忌证，一般可加用中药。

（2）饮邪凌心证

中医治疗　治法：通阳利水，益气养心。

处方：苓桂术甘汤加减（《金匮要略》）。

方药：茯苓 15g，桂枝 9g，白术 12g，炙甘草 9g，汉防己 6g，生黄芪 12g，丹参 10g，瓜蒌皮 10g，薤白 9g。

中西医结合治疗要点　本型主要为狼疮所致心、肺损害，表现为心力衰竭、肺动脉高压等，部分患者预后不佳，西医治疗除足量的糖皮质激素和免疫抑制剂外，还需要加强利尿、强心等的辅助治疗。中医治疗作为重要的补充，应灵活选择给药时机。

（3）痰热郁肺证

中医治疗　治法：清热化痰，宣肺平喘。

处方：麻杏石甘汤（《伤寒论》）合千金苇茎汤（《金匮要略》）加减。

方药：麻黄 9g，杏仁 6g，石膏^{先煎}30g，生甘草 9g，芦根 10g，薏苡仁 15g，桃仁 6g，鱼腥草 25g，冬瓜仁 10g，野荞麦根 20g。

中西医结合治疗要点　本型多为狼疮重度活动甚至狼疮危象，主要是 SLE 累及呼吸系统，表现为胸膜炎、间质性肺炎、肺减缩综合征、弥漫性肺泡出血综合征等，大剂量或冲击剂量的糖皮质激素联合免疫抑制剂治疗是关键，同时应注意感染的预防及治疗，呼吸及辅助通气，部分患者预后不佳。中医治疗肺部感染有一定的作用，应重视辨证用药。

（4）肝郁血瘀证

中医治疗　治法：疏肝解郁，活血化瘀。

处方：四逆散加减（《伤寒论》）。

方药：柴胡 9g，枳实 9g，白芍 12g，生甘草 9g，当归 10g，郁金 10g，茯苓 15g，佛手 9g，香附 9g。

中西医结合治疗要点　本型主要为狼疮累及肝及消化系统，表现为不同程度的肝功能异常，多数对糖皮质激素治疗反应良好，但糖皮质激素减量过程容易复发，免疫抑制剂则多数存在肝脏毒性，中医治疗可促进病情稳定，改善肝功能，预防疾病复发。但也应注意观察中药潜在的肝脏毒性。对于无肝脏受累，但出现本型中医证候者，也可参照用药。

（5）脾肾阳虚证

中医治疗　治法：温肾健脾，化气行水。

处方：真武汤加减（《伤寒论》）。

方药：制附子^{先煎}6g，茯苓 15g，白术 12g，白芍 12g，桂枝 9g，生姜 6g，山药 15g，泽泻 9g，青蒿 12g。

中西医结合治疗要点　本型多为狼疮肾炎活动时常见的证型，主要表现为水肿、蛋白尿、血尿、高血压及不同程度的肾功能损害，西医治疗应根据肾脏病理类型及临床表现，选择合适的糖皮质激素联合免疫抑制剂治疗，同时处理继发感染、血栓、水电解质紊乱等并发症。中医治疗主要是"扶正"，发挥其增效减毒作用。

（6）风痰内动证

中医治疗　治法：涤痰熄风，开窍通络。

处方：重者羚角钩藤汤（《通俗伤寒论》）合（或）安宫牛黄丸（《温病条辨》）；轻者天麻钩藤饮（《中医内科杂病证治新义》）合止痉散（《流行性乙型脑炎中医治疗法》）加减。

方药：水牛角^{先煎}30g，钩藤 12g，竹茹 9g，生地黄 12g，桑叶 10g，茯神 9g，川贝母 9g；天麻 10g，钩藤^{后下}12g，石决明^{先煎}15g，杜仲 10g，牛膝 10g，僵蚕 10g，白附子 6g，全蝎 5g，黄芩 9g，青蒿 12g，茯神 9g。

中西医结合治疗要点　本型主要出现在神经精神狼疮，临床表现轻重不一，急性期应以大剂量糖皮质激素或甲基泼尼松龙冲击联合免疫抑制剂治疗为主。中医治疗应选择恰当的时机与灵活的给药方式。

四、中西医结合诊疗流程图

系统性红斑狼疮的中西医结合诊疗流程如图 11-1。

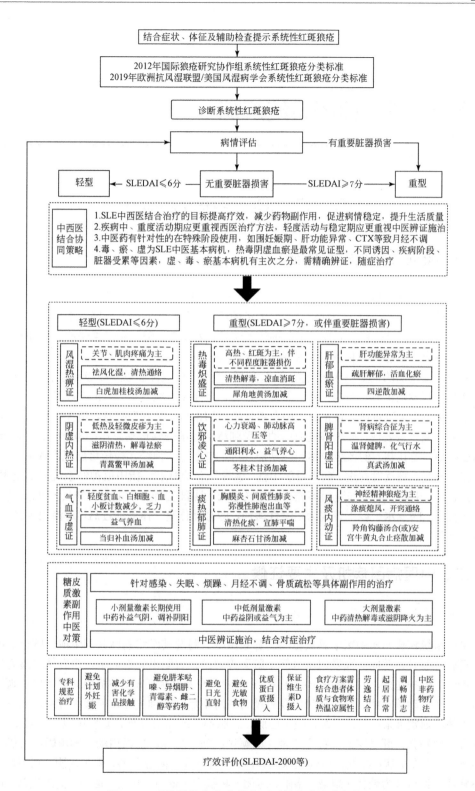

图 11-1 系统性红斑狼疮的中西医结合诊疗流程图

第十二章 神经系统疾病

第一节 神经系统疾病概述

一、概述及常见症状体征

神经系统包括中枢神经系统和周围神经系统两部分,前者主管分析综合内外环境传来的信息并做出反应,后者主管传导神经冲动。人类的语言、记忆、思维、判断、推理等高级神经功能活动,以及随意运动和感觉等无不由神经系统管理和支配。因此神经系统的结构和功能发生障碍后,将会严重影响人体最基本和最重要的活动。

神经系统疾病的主要临床表现为运动、感觉、反射、自主神经以及高级神经活动功能障碍。临床症状按其发病机制可分为四组:①缺损症状,指神经组织受损时,正常神经功能减弱或缺失,如内囊病变导致对侧肢体偏瘫、偏身感觉障碍和偏盲;②刺激症状,指神经组织受激惹后所产生的过度兴奋表现,如大脑皮质运动区受刺激引起部分性运动发作;③释放症状,指高级中枢受损后,受其制约的低级中枢出现功能亢进,如上运动神经元损伤可出现锥体束征,表现为肌张力升高、腱反射亢进、病理反射阳性;④断联休克症状,指中枢神经系统局部发生急性严重损害时,引起功能上与受损部位有密切联系的远隔部位神经功能短暂缺失,如急性脊髓横贯性损伤时,病变水平以下表现为迟缓性瘫痪,即脊髓休克,休克期过后,逐渐出现神经缺损和释放症状。

二、中医病因病机及主要证候

(一)中医病因病机

神经系统疾病归属中医学脑病范畴。脑系由脑、髓及其经络筋脉共同组成。脑位于颅内,外被筋膜及颅骨,并向头面发出脑气筋。脑下接脊髓,脊髓沿脊柱向下,由脊柱"凑叠连贯,互相勘合"保护在外,并向外分出脑气筋,分布到周身及其他脏腑,和脑髓共同完成协调脏腑、主持感觉和运动等功能。脑的病理主要表现为髓海不足,元神失养,或痰火扰神,脑气不通,神明不清,则发痴呆;气血逆乱,横窜经脉,脑脉痹阻或血溢脉外,则发中风;重阴重阳,神明逆乱,则癫狂;肝气逆乱,神不守舍,则癫痫;筋脉失养,虚风内动,则震颤;五脏气弱,经脉失养,则发痿病;经气壅遏或经脉失养,则头痛眩晕;阴虚阳盛,阳不入阴,则不寐多梦。脑系病证大致可分为脑体(髓减、络阻、窍闭)和脑用(智力、知觉、运动、情志失常)两类。临床上中风、痴呆、头痛、眩晕、癫狂、痫证、颤振、痿病等皆属于脑系病证范畴。脑与五脏之间通过经络联系密切,脑病的病机多与五脏六腑之阴阳气血功能失调有关。其病因病机概括如下。

1. 中毒和外伤 中毒常见药物中毒、食物中毒、酒精中毒、虫兽毒、煤气中毒及慢性重金属接触性中毒等，其病理结局均会对脑神产生必然的损害。意外车祸、高空坠落及斗殴是造成颅脑外伤的首要因素，轻则脑髓震荡，表现为头痛、头晕、记忆力减退；重则脑出血，昏迷不醒。或因脑部受伤（如产伤、跌仆等），血络受损，血溢脉外导致瘀血阻滞脑部而发病，表现为头痛、头晕、痴呆、癫痫等。

2. 外感 《素问·太阴阳明论》云："伤于风者，上先受之"。风邪为百病之长，易与他邪合而犯脑，如风寒、风火、风痰、风热等，所致疾病表现为头痛、头晕、半身不遂、高热抽搐等。寒中于脑、暑扰神明、湿蒙清窍、燥邪伤神、火扰神昏等病机也可导致头痛、头晕、神昏谵语、痴呆、癫痫及痿证等。外感疫疠之气，温热疫毒传变伤及脑神，可导致神昏谵语、发狂谵妄及肢体瘫废。

3. 饮食不节 包括饮食失常、饮食不洁和饮食偏嗜。长期过饥，气血不足，则脑失所养，髓海失充，可发为多种脑病，如脑发育不良症、脑髓消、健忘等。长期过饱或嗜食肥甘厚味，辛辣刺激，或饮酒过度，伤及脾胃，酿生痰热，痰瘀互阻，积热生风，风火痰相煽，上冲于脑，脑脉瘀阻发为中风。饮食失节，脾虚胃弱，痰湿内生，上蒙清窍，神机失用，发为痴呆。进食不洁，而引发脑病，如疫毒痢，毒气犯脑，故症见高热神昏，甚则四肢抽搐等脑神失主之象。另如误食有绦虫卵污染之品，易使猪囊尾蚴寄生于脑而发为脑囊虫病。

4. 情志失调 忧郁恼怒，情志不遂，肝失条达，郁而化火，上扰清窍，可发为头痛、眩晕。七情所伤，肝气郁结，气郁化火，或暴怒伤肝，肝阳暴张，内风动越，或心火暴甚，风火相煽，血随气逆，引起气血逆乱，上冲犯脑，血溢脉外或血瘀脑脉，而发为中风。思虑伤脾，脾虚气血生化无源，气血不足，脑失所养，神明失用，或脾虚失运，痰湿内生，清窍受蒙而致痴呆。又《证治汇补·痫病》曰："或因卒然闻惊而得，惊则神出舍空，痰涎乘间而归之"。突受惊恐致气机逆乱，痰浊遂其上逆而蒙蔽清窍，发为痫病。

5. 先天因素 包括先天禀赋不足、母病及胎及遗传因素等。如父母体质欠佳，精弱精病，则子代易患五迟、五软、解颅等疾病。母病及胎，胎孕调理失宜，故胎儿在母体中即疾病在身，如药物致畸胎等。而遗传因素致病，多因父母体内某些遗传物质缺乏或异常，引起子代发生病变，如现代医学遗传性共济失调症、肝豆状核变性等。或父母任一方患有脑病，致其脏腑不平，影响小儿先天禀赋等。先天禀赋异常，脏器不平，发为痫病。先天禀赋不足，髓海不充，延至成年以致髓海渐空，原神失养，发为痴呆。先天禀赋不足，五脏气弱，筋脉失养，发为痿证。

6. 年老肾虚 《灵枢·海论》曰："髓海有余，则轻劲多力，自过其度；髓海不足，则脑转耳鸣，胫酸眩冒，目无所见，懈怠安卧"。年老肾衰，肾精日亏，髓海不足可发眩晕、头痛；髓减脑消，发为痴呆；年老肾阴亏虚，水不涵木，肝风内动发为中风、颤证。

（二）主要证候

中医证候包括症状和体征，是疾病的主要诊断线索。神经系统疾病病情复杂，病因多样，临床症状也多种多样，这也导致了神经系统疾病的证候表现复杂多变。神经系统疾病的常见症状的主要证候如下所述。

1. 头痛、眩晕 眩晕、头胀痛兼见面赤耳鸣、口苦咽干者为肝阳上亢。眩晕或头痛兼见胸闷呕恶痰属痰浊中阻。头晕眼花或头隐痛，过劳则甚，面白而淡，伴有心悸、失眠，为气血不足。眩晕耳鸣或头痛且空，遗精健忘，腰膝酸软为肾精亏虚。头痛还可由外感之邪引起，常见证型有风寒证、风湿证、风热证。

2. 不寐 以经常不易入睡，或睡而易醒不能再睡，甚至彻夜不眠为特征，常并见多梦，是阳不入阴，神不守舍的病理表现。常见证型有肝火内扰、阴虚火旺，心肾不交、心脾两虚、心火亢盛。

3. 无力、肌肉瘫痪　脾主四肢肌肉，脾气亏虚，湿困脾胃容易导致四肢无力，甚者肌肉瘫痪。无力伴汗出、气短、舌淡脉弱，为气虚。兼见身重头重、纳呆脘痞、苔腻脉濡者，为湿困。无力劳则加重、身重体倦、面色萎黄、大便溏薄、食少腹胀，为脾虚夹湿。无力劳则加重、腰膝酸软、头晕目眩者，为肝肾亏虚。无力见半侧肢体偏瘫者，为中风表现，多与风、火、痰、瘀、虚病理因素相关。

4. 抽搐　多由热极生风、阳亢化风、虚风内动或风毒内袭经脉所致，以四肢不自主抽动，甚则颈项强直、角弓反张为特征。若疫毒入脑或外伤感受风毒，侵袭肝之经脉而抽搐，则见阵发性四肢抽搐、颈项强直，甚至角弓反张，见于脑炎。若肝阳上亢，肝风内动之抽搐，则常并见剧烈头痛、呕吐、神昏、偏瘫、面红气粗等症，见于中风。若肢体抽搐，伴有意识丧失、双目上视，移时苏醒，一如常人，见于痫病。

5. 神昏　即神志昏迷，不省人事，是危重脑病的临床表现，常发生在中风、厥脱等脑病的严重阶段。其分为神志恍惚、神志迷蒙、昏迷、昏聩四个阶段。为痰蒙清窍，阳明腑实、邪热扰神，瘀热交阻、脑窍闭塞或肝阳暴张引动肝风，致脑脉瘀阻、清窍被蒙。

6. 痴呆　基本病机为髓减脑消，神机失用。病位在脑，与心、肝、脾、肾功能失调相关，尤其与肾虚关系密切。病理因素主要为痰、瘀、火。常见证型有髓海不足证、脾肾亏虚证、气血不足证、痰浊蒙窍证、瘀阻脑络证及心肝火旺证。

7. 震颤　表现为头摇或肢体震颤，基本病机为肝风内动，筋脉失养。病位在筋脉，与肝、肾、脾等脏关系密切。常见证型有风阳内动证、痰热风动、气血亏虚证、髓海不足证、阳气虚衰证。

三、中西医病证结合诊断思路

中西医结合目前主要体现在"病证结合"上。第一，根据西医疾病诊断，选择不同的中西医治疗方案。以面瘫为例，患者以一侧口眼㖞斜、眼不能闭合、口角向健侧牵拉等为主要症状，中医辨病均可诊断为口僻病；从西医鉴别诊断出发，桥小脑角肿瘤、吉兰-巴雷综合征等同样有面瘫表现，但中西医治疗方案和预后完全不同。第二，根据疾病分期，选择不同的中西医治疗方案。对于一些神经系统疾病，在疾病早期，疾病较轻，则根据疾病特点，以中医辨证治疗为主，适当加用西药治疗。例如，帕金森病早期以中医药治疗为主，中晚期中西医并重。第三，根据疾病分型，选择不同的中西医治疗方案。例如，帕金森病以静止性震颤为主的亚型，参照中医"颤病"病机，治疗以补益肝肾、息风止颤为主；而以僵直少动为主要表现的亚型，参照中医"拘病"病机，治疗在滋养肝肾基础上养血柔痉。第四，通过西医对神经系统疾病的认识，纠正中医治疗疾病的思路和方法，达到更有效的治疗效果。如肝豆状核变性锥体外系症状震颤、精神障碍等，与《黄帝内经》"诸风掉眩，皆属于肝"病机相应，如按传统治疗思路则相应使用平肝息风法治疗，通过西医研究方法发现平肝熄风类中药，如贝壳类、虫类及软体动物类含铜量高，会出现铜蓄积加重，因而目前中医治疗肝豆状核变性多避开此类含铜量高的中药饮片。

四、中西医结合治疗优势与新进展

（一）中西医结合治疗优势

中西医结合治疗在神经疾病领域的优势体现在以下几方面。①增加治疗靶点：针对神经免疫疾病,中药具有多靶点、多环节的作用特点,能针对疾病的多个病理环节发挥综合调节作用,与皮质类固醇及其他免疫抑制剂并用,具有减毒增效作用。②丰富治疗手段:在脑血管病康复领域,中医治疗方法多样,包括中药、针刺、艾灸、火罐等,中西医结合,多种疗法相辅相成,可促进瘫痪、失语、偏身感觉障碍等症的康复,能明显提高脑卒中整体治疗水平。③提高患者自我康复功能:中药可帮助神经免疫疾病患者增强机体抗病及自我修复功能,长程应用有助于重建人体正常的免疫系统功能,从而促进疾病根治。④整体调节,改善伴发症状:中医以整体治疗为特点,一些神经系统疾病除了主要症状仍有许多伴发症状,西药鉴于其专效特点往往不能顾及或效果欠佳。例如,对于帕金森病的治疗,中医药除了本身可以改善震颤和肌张力外,针对帕金森病的非运动症状,如出汗、便秘、睡眠障碍等的治疗更有优势。⑤减轻西医药疗法毒副作用。例如,急性脑梗死患者溶栓后或介入后,中医药治疗在减少出血转化和提高脑血管再通率等方面具有潜在优势。对于癫痫,中药除了辅助西药抗癫痫作用外,还可以改善抗癫痫药物的不良反应如头晕、头痛、记忆力下降等。⑥延缓疾病进展:对于神经系统变性,中药有促进神经修复、保护神经功效、改善神经功能、改善临床症状等作用,在阻止病情发展。缓解疾病症状等方面有很好的协同作用。中药在多发性硬化缓解期有助于患者安全撤除激素,改善视觉、感觉、运动、二便等方面的神经功能,可延长患者的缓解期,减少复发或者明显减轻复发时的症状。

（二）中西医结合治疗新进展

中国中西医结合学会、中华中医药学会和中华医学会联合发布了自 1949 年以来首批 52 个中西医结合诊疗循证医学指南,其中神经系统疾病方向的指南有《癫痫中西医结合诊疗指南》《阿尔茨海默病中西医结合诊疗指南》《脑梗死中西医结合诊疗指南》《脑出血中西医结合诊疗指南》《肝豆状核变性中西医结合诊疗指南》《帕金森病运动并发症中西医结合诊疗指南》。《癫痫中西医结合指南》指出在西药的基础上联用柴胡龙骨牡蛎汤、定痫丸、癫痫宁片、柴贝止痫汤等中药或中药制剂可较好地减少癫痫发作,改善脑电图异常,毒副作用较小,值得推荐。脑血管病指南提出针对脑梗死急性期"毒损脑络"核心病机,在合理选用抗血小板、抗凝、降纤、扩容、降脂稳斑等西医治疗的基础上,加用解毒通络类中药,如醒脑静注射液等,可改善神经功能缺损。帕金森运动并发症指南建议将中医辨证分析与帕金森病分期、分型及各临床问题相结合,总结出了较为详细的中西医结合治疗方案。肝豆状核变性指南指出,肝豆灵片及系列肝豆复方联合西医基础治疗临床疗效显著,大黄、黄连、姜黄是治疗肝豆状核变性的核心中药。阿尔茨海默病指南将有症状阶段分为健忘期、痴呆期、虚脱期,并提出了中医序贯疗法,即联合常规西药全程治疗阿尔茨海默病,早期补肾为主并贯穿全程,中期化痰、活血、泻火,晚期固脱,覆盖从健忘到痴呆、幻觉、躁动再到厥脱全过程。

郑国庆教授指出,轻度认知障碍（mild cognitive impairment,MCI）概念的提出将阿尔茨海默病的干预提前,与中医治未病理论高度相符。早在明代《景岳全书》就有"渐至痴呆"的记载,认识到痴呆是一种逐渐发展的疾病,"其形体强壮,饮食不减,别无虚脱等证,悉宜服蛮煎治之"。服蛮煎可阻断部分患者的病情进展,推荐其作为 MCI 治疗的潜在专方。循证医学研究表明中药干预可降低 MCI 患者远期痴呆转化率,使用频率最多的 15 种中药为石菖蒲、何首乌、地黄、银杏叶、人参、川芎、枸杞子、益智仁、远志、黄芪、肉苁蓉、天麻、党参、黄连、白术。

总之,中西医结合治疗各类神经系统疾病已取得阶段性成果,中西协同、优势互补,中西医结合干预各类神经系统疾病的疗效日益受到重视和推荐。在西医治疗基础上辨证应用中医治疗，借助西医研究手段以及客观化的疗效指标，治疗各神经系统疾病的中西医结合方案在不断改进和更新的过程中日趋完善。中西医神经病的发展，当注重建设一体化的医疗体系与现代化的学科体系，推广规范化特色诊疗技术，打造新时代人才梯队，推动更具突破性的治疗成果不断涌现。

第二节　重症肌无力

一、中西医结合诊疗概述

重症肌无力（myasthenia gravis，MG）是由乙酰胆碱受体（acetylcholine receptor，AChR）抗体介导、细胞免疫依赖、补体参与，累及神经肌肉接头突触后膜，引起神经肌肉接头传递障碍，出现骨骼肌收缩无力的获得性自身免疫性疾病。极少部分 MG 患者由抗 MuSK（muscle specific kinase）抗体、抗 LRP4（low-density lipoprotein receptor-related protein 4）抗体介导。MG 主要临床表现为骨骼肌无力、易疲劳，活动后加重，休息和应用胆碱酯酶抑制剂后症状明显缓解、减轻。年平均发病率为（8.0～20.0）/10 万人。MG 在各个年龄阶段均可发病。在 40 岁之前，女性发病率高于男性，在 40～50 岁男女发病率相当；在 50 岁之后，男性发病率略高于女性。

MG 是一种神经肌肉接头疾病，现代医学归属神经系统疾病，归属中医学痿病等病证范畴，但根据本病的临床表现和疾病的不同阶段，可属于中医不同病证。单纯眼肌型中的单纯上睑下垂，归属中医学睑废或上胞下垂范畴；单纯眼肌型中出现复视者，归属中医学视歧范畴；颈肌受累，出现颈软、抬头无力者，归属中医学头倾范畴；西医各型中出现呼吸困难至呼吸肌麻痹者，归属中医学大气下陷范畴。

（一）中西医诊治现状

2020 年，国家神经系统疾病临床医学中心发布我国 MG 的发病率约为 0.68/10 万，女性发病率略高，住院病死率为 14.69‰。主要死亡原因包括呼吸衰竭、肺部感染等，平均住院日为 8 日，住院费用中位数为 1037 美元，医保覆盖率为 67.4%。眼肌型 MG 患者中 10%～20% 可自愈，20%～30% 始终局限于眼外肌，而在其余的 50%～70% 中，绝大多数（<85%）可能在起病 3 年内逐渐累及延髓和肢体肌肉，发展成全身型 MG。约 2/3 的患者在发病 1 年内疾病严重程度达到高峰，20% 左右的患者在发病 1 年内出现 MG 危象。广泛使用免疫抑制药物治疗之前，MG 的病死率高达 30%，而随着机械通气、重症监护技术及免疫抑制剂广泛应用于 MG 的治疗，目前病死率（直接死于 MG 及其并发症的比例）已降至 5% 以下。

1. 西医治疗现状　MG 常用治疗手段如下。①胆碱酯酶抑制剂：常用药物为溴吡斯的明，是治疗所有类型 MG 的一线药物，用于改善临床症状。②免疫抑制剂：糖皮质激素、硫唑嘌呤、环孢菌素 A、环磷酰胺、吗替麦考酚酯等，其中糖皮质激素仍然是首选一线药物。多种免疫抑制剂的使用是 MG 现代治疗最重要的进展之一。③静脉注射丙种球蛋白与血浆置换：主要用于病情快速进展、危及生命的情况和围手术期治疗，可使绝大部分患者的病情得到快速缓解。④胸腺摘除手术：胸腺瘤的 MG 患者建议尽早行胸腺摘除手术，针对非胸腺瘤 AChR 阳性的全身型 MG，推荐在疾病早期行胸腺切除，可减少其他免疫抑制剂的使用。⑤靶向免疫治疗：此类药物在 MG 领域内取得了突破性进展。目前临床上用于 MG 治疗的靶向生物制剂包括已经被美国 FDA 批准使用的作用于靶向补体的依库珠单抗（eculizumab）、艾加莫德（Efgartigimod, ARGX-113），以及适应证外用药，作用于靶向 B 细胞的利妥昔单抗（rituximab, RTX）。艾加莫德是一种靶向 FcRn 的抗体片段，通过与 FcRn 结合阻断 IgG 循环，导致引起自身免疫疾病的 IgG 抗体快速消耗，Ⅲ期临床试验数据显示可明显改善 MG 临床症状。

长期服用糖皮质激素常可引起体重增加、向心性肥胖、代谢紊乱、骨质疏松、股骨头坏死、消化道溃疡等。硫唑嘌呤可出现肝毒性、白细胞计数减少，流感样症状；环孢素具有肝、肾毒性，环磷酰胺可致脱发，白细胞计数减少，胃肠道反应、患膀胱癌风险增加等。他克莫司主要副作用包括血糖升高、血镁降低、震颤、肝肾功损害及罕见的骨髓抑制。MG 主要死亡原因之一肺部感染也与长期应用免疫抑制剂导致感染风险增加有关。

2. 中西医结合治疗现状 中西医结合治疗 MG 的临床试验取得良好效果，初步循证学证据显示中西医结合治疗 MG 在提高有效率、降低复发率及改善病情方面具有明显的优势。例如，补中益气汤加减联合西药治疗眼肌型 MG 可确切改善眼肌型 MG 患者的临床症状；中药复方联合西药治疗 MG 后的肌无力危象发生率明显低于对照组；中成药强肌健力胶囊及马钱子胶囊等治疗 MG 也获得良好的临床效果；应用中医特色外治疗法（如热熨理疗、中药封包、穴位贴敷及耳穴压贴等）干预或辅助治疗 MG，也能提高综合治疗效果；通过练习中医传统健身气功八段锦也可改善 MG 临床症状、握力、步行能力，优化患者生活质量。中华中医药学会发布了 MG 中医临床诊疗指南（2020），将 MG 主要分为脾胃虚损、脾肾两虚、气阴两虚、湿邪困脾、大气下陷证共 5 个证候类型，并提出相应的治则和方药，对进一步开展 MG 中西医结合实践有积极作用。

各医家共识认为 MG 中西医结合治疗以遵循分型分期为原则。分型论治，病情较轻的眼肌型和轻度全身型，可单用中医药方法或以中医药方法为主治疗，病情较重的中度全身型及以上型则常以西医免疫抑制及对症治疗为主，配合中医药方法；分期论治，通常初期或复发加重期除眼肌型和轻度全身型外，一般以西医免疫抑制及对症治疗为主，缓解期中西医并重，稳定期中医药调节为主，兼配西药免疫抑制治疗，恢复期一般单以中医药方法调节巩固直至病情痊愈。

中西医结合，取长补短，可以缩短疾病进程，有效缓解临床症状，降低疾病治疗过程中的不良反应。然而中医治疗 MG 的机制研究仍需进一步探索，高质量、大样本中西医结合治疗 MG 临床观察数据仍需进一步补充。

（二）主要临床问题

1. 中药干预 MG 的时机及疗程？
2. 中西医结合是否可减少 MG 危象发生率？
3. 中医药是否可减少眼肌型 MG 向全身型 MG 的转化率？

（三）中医核心病机及中西医结合优势环节

1. 中医核心病机 气虚是 MG 病机的重点，MG 病位在肌肉，脾主肌肉，故脏腑病位在脾胃。脾胃为后天之本，气血生化之源，运化产生水谷精微以滋养脏腑经络、四肢百骸。脾主四肢，在眼主胞睑，脾胃气弱则眼睑下垂，四肢乏力，劳则更甚。MG 患者素体禀赋不足，疾病迁延难愈，脾胃虚弱，运化失常，气虚清阳不升，营阴、津液、血液等化生乏源，进而影响肝藏血、肾藏精的功能，导致肝肾两虚、脾肾两虚等证候。又因脾为生痰之源，脾虚运化水湿失司，痰湿内生，阻滞气机，久而化热，故当肝肾两虚证或脾肾两虚证患者兼夹痰湿内蕴或痰湿化热，将使 MG 症状加重而更加难治。若 MG 患者不慎遭遇外感、创伤、过劳等因素，进一步损伤元气，重者引起元气衰败，病情可突然加剧，引发阳气外脱的危象，出现全身肌肉严重无力，活动困难，呼吸微弱浅表、急促难息，言语低微不能续，甚至窒息，危及生命。总之，"虚"是 MG 核心病机甚者会虚至极点以致脱证，而"实"是兼证。

2. 中西医结合优势 中西医结合治疗 MG 的优势主要体现以下四个方面。

第一，根据疾病不同时期，选择不同的中西医治疗方案。早期需尽快改善症状，缓解病情，阻止其发展转化，因此除部分 I 型或 II a 型可单纯用中药治疗外，多数患者均宜中西医并用。病情急重进展期以西医疗法为主，一般以西医免疫抑制及对症治疗为主，中药辅助改善西药副作用。缓解期中西医并重，在停止激素用药时，中医辨证配用养阴药、温阳药或养阴温阳结合使用，以起部分替代激素之效。同时注重益气扶正，强化机体免疫功能，以减少病情复发机会。恢复期主要用补脾益肾之品促进机体免疫功能逐步回归正常。

第二，根据疾病分型，选择不同的中西医治疗方案。以 MGFA 分型为例，I 型以中医辨证治疗为主。治疗 3 个月后症状无明显改善加用小剂量甲泼尼龙或联用硫唑嘌呤等免疫抑制剂。II 型常中西药并用。III 型症状较重，用药宜中西医并重，早期甚至以西药治疗为主。IV 型伴有快速进展者，病情重笃，通常西医治疗为主，中药复方宜精选药力较强之品，如人参、制附子、山茱萸肉、黄芪等，大剂量使用，浓煎后频频饮服，以益气固本防脱。肌无力危象属元气虚脱证，病情重危，应以西医救治为主，积极行人工辅助呼吸、吸氧，并进一步判断 MG 危象类型选择用药，中医治宜大补元气、回阳救逆，可根据病情选择黄芪注射液、参芪扶正注射液或参附注射液静脉滴注，并配合独参汤或参附汤浓煎后鼻饲。MG 伴胸腺瘤或伴胸腺增生、年龄 50 岁以下、AChR 抗体阳性的全身型患者，宜首选手术治疗，同时配合复方汤剂。

第三，根据激素使用的不同剂量阶段，制定相应的中西医治疗方案。分别在激素使用大剂量阶段、减量阶段及小剂量维持阶段，探索和总结这三个阶段西药对病情改善和中医证候变化的影响，在中医辨证思维的指导下，在西药治疗不同阶段制定中西医结合治疗策略。

第四，根据西药的不同副作用表现，制定相应的中西医结合治疗方案。服用激素患者常存在失眠、汗出多、颜面和胸背部痤疮等伴随问题，中药在解决此类问题方面颇有优势。他克莫司配合五酯胶囊服用，可以提高他克莫司血药浓度，降低他克莫司副作用。MG 服用免疫抑制剂的患者感染风险增加，配合增强机体免疫力的中药治疗可以减少感染风险。

二、中西医结合诊断思路及方法

（一）西医诊断依据及实验室检查

1. 诊断依据 在具有典型 MG 临床特征（波动性肌无力）的基础上，满足以下 3 点中的任意一点即可做出诊断，包括药理学检查、电生理学特征及血清抗 AChR 等抗体检查。同时需排除其他疾病。所有确诊 MG 患者需进一步完善胸腺影像学检查（纵隔 CT 或 MRI）。

2. 实验室检查

（1）药理学检查：甲基硫酸新斯的明试验，MG 患者应用新斯的明后症状改善＞25%～＜60%为可疑阳性，≥60%为阳性。如检测结果为阴性，不能排除 MG 的诊断。

（2）电生理学检查：①低频重复神经电刺激（repetitive nerve stimulation，RNS），采用低频（2～5Hz）超强重复电刺激神经干，波幅衰竭 10%以上为阳性，称为波幅递减。与突触前膜病变鉴别时需要进行高频 RNS（10～20Hz）检测，结果判断主要依据波幅递增的程度（递增 100%以上为异常，称为波幅递增）；服用胆碱酯酶抑制剂的 MG 患者需停药 12～18 小时后做此项检查。②单纤维肌电图（single-fiber electromyography，SFEMG），并非常规的检测手段，但敏感度高。SFEMG 不受胆碱酯酶抑制剂影响。主要用于眼肌型 MG 或临床怀疑 MG 但 RNS 未见异常的患者。

（3）相关血清抗体的检测：①骨骼肌 AChR 抗体，为诊断 MG 的特异性抗体，结合肌无力病史，如抗体检测结果阳性则可以确立 MG 诊断。如检测结果为阴性，不能排除 MG 诊断。②MuSK 抗体，在部分 AChR 抗体阴性的全身型 MG 患者血中可检测到抗 MuSK 抗体，其余患者可能存在抗 LRP4 抗体及某些神经肌肉接头未知抗原的其他抗体。③抗横纹肌抗体，包括抗 titin 抗体、抗 RyR 抗体等。此类抗体对 MG 诊断无直接帮助，但可以作为提示和筛查胸腺瘤的标志物。抗横纹肌抗体阳性则可能提示 MG 患者伴有胸腺肿瘤。

（4）胸腺影像学检查：20%～25%的 MG 患者伴有胸腺肿瘤，约 80%的 MG 患者伴有胸腺异常；20%～25%胸腺肿瘤患者可出现 MG 症状。纵隔 CT 检出胸腺肿瘤的阳性率可达 94%，部分 MG 患者的胸腺肿瘤需行增强 CT 扫描或磁共振检查才能被发现。

（5）合并其他自身免疫性疾病检测：MG 患者可合并其他自身免疫病，如自身免疫性甲状腺疾病，最常见的是格雷夫斯病，其次为桥本甲状腺炎。因此需常规筛查甲状腺功能及甲状腺自身抗体、甲状腺超声检查，以及其他自身免疫性疾病相关抗体检测。

（二）临床表现与分型

1. 临床表现 全身骨骼肌均可受累，表现为波动性无力和易疲劳性，症状呈"晨轻暮重"，活动后加重、休息后可减轻。眼外肌最易受累，表现为对称或非对称性上睑下垂和（或）双眼复视，是 MG 最常见的首发症状，见于 80% 以上的 MG 患者。面肌受累可致眼睑闭合无力、鼓腮漏气、鼻唇沟变浅、苦笑或呈肌病面容。咀嚼肌受累可致咀嚼困难。咽喉肌受累可出现构音障碍、吞咽困难、鼻音、饮水呛咳或声音嘶哑等。颈肌受累可出现抬头困难或不能。肢体无力以近端为著，表现为抬臂、梳头、上楼梯困难，感觉正常。呼吸肌无力可致呼吸困难。发病早期可单独出现眼外肌、咽喉肌或肢体肌肉无力；脑神经支配肌肉较脊神经支配肌肉更易受累。肌无力常从一组肌群开始，逐渐累及到其他肌群，直到全身肌无力。部分患者短期内病情可出现迅速进展，发生肌无力危象。

2. 分型 临床分型可参考美国重症肌无力基金会（myasthenia gravis foundation of America，MGFA）临床分型（表 12-1）。疾病严重程度可根据定量 MG 评分（quantitative MG score，QMGS）评估（表 12-2）。

表 12-1 MGFA 临床分型

分型	临床表现
Ⅰ 型	眼肌无力，可伴闭眼无力，其他肌群肌力正常
Ⅱ 型	除眼肌外的其他肌群轻度无力，可伴眼肌无力
Ⅱa 型	主要累及四肢肌或（和）躯干肌，可有较轻的咽喉肌受累
Ⅱb 型	主要累及咽喉肌或（和）呼吸肌，可有轻度或相同的四肢肌或（和）躯干肌受累
Ⅲ 型	除眼肌外的其他肌群中度无力，可伴有任何程度的眼肌无力
Ⅲa 型	主要累及四肢肌或（和）躯干肌，可有较轻的咽喉肌受累
Ⅲb 型	主要累及咽喉肌或（和）呼吸肌，可有轻度或相同的四肢肌或（和）躯干肌受累
Ⅳ 型	除眼肌外的其他肌群重度无力，可伴有任何程度的眼肌无力
Ⅳa 型	主要累及四肢肌和（或）躯干肌受累，可有较轻的咽喉肌受累
Ⅳb 型	主要累及咽喉肌和（或）呼吸肌，可有轻度或相同的四肢肌或（和）躯干肌受累
Ⅴ 型	气管插管，伴或不伴机械通气（除外术后常规使用）；仅鼻饲而不进行气管插管的病例为Ⅳb 型

表 12-2 QMGS 项目及评分标准

检查项目	评分标准			
	正常（0分）	轻度（1分）	中度（2分）	重度（3分）
左右侧视出现复视（s）	≥61	11～60	1～10	自发
上视出现眼睑下垂（s）	≥61	11～60	1～10	自发
眼睑闭合	正常	闭合时可抵抗部分阻力	闭合时不能抵抗阻力	不能闭合
吞咽 100ml 水	正常	轻度呛咳	严重呛咳或鼻腔反流	不能完成
数数 1～50（观察构音障碍）	无构音障碍	30～49	10～29	0～9
坐位右上肢抬起 90°时间（s）	240	90～239	10～89	0～9
坐位左上肢抬起 90°时间（s）	240	90～239	10～89	0～9
肺活量占预计值（%）	≥80	65～79	50～64	<50
右手握力（kg）				
男	≥45	15～44	5～14	0～4
女	≥30	10～29	5～9	0～4
左手握力（kg）				
男	≥35	15～34	5～14	0～4
女	≥25	10～24	5～9	0～4
平卧位抬头 45°（s）	120	30～119	1～29	0
平卧位右下肢抬起 45°（s）	100	31～99	1～30	0
平卧位左下肢抬起 45°（s）	100	31～99	1～30	0

（三）中医证候诊断标准与证治分型

参考《中医内科临床诊疗指南（第一册）》（2020 年版）MG 部分，辨证分型如下。

1. 脾胃虚损

【主症】眼睑下垂，朝轻暮重。

【次症】少气懒言，轻度肢体无力，或轻度吞咽困难，纳差便溏，面色萎黄。

【舌脉】舌质淡胖，边有齿痕，苔薄白，脉细弱。

具备 1 项主症和 2 项次症，结合舌脉，即可诊断。

2. 脾肾两虚

【主症】四肢倦怠无力，畏寒肢冷。

【次症】吞咽困难，口齿不清，腰膝酸软，腹部冷痛，小便清长，或浮肿少尿，或便溏，或完谷不化。

【舌脉】舌淡胖，苔薄白或白滑，脉沉迟无力或脉沉细。

具备 1 项主症和 2 项次症，结合舌脉，即可诊断。

3. 气阴两虚

【主症】四肢软弱无力，行动困难。

【次症】神疲乏力，潮热盗汗，午后颧红，五心烦热，口燥咽干。

【舌脉】舌质红，少苔，脉细数。

具备 1 项主症和 2 项次症，结合舌脉，即可诊断。

4. 湿邪困脾

【主症】眼睑下垂，眼胞肿胀，肢体困重。

【次症】倦怠无力，胸膈痞闷，脘腹胀满，或纳呆便溏，或面晦污垢。

【舌脉】舌胖大，边有齿痕，苔白腻，脉濡缓或滑。

具备 1 项主症和 2 项次症，结合舌脉，即可诊断。

5. 元气虚脱

【主症】全身肌肉严重乏力，突然呼吸微弱，急促难吸。

【次症】言语低微不能续，汗出肢冷，口唇青紫，面色苍白，四肢松懈瘫软。

【舌脉】舌质淡，脉微欲绝。

具备 1 项主症和 2 项次症，结合舌脉，即可诊断。本症为 MG 危象表现。

三、中西医结合治疗思路

（一）西医治疗原则

主要参照《中国重症肌无力诊断和治疗指南》（2020 版）中相关原则。针对 MG 亚组分类，指导精准化治疗。治疗目标为达到临床完全缓解或临床微小状态，治疗相关副作用症状轻微，不需要干预。完全缓解指至少 1 年无肌无力的症状或体征，在此期间没有接受过任何 MG 药物治疗，经专业的神经肌病医生检查未发现任何肌肉无力的证据，允许出现轻微眼睑闭合无力。微小状态标准同完全缓解，需通过服药达到上述状态（服用胆碱酯酶抑制剂除外）。具体则根据患者的病情，制定个性化的治疗方案：长期口服糖皮质激素为常用首选方案，联合硫唑嘌呤或他克莫司可减少激素应用量，但是感染风险明显增加。眼肌型患者根据患者病情程度，在考虑患者意愿下，选择用或不用免疫抑制剂治疗；急性进展、延髓肌明显受累危及生命的患者及围手术期患者建议选择疗程静注丙种球蛋白或血浆置换，联合并接续免疫抑制剂治疗；难治性 MG 可考虑靶向药物。

（二）中西医结合治疗原则

以增效减毒为主导思想，以完善诊疗体系为最高目标，以重建正常免疫功能为核心目标，发挥中医与西医各自优势，中西医并重，改善临床症状，以提高疗效和患者生活质量，并且减少激素和免疫抑制剂造成的感染、骨质疏松等副作用，达到增效减毒的效果。具体采用辨西医的病与辨中医的证相结合的方法。参考《中国重症肌无力诊断和治疗指南》（2020 版），明确疾病诊断，根据病情轻重程度及分期，结合中医四诊八纲辨别中医证候，有针对性地应用中西医结合协同治疗方案，特殊情况下，应根据病情的轻重和证候的类型，灵活对待。

（三）临床问题推荐建议

1. 中药干预 MG 的时机及疗程？

中药干预 MG 的时机应越早越好，疗程视病情程度在 14 日至 2 年不等。对于中医介入 MG 的时机和疗程一直未十分明确，在临床上有较大争议。原则上尽早使用中药干预，可以有效改善 MG 的症状，减少其复发，降低危象发生率，疗程一般在 6 个月以上治疗效果较为明显。

2. 中西医结合是否可减少 MG 危象发生率？

MG 危象是指 MG 患者在某种因素作用下突然发生严重呼吸困难，甚至危及生命。15%～20%的 MG 患者会发生危象，若不及时治疗，可导致患者死亡。研究表明采用中成药加西药结合，对比单纯西药，能明显降低危象发生率，能较好地提高预后，但研究质量较低，目前仍缺乏高质量、大样本的临床数据支持。

3. 中医药是否可减少眼肌型 MG 向全身型 MG 的转化率？

眼肌型 MG 特指仅有眼肌受累者，目前主要采用胆碱酯酶抑制剂、激素等药物或手术治疗。纯中医药治疗（包括中药及针药结合）对比单纯西药治疗或中西医结合治疗疗效相差无几，同时中西医结合治疗疗效比单纯西药治疗疗效更明显，且运用中医药在减轻副作用如股骨头坏死等中医药治疗方面有明显的优势。国内外有研究报道，经过胆碱酯酶抑制剂及免疫抑制剂治疗后约 50%眼肌型 MG 患者进展为全身型 MG，而小样本临床研究证实采用中医药治疗后可能会降低其转化率，目前仍缺乏高质量、大样本的临床数据支持。

（四）中西医结合治疗方案

1. 脾胃虚损证

中医治疗 治法：益气升阳，调补脾胃。

处方：补中益气汤（《内外伤辨惑论》）加减。

常用药：黄芪、党参、白术、炙甘草、当归、陈皮、升麻、柴胡、生姜、大枣等。

中西医结合治疗要点 一般为疾病发病早期，轻度眼肌型 MG 可选择单纯应用中药和溴吡斯的明片，中重度 MG 可联合小剂量激素或其他免疫抑制剂如硫唑嘌呤、他克莫司等治疗。如在疾病早期能尽早应用中药，可使病情及时缓解，从而避免激素的长期使用，减轻激素副反应。

2. 脾肾两虚证

中医治疗 治法：温补脾肾，益气温阳。

处方：补中益气汤（《内外伤辨惑论》）合右归丸（《景岳全书》）加减。

常用药：黄芪、党参、白术、炙甘草、当归、陈皮、升麻、柴胡、生姜、大枣、熟地黄、炮附片、肉桂、山药、山茱萸、菟丝子、鹿角胶、枸杞子、盐杜仲。

中西医结合治疗要点 一般为疾病发病中期，常见证型为脾肾阳虚，辨证要点为形寒肢冷、便溏腹泻。该症状可出现在较大剂量激素长期治疗阶段，需在健脾益气升阳的基础上，加用补肾壮阳、温化痰湿之品，药则加用附子、干姜、肉桂、巴戟天等，可以避免加用激素而使副反应愈加严重，此时中药目的是尽可能减少激素用量，防止因激素过用导致肾上腺皮质功能减退。

3. 气阴两虚证

中医治疗 治法：调补脾胃，益气养阴。

处方：生脉散（《医学启源》）合补中益气汤（《内外伤辨惑论》）加减。

常用药：人参、麦冬、五味子、黄芪、党参、白术、炙甘草、当归、陈皮、升麻、柴胡、生姜、大枣等。

中西医结合治疗要点 可见于应用激素后，在健脾益气的基础上，加用滋阴凉血之药，如制黄精、生地黄、麦冬、天冬、五味子、山萸肉、女贞子、牡丹皮、地骨皮、黄柏、知母等，但在选择养阴药时须谨慎使用柔筋镇静之品，如白芍、木瓜、牛膝、葛根、天麻、钩藤、龙骨、牡蛎等。

4. 湿邪困脾证

中医治疗 治法：调补脾胃，醒脾化湿。

处方：补中益气汤合藿朴夏苓汤（《医源》）加减。

常用药：防风、白芷、广藿香、厚朴、半夏、茯苓、豆蔻、薏苡仁、陈皮、泽泻等。

中西医结合治疗要点 一般为疾病发病早期或中期，如在疾病早期能尽早应用中药，可使病情及时缓解，从而避免激素的长期使用，减轻激素副反应。轻度眼肌型 MG 可选择单纯应用中药和溴吡斯的明片，中重度 MG 可联合小剂量激素或其他免疫抑制剂如硫唑嘌呤、他克莫司等治疗。此证型脾胃虚弱为本，湿邪为标，因此在健脾益气的基础上加用醒脾化湿之药，如广藿香、厚朴、半夏、茯苓、豆蔻、炒薏苡仁等，若湿毒，则用土茯苓、苦参、漏芦。

5. 元气虚脱证

中医治疗 治法：益气回阳固脱。

处方：补中益气汤（《内外伤辨惑论》）合升陷汤（《医学衷中参西录》）加减。

常用药：黄芪、党参、白术、炙甘草、当归、陈皮、升麻、柴胡、生姜、大枣、知母、桔梗。

中西医结合治疗要点 MG 危象患者应确保呼吸道通畅，当经早期处理病情无好转时，应立即进行气管插管或气管切开，应用人工呼吸器辅助呼吸，具体参照《中国重症肌无力诊断和治疗指南》（2020 版）。此证型治疗以西医集束化治疗为主，在适当时机选择中药辅助治疗。一旦 MG 危象出现厥逆、冷汗淋漓、呼吸微弱、脉微欲绝之危候，可使用参附汤以救元阳，参附汤可"峻补阳气以救暴脱"，但危象患者病情变化迅速，应用时机要及时恰当，待危象改善，更要及时调整药方，不可多服，以免纯阳之品耗伤阴血。

四、中西医结合诊疗流程图

重症肌无力的中西医结合诊疗流程如图 12-1。

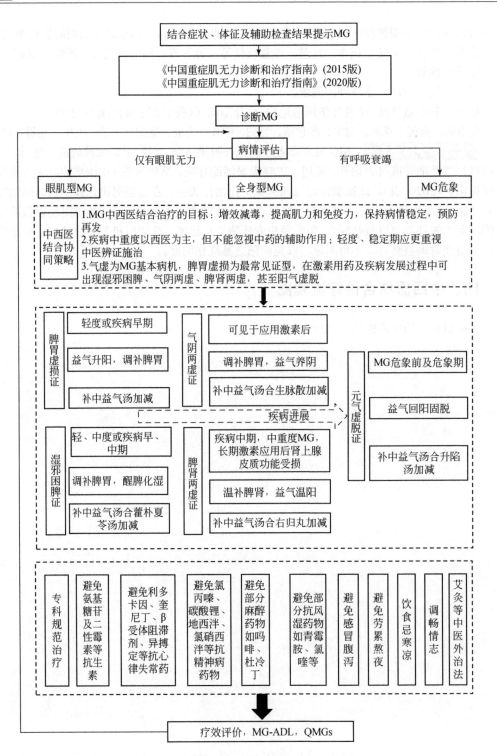

图 12-1 重症肌无力的中西医结合诊疗流程图

第十三章　精神疾病

第一节　精神疾病概述

一、概述及常见症状体征

精神疾病是指在生物、心理及社会环境因素的影响下，大脑功能活动发生紊乱，导致认知、情感、意识和行为等精神活动发生不同程度障碍的疾病。我国目前精神病性障碍患病率约17.5%，识别率、治疗率均较低，是我国精神卫生事业面临的巨大挑战之一。

精神疾病的症状和体征表现复杂多样，常见精神症状主要包括以下几个方面。①感知觉障碍：包括感觉障碍及知觉障碍。感觉障碍包括感觉减退、感觉过敏及内感性不适。②思维障碍：是精神疾病常见症状，主要包括思维形式障碍和思维内容障碍。思维形式障碍主要为思维过程的联想和逻辑障碍，常见的症状有思维奔逸、思维迟缓、思维贫乏、思维散漫等；思维内容障碍主要表现为妄想，临床上通常按妄想的主要内容分类，常见的有关系妄想、被害妄想等。③注意障碍：主要包括注意增强、注意减退、注意涣散、注意狭窄及注意转移。④记忆障碍：常见记忆障碍包括记忆增强、记忆减退、遗忘、虚构及错构。⑤智能障碍：可分为智力发育障碍和痴呆两大类，其中痴呆根据大脑病理变化的性质、所涉及的范围及智力损害的广度，可分为全面性痴呆、部分性痴呆和假性痴呆。⑥定向力障碍：是指对环境或自身状况认识能力的丧失或认识错误。定向障碍是意识障碍的一个重要标志。但有定向力障碍并不一定存在意识障碍，老年痴呆患者可能出现定向力障碍，但意识清晰。⑦情感障碍：主要包括情感高涨、欣快、情感低落、情感淡漠、焦虑、恐惧、易激惹、情感不稳、情感倒错及情感矛盾。⑧意志障碍：主要表现为意志增强、意志减退、意志缺乏及矛盾意向。⑨动作行为障碍：主要表现为精神运动性兴奋（包括协调性精神运动兴奋和不协调性精神运动兴奋）、精神运动性抑制（包括木僵、蜡样屈曲、缄默症和违拗症等）、模仿动作、刻板动作、作态及强迫动作。⑩意识障碍：可表现为意识清晰度降低、意识范围缩小及意识内容变化。意识清晰度下降时，患者可出现感知觉迟钝、注意力不集中、理解困难、判断能力降低、记忆减退、情感反应迟钝、行为缺乏目的性、定向力障碍等。其中，定向力障碍是判断意识障碍的重要指标。以意识清晰度降低为主的意识障碍包括混浊、昏睡和昏迷。意识清晰度降低伴范围缩小或内容变化的意识障碍包括朦胧状态、谵妄状态、梦样状态。⑪自知力障碍：是指患者对自己精神状态的认识和判断能力。自知力缺乏是重性精神障碍的重要标志，临床上往往将有无自知力及自知力恢复的程度作为判定病情轻重和疾病好转程度的重要指标。自知力完全恢复是精神疾病康复的重要指标之一。

虽然精神症状的表现复杂多样，但许多精神症状之间往往具有一定联系。在临床上，通常将具有一定内在联系，且往往同时出现的一组精神症状称为精神疾病综合征。常见的精神疾病综合征包括幻觉-妄想综合征、躁狂综合征、抑郁综合征、紧张综合征及遗忘综合征等。

二、中医病因病机及主要证候

精神疾病归属中医学神志病范畴，是神志活动异常、失常所致的一类病证。其病因病机总体上可以概括为以下几方面。

神志病的发生与先天因素和后天因素都有关。根据中医的生命观和胚胎化生学，新生命的孕育发展大致可分为先天期、胚胎期和成长期三个重要阶段。先天精亏神弱、孕育胎养不当、后天失养邪伤及修心养神不明均能导致神志病的发生。重视和提倡各个阶段的形神调养，注意精神卫生和心理健康，对预防各种精神、心理疾病具有重要意义。

1. 先天期　为父精母血备孕期，是新生命肇基化元的关键，为先天之先天。父母身心健康，在恰当的生育年龄和适当的时机孕育，则后代精足神旺，反之则精亏神弱。故《素问·上古天真论》认为，人有"愚智贤不肖"之分，先天形神受病，后天很难调治。古人提倡房事养生，认为适时婚嫁，房事有节，保精固本，形神俱旺。若父母先天精亏神衰，则精、气、神三宝不足，无以肇基化元，则形散神离，无神形不化，无形神不显，后代的精、气、神不足，则精力不足，导致后代罹患各种先天躯体疾病，同时也增加了下一代罹患精神、心理疾病的风险。

2. 胚胎期　是由胚到胎的形神化生阶段，为先天之后天。中医很早就注意到胎教对胎儿形神发展的重要性，并且认识到胎教的内容主要是以呵护母体为主。妊娠早期，胎元初结，一月胚，二月膏，三月胎儿始化，十月呱呱坠地，在不同的发育阶段应给予不同的身心护理，良好的胎教要求孕妇心平气和，情绪平稳，言行端正。此外，提倡母乳喂养也是保证婴儿健康成长的因素之一。若早期胎教不足，或母体受损，则可造成孕期胎养不当，从而影响胎儿的形神发展。

3. 成长期　为出生后的形神发育阶段，此为后天。小儿稚阴稚阳之体，"肌肤嫩，神气怯，易于感触"（《温病条辨·解儿难别》）。明代孙志宏《简明医彀》也指出："初生时……母害怒，致儿惊恐"，又曰："小儿惊疾，或因揉儿胸，摇儿身，诱儿笑语，久戏不止，使儿力疲头眩，气喘肠痛；或继以哭，多睡中惊。甚至掷儿上下，儿虽强笑，实惶怖不堪，骇其神志，伤其脏腑"。神气怯弱，惊恐伤神。小儿后天护理不当，特别是神志情志方面护理的不当，可能会诱发小儿精神溃乱，神志异常。此外，成长期修心养神不明，同样会导致情志异常。儒家提倡"非礼勿视，非礼勿闻"的修身养性法，良好的教育可以增强心理应变调节能力，减少心理疾病的发生，即使发生心理失调，一般预后也较好。若在成长期未重视社会文化环境的培养，则会影响人的心理健康。另外，心主神明，明或不明，还与浊邪迷蒙神明有关。若浊邪迷蒙神明，则有可能导致各种神明失用的神志病。

中医学认为五脏藏神，故神志的生成、改变都与五脏功能有着密切联系，五脏、气血、阴阳、虚实、寒热之变化均可引起相应的神志变动，引发各种神志症状。具体来说，神志疾病的主要症状有善喜、善悲、善恐、善怒、善忧思、善惊、心悸、失眠、多寐、健忘、昏迷、晕厥、谵语、郑声、错语、烦躁等。其他症状还包括如言语失伦、游奕遍体、言语重复、妖邪鬼祟、与鬼交通、沉默不语、秽洁不知、登高而歌、弃衣而走、衣被不敛、呼叫骂人、梦寐喜魇、体虚乏力、不知饥渴等。

善喜指喜笑不休证，患者喜笑过度，不能自制，未遇喜乐之事，或非高兴之时，经常无故喜笑不休，甚至狂笑不止、独自发笑、喜乐失常。善喜又称为"喜证""善笑""喜伤""笑不休""笑证"等，出自《灵枢·经脉》。另外，《灵枢·本神》也记载："心藏脉……实则笑不休"，说明本证与心关系密切。本证以实证多见。

善悲又名悲病，是指未遇悲哀之事，经常悲伤欲哭，不能自制的症状而言。《灵枢·五邪》称本证为"喜悲"。悲为肺志，但与心肝亦有关系。善悲以虚证居多，气血不足，脏阴内亏，致肺不藏魄，心不藏神，肝不藏魂，易表现情绪低落而善悲。后世医家在《黄帝内经》理论的基础上，在病位、病性上对本证的认识较为统一。

善恐是指未遇恐惧之事而产生恐惧。恐为肾志，但与心肝亦有关系。恐以虚证居多，乃精血不足之证，与善怒相反。善恐又名恐证，恐证在神志病中是常见证，最早见于《黄帝内经》。多由脏气损伤所致，尤以肾伤、心神浮越为常见原因。以心中恐慌、畏怯不安为主症，患者不敢独处一地，或有将被擒捕之感。历代医家对本证病位、病性及临床症状的认识趋向一致，其病理变化以肾志失调为主，且涉及机体和相关脏腑而产生不同的病理变化。本证虚证居多。

善怒是指无故性情急躁，易于发怒，不能自制的症状，又称"喜怒""易怒"。怒为肝志，与心亦有关系。怒为实证，但怒气伤肝及心，心肝血虚则变为虚证而善恐。善怒又名怒证，以情志失调，肝气郁滞，郁久化火，火邪炎上，脑神被扰而出现的善怒、易怒、狂怒为本证特征。本证在神志病中最为常见，其病位主要涉及肝魂及脑神功能，与心、脾、肾三脏功能亦密切相关。由于病程长短不一，病理机制过程有异，临床表现亦有区别，虽有"善怒""喜怒""易怒""大怒""狂怒"之称，但其核心症状以性情急躁、目直而怒、不可控制为主。本证四季皆可发病，春夏季居多。

善忧思是指未遇忧愁之事，而经常思虑绵绵，忧郁不解，闷闷不乐的症状。思为脾志，忧思伤脾，并伤心。久思不解，劳伤心脾，多为虚证。善忧思，又名忧思证，最早见于《黄帝内经》，忧思证临床主要表现为闷闷不乐、心怀不畅、忧郁不解、思虑绵绵、表情淡漠、胸闷胁胀、善叹息、失眠多梦、头晕健忘、心悸、倦怠乏力、纳谷不馨、腹胀、脉沉弦等症状。根据其证候表现，中医辨证可参考"癫病""脏躁""百合病""梅核气""郁病"等疾病进行辨治。

善惊是指遇事容易惊吓、心中惕、偶不安的症状，又称"喜惊""惊证""易惊"，临床以心神功能失调后涉及脑神而出现善惊、易惊的症状群为特征。主要表现为突然受惊，易受惊吓，以惊慌失措，紧张害怕，心动不宁，或受惊目睛不转，不能言，气短，自汗体倦，坐卧不安，多恶等症状为特点。有突受惊吓病史，多见于小儿。惊证是神志病的常见证之一，最早见于《素问·至真要大论》中之"少阳之……善惊"。

心悸是指发作时患者自觉心中跳动，慌乱不安，难以自主，常兼见气短乏力、神疲懒言等症。心悸者带有脉象异常，可见促、结、代、数、疾、迟、涩、细及三五不调等异常脉象。心悸之重者，望诊或触诊虚里跳动，其动应衣。心悸有阵发与持续发作之别。

失眠又称不寐，轻者入睡困难，或眠而不酣，或时寐时醒，或睡眠短浅易醒；重者彻夜难眠，失眠常伴有心烦或心悸、多梦易惊醒、健忘、神疲等症状。"不寐"病名出自《难经·四十六难》，又名不得卧、不得眼、不能眠、失眠等。临床引起失眠的原因很多，包括外感与内伤的各种诱因，如《素问·逆调论》说："胃不和，则卧不安"，也有因"心肾不交""心不含神""肝不藏魂""血虚失养"等病机引起的。失眠与西医学所述的神经衰弱、神经官能症等相类似。

多寐是指精神不振，时时欲睡，呼之即醒。多寐常有原发病及继发病证之异。《灵枢·大惑论》称多寐为"多卧""多睡"。从现代医学角度阐释就是意识清晰度轻微降低，以各种心理过程的反应迟钝为特征。在安静的环境下，患者常处于嗜睡状态。患者情感反应淡漠，对外界事物漠不关心，注意涣散，定向力较差，记忆力减低，亦可被唤醒，但刺激一消失即又复入睡。多寐常见于老年人，如西医学脑动脉硬化、阿尔茨海默病等。此外，肥胖之人往往易患多寐。

　　健忘是指记忆力减退，遇事好忘。以虚证多见，多因心脾虚损、心肾不交、年迈神衰、痰瘀痹阻所致。凡是临床上遇有患者在较长时间内以记忆减退，遇事善忘，虽经尽力思索不能追忆为主要表现，结合有关物理检查，如脑电图、脑血流图、脑CT等检查而脑部无异常发现，便可诊断为健忘。健忘很少孤立出现，常兼见心悸、少寐等心脾肾虚证候。"健忘"一证的最早记载见于《黄帝内经》。从历代文献记载来看，称"健忘"者居多。关于本病的病位病机，《圣济总录·心脏门·心健忘》强调了心虚、血气虚衰对本病的影响，指出："健忘之病，本于心虚，血气衰少，精神昏愦，故志动乱而多忘也"。"盖心者，君主之官，神明出焉……故曰愁忧思虑则伤心，心伤则喜忘"。健忘可见于西医神经衰弱、脑动脉硬化等疾病。

　　昏迷是指神志不清，不省人事为特征的一种临床常见的危急重症。以实证多见，多因外感时疫之毒，热毒内攻或内伤脏腑而致头脑受邪，清窍闭塞，神明失用，发为昏迷，可突然出现或在疾病过程中逐渐出现。其轻者神志恍惚、烦躁不安、表情淡漠和嗜睡；重者昏不知人，呼之不应。患者常有外感热病与内伤杂病史，如中暑、中风、消渴等。发病前有引起昏迷的疾病症状与体征，如高热寒战、恶心呕吐、尿少尿闭、咳逆喘促等。结合西医学体检与理化检查，如刺激的防御反应、吞咽和咳嗽反射、角膜反射与对光反射的变化、生命体征的变化等，即可明确诊断。

　　晕厥是指以突然昏倒，不省人事，四肢厥冷，移时方醒为特征，醒后无失语、口眼㖞斜、半身不遂等后遗症。晕厥，《黄帝内经》称之为"薄厥"。后世所谓的"郁冒""气厥""血厥""痰厥""食厥""暑厥""酒厥""昏厥""昏晕""昏仆"等，皆归属晕厥范畴。

　　谵语是指神志不清，胡言乱语。多见于实证，常由高热引起。妇科病热入血室、产后等也出现谵语。谵语始见于《伤寒论》，《素问·热论》称其为"谵言"，《诸病源候论》谓之"谬语"。

　　郑声是指以神志昏沉，言语重复，语声低沉，不相接续，属疾病晚期、精神散乱的危重表现。"郑声"始见于《伤寒杂病论》。后世如《伤寒明理论》《东垣十书》《全生集》《普济方》等医籍均有记载。中医学认为郑声为心气大虚之象。《伤寒论·辨阳明病脉证并治法第八》曰"实则谵语，虚则郑声，郑声者，重语也"。《伤寒绪论》记载，治郑声脉微弱而和，手足温者，用生脉散、人参三白汤；气息短促，脉沉细欲绝者，用附子汤倍人参。

　　错语是指神志恍惚，语言前后颠倒错乱，或言后又自知讲错，不能自主的病证。错语即语言错乱，也称"语言颠倒"。错语需与谵语、狂病鉴别；谵语和狂病表现有语言错乱，但谵语常发生于高热之后，患者神志昏糊；错语是在无热情况下，患者神志恍惚或清醒；狂病是骂詈不避亲疏，且有弃衣登高狂越的现象，与单纯语言错乱仍有不同之处。

　　烦躁是指心中烦热不安，手足躁扰不宁的症状。烦与躁实属两症，如"烦满""心烦""火烦""暴烦""微烦"皆属于烦，为自觉症状；"躁扰""躁动""躁狂"皆属于躁，为他觉症状。可见于内伤外感诸病，常由火热引起，以实证居多。

三、中西医"病证结合"诊断思路

　　精神疾病因其临床特点复杂多变，中西医在对其认识、诊断和治疗上都有各自的优点和不足，两者可以优势互补，取长补短，有机结合。临床上中西医结合治疗精神疾病目标为提高疗效，减少毒副作用，减少复发，提高患者生活质量。

　　第一，根据疾病不同时期，选择不同的中西医治疗方案。在疾病急性期，采用中西医结合治疗能缩短疗程，提高疗效。在抗精神药物治疗基础上，根据证候进行中医辨证治疗。必要时联合心理治疗和（或）物理治疗；在巩固期和维持期，亦根据证候进行辨证治疗，在西医常规治疗基础上，加用相应中药汤剂或中成药治疗的综合治疗，能够明显减少残留症状，预防复燃，降低复发率。第二，应用中医药方法可改善精神疾病伴随的心理症状和躯体症状，包括焦虑症状、认知功能减退、睡眠障碍及各种自主神经功能紊乱等。第三，在现代药物出现药物不良反应，如代谢综合征、性功能障碍、心血管不良反应、消化道不良反应、高催乳素血症、多汗症等，使用中西医结合治疗能够有效改善现代药物带来的副作用。

四、中西医结合治疗优势与新进展

（一）中西医结合治疗优势

中西医结合治疗精神疾病是各级医疗卫生机构常见的临床实践，具有显著的临床疗效和独特的本土文化亲和力。精神疾病具有高临床异质性，个体化治疗是未来精准治疗的重要方向之一，而中医证候的辨证论治是个体化诊疗的重要实践范式，因此中西医结合在精神疾病诊疗方面发挥着重要作用。通过中西医结合治疗，能够提高抑郁症特殊人群，包括儿童、青少年、围生期及围绝经期人群、老年人群的疗效，减轻药物引起的不良反应，从而增加临床治愈率，改善特殊人群预后。

（二）中西医结合治疗新进展

各类精神疾病患病率已经达到 17.5%，精神疾病的高致残率，低治愈率，易复发的特点，严重影响着人类健康，已经引起政府和社会的高度重视。但现代药物仍存在疗效延迟、不良反应众多等特点，中西医结合治疗精神疾病是未来精神专科发展的一种趋势，研究表明，中西医结合治疗可提高临床疗效，减少药物的不良反应，同时提高患者治疗依从性，从而使患者更好地回归社会。刘兰英等使用中草药联合抗抑郁剂治疗重度抑郁发作，研究表明在原有西药抗抑郁剂治疗基础上联合个体化草药治疗，可增强抗抑郁剂的反应并减少与精神药物相关的副作用，草药是治疗严重抑郁发作的有效且相对安全的疗法。梁玉等使用逍遥散联合重复经颅磁刺激治疗，结果显示肝郁脾虚型抑郁症患者症状与体征得以明显减轻，且炎症指标水平明显降低，精神状态与负性认知得以有效调节。邓宏勇等纳入了 15 项温胆汤治疗精神分裂症的随机对照研究，数据显示，与安慰剂、抗精神病药物和其他干预措施相比，温胆汤改善了受试者的短期整体状态。但是中西医结合治疗精神疾病的研究还有待进一步探索，如目前仍缺乏可推广、规范的病证结合诊疗方案，以及规范性的中西医结合疗效评价方法，中药发挥"增效"的作用机制、作用靶点仍不清楚。利用现代生物学检测的客观指标，揭示中医临床中的现象本质，是中西医结合治疗精神病的发展方向。充分发挥中西医结合优势，逐步融会贯通中西医，形成具有特色的中西医结合精神医学学科，必将对人类健康做出更大的贡献。

第二节 抑 郁 症

一、中西医结合诊疗概述

抑郁症是以情感低落为主要临床表现的一组疾病的总称，是指由多种原因引起的以显著和持久的抑郁症状群为主要临床特征的一类心境障碍。抑郁症的核心症状是与处境不相称的心境低落和兴趣丧失。常伴有焦虑或激越，甚至出现幻觉、妄想等精神病性症状。据世界卫生组织统计，全球约有 3.5 亿例抑郁症患者，占全部疾病总负担的 4.4%，我国抑郁症的终生患病率为 6.8%。抑郁障碍的病因及发病机制十分复杂，目前尚未完全阐明，其可能是生物因素、心理因素及社会环境因素等共同作用的结果。中医古代文献中亦有相关的病名，如"郁病""脏躁""百合病""梅核气""卑惵""忧思证"等。

（一）中西医诊治现状

抑郁症西医临床治疗至今仍存在一些瓶颈问题，如临床治愈率低于 30%；常用抗抑郁药物存在疗效延迟，导致自杀风险不能尽快得到控制；由于抗抑郁药物不良反应较多，严重影响患者的服药依从性。随着中西医结合医学的发展，过去 20 年抑郁症的中西医结合治疗从整体观出发，在临床和基础研究上取得了丰硕成果。如规范了抑郁症中医辨证分型，围绕抑郁症发病后全病程管理，治疗从急性期，巩固期到维持期等一系列过程，强调中医药在各个阶段发挥的作用，体现中医整体观与个体化相结合的中西医结合全病程治疗方案。同时，关注特殊人群的中西医结合治疗，开始重视"阈下抑郁"，突显中医药"治未病"优势。

1. 西医治疗现状 抑郁症的治疗目标在于尽可能早期诊断，及时规范治疗，控制症状，提高临床治愈率，最大限度降低病残率和自杀率，防止复燃及复发。成功治疗的关键需要彻底消除临床症状，减少复发风险，提高生存质量，恢复社会功能，达到真正的临床治愈。治疗方法包括药物治疗、心理治疗和物理治疗等。

抗抑郁药物治疗是当前各种抑郁障碍的主要治疗方法，主张首先选择安全性高、疗效好的第二代抗抑郁药物，如选择性 5-羟色胺再摄取抑制剂（SSRI）、选择性 5-羟色胺和去甲肾上腺素再摄取抑制剂（SNRI）、去甲肾上腺素和特异性 5-羟色胺能抗抑郁药（NaSSA）等作为一线用药。心理治疗常用的方法主要有支持性心理治疗、动力学心理治疗、认知疗法、行为治疗、人际心理治疗、婚姻和家庭治疗等。物理治疗包括：①改良电抽搐治疗（MECT）；②重复经颅磁刺激（rTMS）。

2. 中西医结合治疗现状 中西医结合在抑郁症防治中取得了显著进步,现有的研究已经显示出中西医结合治疗的临床优势,可实现快速起效、降低不良反应的目的。至今中西医结合治疗抑郁症已取得了丰硕的成果。由于抑郁症的异质性，个体化治疗将会是未来治疗的方向，而中医辨证分型是个体化诊疗的范式，因此可以预测中西医结合防治在今后会发挥更重要的作用。但目前地区间中西医诊治质量参差不齐，部分临床研究存在试验设计不合理、试验叙述不严谨等各种问题，不利于形成具有说服力的循证支持。发挥中医药的巨大优势，拓展和寻求治疗抑郁症的新途径和新方法，中西医结合诊治抑郁症仍有很长的路要走。

（二）主要临床问题

1. 针对抑郁症急性期、巩固期和维持期患者，中西医结合治疗能否提高疗效，减轻抗抑郁化学药物引起的不良反应？

2. 针对抑郁症伴焦虑症状、睡眠障碍、认知功能损害、躯体症状，中西医结合治疗能否改善伴随症状，并减轻抗抑郁化学药物引起的不良反应？

3. 针对儿童、青少年、围生期及围绝经期人群、老年人群，中西医结合治疗能否提高疗效，减轻抗抑郁化学药物引起的不良反应？

4. 中医进行抑郁症预防及防止复发的措施是什么？

5. 针对抗抑郁化学药物导致的代谢综合征、性功能障碍、心血管不良反应、消化道不良反应、高催乳素血症、多汗症等副作用，中医治疗措施是什么？

（三）中医核心病机及中西医结合优势环节

1. 中医核心病机　　中医学认为，抑郁症是由于情志不舒，气机郁滞，脏腑功能失调所引起的一类病证，表现为抑郁不畅，情绪不宁，胸胁胀痛，或易怒喜哭，或咽中如物梗塞，不寐等。中医学认为，抑郁症初期多以气滞为主，气机不畅则肝气郁结而成气郁，气郁可以导致痰湿内阻，血行不畅，进而化为火热证候，但以肝气郁结为病变基础。疾病经久不愈，由实转虚，可见心、脾、肝、肾等各脏腑气血阴阳亏虚。早期多为肝郁气滞、肝郁化火、肝郁脾虚、痰气郁结，日久则致心脾两虚、肾虚肝郁等。

2. 中西医结合优势

（1）形成抑郁症急性期、巩固期和维持期的中西医结合全病程管理。强调中医药在各个阶段发挥的作用，体现中医整体观与个体化相结合的中西医结合全病程治疗方案。中医联合西医治疗可提高疗效。

（2）关注特殊人群的中西医结合治疗。特殊人群包括儿童青少年、围生期及围绝经期人群、老年人群，通过中西医结合治疗提高疗效，减轻抗抑郁药引起的不良反应，从而增加临床治愈率，改善特殊人群预后。

（3）重视"阈下抑郁"，突显中医药"治未病"优势。阈下抑郁是指症状学或病程未达到抑郁症诊断标准的一类综合征，是抑郁症"既病防变"的重要干预窗口。针对此类人群，体育锻炼包括气功、五禽戏、慢跑、太极拳、瑜伽、八段锦、易筋经等，能有效缓解患者的抑郁情绪，可以作为阈下抑郁的一线干预方法。调神开郁针法与颐神调气针法，并适当配伍十三鬼穴也可作为阈下抑郁的干预方法。除此之外，光照治疗作为一种安全、绿色的物理疗法，可有效用于阈下抑郁。

（4）提出抗抑郁药不良反应的中西医结合处理治则。口服抗抑郁药可能会出现代谢综合征、心血管不良反应、消化道不良反应、性功能下降、高催乳素血症、多汗症等不良反应。临床可根据不良反应的特点，采用中医辨证施治。西药联合中药、针灸治疗，可起到增效减毒作用。

二、中西医结合诊断思路与方法

（一）抑郁症的西医诊断与诊断标准

1. 西医辨病　　抑郁症临床表现多种多样，表现为心境低落、兴趣和愉快感丧失，导致劳累感增加和活动减少。但在具体的症状归类上，有些症状常常是相互重叠的，很难简单划一。自我能够感受或他人观察到的显著而持久的情绪低落和抑郁悲观，终日愁眉苦脸、忧心忡忡，可出现典型的抑郁面容，表现为眉头紧锁，长吁短叹。严重者甚至痛不欲生、悲观绝望，有度日如年、生不如死之感。患者这种低落的情绪几乎大部分时间都存在，且一般不随外界环境的变化而变化。患者对各种过去喜爱的活动或事物丧失兴趣或兴趣下降。常伴有焦虑、思维迟缓、注意力不能集中、记忆力下降、精神运动性迟滞或激越、出现自杀观念及行为等。

2. 诊断标准　　抑郁症西医诊断主要遵循 ICD-10 "抑郁发作"诊断标准。依据严重程度可分为轻、中、重度，其区分有赖于全面的临床评估，包括症状的数量、类型及是否存在自杀意念，日常工作和社交活动的表现等。除此之外，还需明确是首次发病还是复发，是否伴有精神病性症状等。必要时，特殊人群，如儿童、妇女、老年人群抑郁症需适当注明。

（二）抑郁症临床分型与分期

1. 分型　最典型的抑郁症状有：①心境低落，②兴趣与愉快感丧失，③易疲劳。抑郁症可根据症状表现，分为轻度、中度、重度三型。常见的症状还包括稍做事情即觉明显的倦息。其他常见症状包括：①集中注意的能力降低；②自我评价和自信降低；③自罪观念和无价值感；④认为前途暗淡悲观；⑤存在自伤或自杀的观念或行为；⑥睡眠障碍；⑦食欲下降。

轻度：要做出明确的诊断，应至少存在典型症状中的2条，再加上至少2条其他症状。整个发作持续至少2周。患者继续进行日常的工作和社交活动存在一定困难。

中度：应至少存在3条典型抑郁症状中的2条，再加上至少3条（最好4条）其他症状。整个发作至少持续2周。患者继续进行工作，社交或家务活动比较困难。

重度：患者常表现出明显的痛苦或激越。自尊丧失、无用感、自罪感可以很突出。在某些极严重的病例中，出现自杀症状。3条典型症状都应存在，并加上至少4条其他症状。抑郁发作一般持续2周，但在症状极为严重或起病非常急骤时，可以不足2周。患者除了在极有限的范围内，几乎不可能继续进行社交、工作或家务活动。

2. 分期　根据抑郁症的分型特点和治疗需求，目前对于抑郁症公认的治疗分期主要分为急性期、巩固期和维持期。

急性期治疗（8~12周）：控制症状，尽量达到临床治愈，使功能恢复到病前水平，提高患者生活质量。急性期的疗效决定了患者疾病的结局和预后，需要合理治疗以提高长期预后和促进社会功能康复。

巩固期治疗（4~9个月）：在此期间患者病情不稳定，复燃风险较大，原则上应继续使用急性期治疗的有效药物，在治疗方案、药物剂量、使用方法上保持不变。

维持期治疗：维持治疗的时间目前尚不确定，一般临床倾向至少2~3年，多次复发（3次或以上）及有明显残留症状者主张长期维持治疗。维持治疗结束后，若病情稳定，可缓慢减药直至终止治疗，一旦发现有复发的早期征象，应迅速恢复原治疗。

（三）抑郁症的中医证候诊断标准与证治分型

1. 证候诊断　参照《中医内科学》（第2版）（王永炎主编）、《抑郁症中西医结合诊疗指南》。常见证候为肝郁气滞、肝郁脾虚、肝郁化火、痰气郁结、心脾两虚、肾虚肝郁。临床工作中可四诊合参，参考上述证型标准进行辨证。

2. 证治分型

（1）肝郁气滞证

【主症】精神抑郁，胸胁作胀或刺痛，嗳气频作。

【次症】面色晦暗，脘痞腹胀，善太息，或咽中如有炙脔，夜寐不安，月经不调。

【舌苔】舌质淡或有瘀点，苔薄白或腻。

【脉象】脉弦。

（2）肝郁脾虚证

【主症】精神抑郁，消瘦倦怠，大便时溏时干。

【次症】胸胁胀满，多疑善虑，善太息，纳呆，或咽中不适。

【舌苔】苔薄白。

【脉象】脉弦细或弦滑。

（3）肝郁化火证

【主症】精神抑郁，性情急躁易怒，口苦而干。

【次症】胸胁胀满，或头痛、目赤、耳鸣，或嘈杂吞酸，大便秘结。

【舌苔】舌红，苔黄。

【脉象】脉弦数。

（4）痰气郁结证

【主症】精神抑郁，胸部满闷，咽中如有物，梗塞不下，咳之不出。

【次症】胁肋胀满，但吞咽自如。

【舌苔】舌苔白腻。

【脉象】脉弦滑。

（5）心脾两虚证

【主症】精神抑郁，善思多虑不解，神疲倦怠，纳谷不化。

【次症】胸闷心悸，失眠，健忘，面色萎黄，头晕，易自汗，便溏。

【舌苔】舌质淡苔白。

【脉象】脉细。

（6）肾虚肝郁证

【主症】情绪低落，烦躁兼兴趣索然，腰酸背痛，性欲低下。

【次症】神思不聚，善忘，忧愁善感，胁肋胀痛，时有太息。

【舌苔】舌淡苔白。

【脉象】脉沉细弱或沉弦。

三、中西医结合治疗思路

（一）西医治疗原则

《中国抑郁障碍防治指南》（第二版）给出的抗抑郁治疗原则是：①诊断要确切。②全面考虑患者症状特点、年龄、躯体状况、药物的耐受性、有无合并症，因人而异的个体化合理用药。③抗抑郁药剂量逐步递增，尽可能采用最小有效剂量。④小剂量疗效不佳时，根据不良反应和耐受情况，增至足量（有效剂量上限）和足疗程（6～10 周）。⑤如仍无效，可考虑换药，换用同类另一种药物或作用机制不同的另一类药。应注意氟西汀需停药 5 周才能换用 MAOI，换用其他 SSRI 需停药 2 周。MAOI 停药 2 周才能换用 SSRI。⑥尽可能单一用药，应足量、足疗程治疗。当换药治疗无效时，可考虑两种作用机制不同的抗抑郁药物联合使用。一般不主张联用两种以上的抗抑郁药物。⑦治疗前向患者及家属阐明药物性质、作用和可能发生的不良反应及对策，争取他们的主动配合，遵医嘱按时按量服药。⑧治疗期间密切观察病情变化和不良反应并及时处理。⑨根据心理-社会-生物医学模式，心理应激因素在本病发生发展中起到重要作用，因此在药物治疗基础上辅以心理治疗，可望取得更佳效果。⑩积极治疗与抑郁共病的其他躯体疾病、物质依赖、焦虑障碍等。

（二）中西医结合治疗原则

发挥中西医各自优势，改善临床症状，以提高疗效和患者生活质量，并且减少抗抑郁药物应用所致的副作用，达到增效减毒的效果。具体采用西医辨病与中医辨证相结合的方法。根据病情轻重，结合中医四诊八纲辨别中医证候，有针对性地应用中西医结合协同治疗方案，特殊情况下，应根据病情的轻重和证候的辨证来灵活对待。在急性期治疗后，在主观有改善的患者中仍存在部分患者有着残留症状的情况，如注意力或决策力下降、精力不足、兴趣减退、感觉沮丧、睡眠不深等。针对抑郁症巩固期和维持期，应该根据证候进行辨证，在西医常规治疗基础上，加用相应中药汤剂或中成药治疗的综合治疗，可明显减少残留症状，降低不良反应。

（三）临床问题推荐建议

1. 针对抑郁症急性期、巩固期和维持期患者，中西医结合治疗能否提高疗效，减轻抗抑郁化学药物引起的不良反应？

急性期患者采用中西医结合治疗能缩短抗抑郁治疗疗程，提高疗效。轻度抑郁可单用中药或针灸治疗，中重度抑郁则以抗抑郁剂为主，中医药辅助治疗，在抗抑郁药物治疗基础上，根据证候进行中医辨证治疗。必要时联合心理治疗和（或）物理治疗。抑郁症巩固期和维持期患者，根据证候进行辨证，在西医常规治疗基础上，加用相应中药汤剂或中成药治疗的综合治疗，能够明显减少残留症状，预防复燃，降低复发率，减轻其他伴随症状、降低不良反应、缩短治疗疗程。

2. 针对抑郁症伴发焦虑症状、睡眠障碍、认知功能损害、躯体症状，中西医结合治疗能否改善伴随症状，并减轻抗抑郁化学药物引起的不良反应？

抑郁症伴发焦虑症状多因肝郁脾虚、心脾两虚所致，可采用疏肝健脾、补益心脾的治法。在西医常规治疗基础上，加用相应中药汤剂或中成药综合治疗，联合普通针刺，进行中西医结合治疗，改善抑郁症焦虑症状，缓解烦躁、紧张症状，并降低不良反应。

抑郁症伴发睡眠障碍常表现为早醒，多由于心脾两虚、肝郁化火所引起，可在西医常规治疗基础上，联合普通针刺，采用养心镇惊安神、疏肝解郁安神为主要治法提高抑郁症患者的睡眠质量，延长睡眠时间或缩短患者的入睡时间。

抑郁症伴发认知功能障碍多由痰气互结、阻滞脉络、脑髓神机失用所致，可在西医常规治疗基础上，加用相应中医药治疗的综合治疗，采用安神定志、化痰开窍、疏肝理气为主要治法，推荐使用安乐片改善抑郁症伴发的认知损害。

抑郁症伴随诸多躯体症状，以心血管系统、消化系统、神经系统症状为主，涉及多脏腑多系统。针对抑郁症伴随躯体症状，在西医常规治疗基础上，加用相应中医药治疗，采用疏肝健脾、养心安神等治法。建议使用越鞠丸改善躯体疲劳和躯体焦虑。加用电针治疗，改善抑郁症伴发疼痛、尿频等躯体症状。

3. 针对儿童、青少年、围生期及围绝经期人群、老年人群，中西医结合治疗能否提高疗效，减轻抗抑郁化学药物引起的不良反应？

儿童、青少年抑郁症：目前对儿童、青少年抑郁症的临床干预研究中，中医药物疗法方面的文献报道较少，有待进一步的研究。有学者结合患儿"肝常有余""脾常不足""肾常虚"的生理特点，认为本病病机主要为肝失疏泄兼脾失健运、肾阳不足，心气不足、心脾两虚，治法为疏肝解郁、运脾温阳、调补心脾。

围生期抑郁症：目前对孕期抑郁症的临床干预多以心理治疗为主。中医治疗产后抑郁障碍具有优势，且不良反应轻。气虚血瘀是产后抑郁障碍的基本病机，治疗以疏肝理气、产后补虚为主，兼以注重对血的调养。可在西医常规治疗基础上，建议联合乌灵胶囊提高抗抑郁药疗效，并改善失眠健忘、神疲乏力等症状；建议联合巴戟天寡糖胶囊提高抗抑郁药疗效，改善健忘、腰酸背痛等症状；建议联合解郁安神颗粒改善抑郁症状，改善失眠、焦虑症状，并降低不良反应。可加用电针治疗，提高抗抑郁药疗效。

围绝经期抑郁症：中医药联合抗抑郁药物可有效改善围绝经期症状，减少不良反应，较单用抗抑郁药更有优势。可在西医常规治疗基础上，建议加用乌灵胶囊改善抑郁焦虑症状，联合九味镇心颗粒、天王补心丹改善焦虑、失眠症状，并减少不良反应；联合柴胡舒肝丸缓解抑郁焦虑症状，改善睡眠，并降低不良反应；联合舒肝颗粒改善抑郁焦虑、失眠症状，并降低不良反应；联合六味地黄丸改善抑郁症状，改善潮热出汗，失眠，并降低不良反应。加用普通针刺改善抑郁症状，并降低不良反应。

老年抑郁症：抗抑郁药和心理治疗是老年抑郁症的主要治疗措施，中药联合抗抑郁药物治疗老年期抑郁障碍较单一应用抗抑郁药具有起效快、疗效好、安全性高等优势。建议在西医常规治疗基础上，加用相应中药汤剂或中成药综合治疗，缓解患者抑郁症状，降低不良反应。联合普通针刺治疗改善抑郁症状。

4. 中医进行抑郁症预防及防止复发的措施是什么？

早发现、早诊断、早治疗是预防抑郁症的关键。主要病机为气机郁滞，气血运行不畅，脑神失于濡养所致，肝郁脾虚、心脾两虚、心胆气虚、肾虚肝郁为其常见证候。

针对阈下抑郁人群，可以进行中药、针灸、中医心理治疗、推拿按摩等疗法。中药治疗以疏肝解郁、补益心脾、安神定志、益肾解郁为治则。颐神调气针法和调神开郁针法可作为阈下抑郁的干预方法，可适当配伍十三鬼穴。体育锻炼包括气功、五禽戏、慢跑、太极拳、瑜伽、八段锦、易筋经等能有效缓解患者的抑郁情绪，提高患者对负性情绪的应对能力，可以作为阈下抑郁的一线干预方法。光照治疗作为一种安全、绿色的物理疗法，对抑郁症具有辅助治疗作用，可以作为阈下抑郁治疗的一种策略。

中医学认为"阴平阳秘，精神乃治"。预防抑郁症，一要养形。饮食运动疗法是养形的关键，通过体育运动，可促进机体气血的运行，使阴阳达到平衡。荞麦、萝卜、辣椒、山药、枸杞、羊肉、低脂牛奶、香蕉、葡萄柚、樱桃、鸡肉、深海鱼油等食物对抑郁情绪有一定调节作用，通过饮食调理气血，祛病强身，从而使机体健康。二要养神。"恬淡虚无，真气从之，精神内守，病安从来"，需要调养人的精神意识，做到内心平静，可以预防抑郁的发生。国内外许多研究发现音乐疗法、正念治疗、冥想等能够改善抑郁、焦虑症状，提高睡眠质量。

5. 针对抗抑郁化学药物导致的代谢综合征、性功能障碍、心血管不良反应、消化道不良反应、高催乳素血症、多汗症等副作用，中医治疗措施是什么？

代谢综合征：中医药治疗抗抑郁药物所致代谢综合征，治疗以健脾理气、扶正祛邪为主，可选用温胆汤、苓桂术甘汤等，能够改善药物所致代谢综合征，具有较好的安全性；病程久者，以化痰活血、调和阴阳为主，可选用二陈汤合桃红四物汤等，可以改善患者血脂、血糖、体重等水平。针刺、推拿按摩走罐、中医食疗可以通过平衡阴阳，恢复机体脏腑正常功能，改善药物所致代谢综合征患者的肥胖、糖脂代谢异常。

性功能障碍：抗抑郁药物所致男性性功能障碍以肾阳不足、肝肾阴虚和肝经湿热为主，可采用中医温肾壮阳、滋阴补肾、清肝利湿等治法。肾阳不足证采用温肾壮阳法，可选用桂附地黄汤加减；肝肾阴虚证治以滋阴补肾，选用左归丸加减；肝经湿热证以清肝利湿为法，选用龙胆泻肝汤加减。

心血管不良反应：抗抑郁药物引起的心血管不良反应以阳气亏虚、气滞血瘀为主。阳气亏虚者，可选用归脾汤、桂枝甘草龙骨牡蛎合参附汤等辨证治疗，能够有效改善抗抑郁药物引起的心悸气短、乏力、头晕等症状。气滞血瘀者，可选用麝香保心丸，可有效减少抗抑郁药物引起的胸痛等症状。

消化道不良反应：抗抑郁药物引起的消化道不良反应多属肺胃阴虚或心脾两虚证，可以根据具体证型进行辨证施治。耳穴压豆疗法对抗抑郁药物引起的便秘具有一定作用。平胃散燥湿运脾、行气和胃，可有效改善抗抑郁药所致的纳差、腹胀、便难等不适。归脾汤联合抗抑郁药能较好地改善恶心等不良反应。

高催乳素血症：抗抑郁药引起的高催乳素血症辨证多为肝郁肾虚证，可以选用柴胡加龙骨牡蛎汤、芍药甘草汤等治疗，能够较好地改善患者的各项性激素水平。中药配合针灸治疗，能够通过调理脏腑功能、气血运行状态来改善症状。

多汗症：抗抑郁药物所致的多汗症，以健脾养阴、清热养心，安神敛汗为治则，可选用中药玉屏风散、当归六黄汤、知柏地黄丸进行辨证施治，提高患者治疗的依从性以及联合治疗的疗作用。

（四）中西医结合治疗方案

1. 急性期治疗

（1）肝郁气滞证

中医治疗　治法：疏肝解郁，理气和中。

处方：柴胡疏肝散加减（《医学统旨》）。

方药：醋柴胡 6g，白芍 10g，香附 10g，郁金 10g，佛手 10g，绿萼梅 6g，枳壳 10g，川芎 10g，陈皮 6g，炙甘草 6g。

推荐中成药：越鞠丸、解郁丸。

中西医结合治疗要点　本型以抗抑郁剂治疗为主，首选 SSRI 药物，联合心理治疗。中医治疗应选择恰当的时机与灵活的给药方式。

（2）肝郁脾虚证

中医治疗　治法：疏肝解郁，健脾安神。

处方：逍遥散（《太平惠民和剂局方》）。

方药：柴胡 9g，炒当归 9g，茯苓 9g，白芍 9g，白术 9g，炙甘草 5g，生姜 3 片，薄荷 6g。

中西医结合治疗要点　本型以抗抑郁剂治疗为主，首选 SSRI 药物，患者食欲缺乏，可联合小剂量奥氮平改善食欲，联合心理治疗。中医治疗应选择恰当的时机与灵活的给药方式。

（3）肝郁化火证

中医治疗　治法：疏肝解郁，泻火安神。

处方：丹栀逍遥散加减（《内科摘要》）。

方药：牡丹皮 10g，栀子 10g，柴胡 9g，白芍 9g，当归 9g，白术 9g，茯苓 9g，薄荷 6g，生姜 3 片，炙甘草 5g。

中西医结合治疗要点　本型以抗抑郁剂治疗为主，首选 SSRI 药物，患者焦虑明显，可联合苯二氮䓬类药物缓解焦虑，联合物理康复治疗及心理治疗。中医治疗应选择恰当的时机与灵活的给药方式。

（4）痰气郁结证

中医治疗　治法：行气解郁，化痰散结。

处方：半夏厚朴汤加减（《金匮要略》）或越鞠丸（《丹溪心法》）。

方药：半夏 12g，厚朴 9g，茯苓 12g，生姜 15g，苏叶 6g；或香附、苍术、川芎、栀子、神曲各 10g。

中西医结合治疗要点　本型以抗抑郁剂治疗为主，首选 SSRI 药物，联合物理康复治疗及心理治疗。中医治疗应选择恰当的时机与灵活的给药方。

（5）心脾两虚证

中医治疗　治法：补气健脾，养心安神。

处方：归脾汤加减（《正体类要》）。

方药：党参 10g，炙黄芪 15g，白术 10g，茯苓 15g，龙眼肉 10g，酸枣仁 15g，木香 6g，当归 10g，炙远志 6g，大枣 10g，炙甘草 6g。

推荐中成药：九味镇心颗粒

中西医结合治疗要点　　本型以抗抑郁剂治疗为主，首选 SSRI 药物，患者食欲缺乏，可联合小剂量奥氮平改善食欲，联合心理治疗。中医治疗应选择恰当的时机与灵活的给药方式。

（6）肾虚肝郁证

中医治疗　　治法：疏肝解郁，滋阴益肾。

处方：滋水清肝饮加减（《医宗己任编》）。若为心肾阴虚，可选用天王补心丹合六味地黄丸。

方药：熟地黄 10g，当归身 10g，白芍 10g，酸枣仁 10g，山萸肉 10g，茯苓 10g，山药 10g，柴胡 9g，山栀 10g，牡丹皮 10g，泽泻 10g。

中西医结合治疗要点　　本型以抗抑郁剂治疗为主，首选 SSRI 药物，联合物理康复治疗及心理治疗。中医治疗应选择恰当的时机与灵活的给药方式。

2. 巩固期和维持期治疗　　在急性期治疗后，主观有改善的患者中有 48.8% 存在残留症状，如注意力或决策力下降、精力不足、兴趣减退、感觉沮丧、睡眠不深等。在巩固期和维持期治疗，需要采用抗抑郁药物联合中医药的综合治疗，根据证候进行辨证，具体中医证型、治法方药参照急性期治疗。针灸治疗主要作用在于防复发，方法同急性期治疗。同时，可以辅助采用物理治疗、穴位按摩、穴位刺激调控法、中医心理疗法，五行音乐疗法等治疗，能够明显减少残留症状，预防复发，降低复发率。

四、中西医结合诊疗流程图

抑郁障碍的中西医结合诊疗流程如图 13-1。

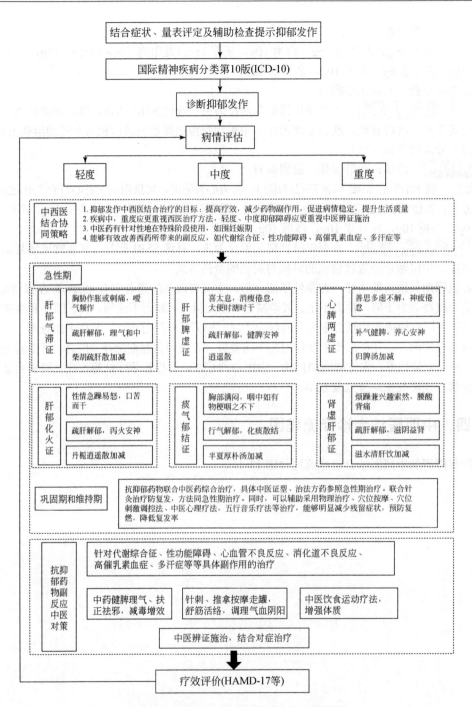

图 13-1　抑郁发作的中西医结合诊疗流程图

第十四章 肿瘤疾病

第一节 肿瘤疾病概述

一、概述及常见症状体征

（一）概述

恶性肿瘤是指细胞过度增生、分化异常的一种疾病，具有侵袭性，能扩散至周围组织和其他器官。恶性肿瘤根据不同的标准有不同的分类方式。按照细胞来源分类，可分为上皮组织来源的癌和间叶组织来源的肉瘤；根据细胞的来源和性质，可分为实体瘤和血液系统肿瘤，其中实体瘤主要包括肺癌、肝癌、乳腺癌等，血液系统肿瘤包括白血病、淋巴瘤等。

（二）常见症状体征

1. 局部症状

（1）肿块：肿瘤细胞异常增生所形成，可在身体表面或深部触及。肿块的性质、大小、形状等因肿瘤类型而异，一般为无痛性，但也可能出现压痛。

（2）疼痛：当肿瘤压迫或侵犯周围神经时，会引起疼痛。这种疼痛可表现为持续性或间歇性，并且会随着病情的进展而加重。

（3）溃疡：部分肿瘤表面可出现破溃、糜烂，形成溃疡，尤其是生长在体表或消化道黏膜的肿瘤更易出现此类症状。

（4）出血：肿瘤组织血管丰富且脆弱，容易破裂出血。出血可表现为痰中带血、涕中带血，亦可出现呕血、便血等。

（5）梗阻：当肿瘤生长在空腔器官（如肠道、呼吸道等）时，随着肿瘤增大，会阻塞管腔，引起梗阻症状。如肠梗阻表现为腹痛、腹胀、便秘等；呼吸道梗阻表现为咳嗽、咳痰、呼吸困难等。

2. 全身症状

（1）体重下降：由于肿瘤细胞消耗大量营养物质，且患者食欲下降，常导致体重明显下降，甚至出现恶病质。

（2）发热：部分肿瘤患者在病程中会出现发热症状，通常表现为低热。若合并感染时可出现高热。

3. 转移灶症状 肿瘤细胞可通过血液系统转移至远处器官，如肺、肝、脑等。根据转移部位不同，可出现不同症状。如肺转移可出现咳嗽、胸痛、呼吸困难等；肝转移可出现肝区疼痛、黄疸等；脑转移可出现头痛、呕吐、视力障碍等。

4. 其他特殊症状 副肿瘤综合征：部分肿瘤可分泌异常代谢素或代产物，引起一系列特殊的临床表现。如肺癌患者可出现抗利尿激素异常分泌综合征，表现为低血钾、高血钠、低血氯等电解质紊乱症状。

二、中医病因病机及主要证候

（一）中医病因病机

肿瘤作为一类病而非单一病，其致病因素复杂。中医学对肿瘤病因的认识，不外乎内外因素。外因，主要指外界的一些致病因素，如四时不正之气。内因则主要指机体本身可能会出现的致病因素，如七情失调、先天不足及脏腑功能紊乱等。中医认为肿瘤的基本病机为外邪、七情内伤、饮食不节、脏腑虚损等各种致病因素综合作用使机体阴阳失调，经络气血运行失常，气滞、血瘀、痰凝、湿滞、毒聚等互结日久而成。其病因病机可概括为以下四个方面。

1. 外感六淫之邪 六淫之邪是肿瘤发生发展的重要外界因素。六淫之邪侵袭人体，客于经络，扰及气血，使阴阳失调、气血逆乱、津液代谢失调而致气滞血瘀，痰湿凝聚，日久成积，变生肿瘤。《灵枢·百病始生》曰："积之始生，得寒乃生，厥乃成积也"。《灵枢·刺节真邪》曰："虚邪之入于身也深，寒与热相搏，久留而内着……邪气居其间而不反，发为筋溜……昔瘤"。

2. 七情内伤 七情太过或不及均可引起机体气血运行失常及脏腑功能失调，为肿瘤形成奠定内在基础。《灵枢·百病始生》曰："内伤于忧怒……而积皆成矣"。《景岳全书》曰："噎膈一证必以忧愁思虑，积劳积郁而成"。《妇人大全良方》亦描述了乳岩的发生属"肝脾二脏郁怒，气血亏损"。如过怒则伤肝，可致肝失疏泄，肝气郁结，日久则气血凝滞，进而出现肝积，与现代医学肝癌的发生、发展相关；而过度思虑，可致脾气郁结，运化功能减弱，水液运行不畅，则气结、痰凝郁结食道，可出现噎膈等症，与现代医学食管癌症状相似。

3. 饮食因素 饮食不节、饮食不洁或偏嗜均可致使脾胃健运失常，纳食减退，气机升降功能失调；湿浊内聚，或日久化热，伤及气血，形成湿聚血瘀，促使癌肿发生。

（1）饮食不节：饮食过量，或暴饮暴食，造成胃难腐熟，脾失运化，可致气血流通受阻，产生诸病。《素问·生气通天论篇》曰："因而饱食，筋脉横解，肠澼为痔"。因此，若饮食过饱，可致筋脉纵弛不收，引起肛肠皱裂形成肿块，日久可诱发肠癌。

（2）饮食不洁：《金匮要略·禽兽鱼虫禁忌并治第二十四》曰："秽饭、馁肉、臭鱼，食之皆伤人……六畜自死，皆疫死，则有毒，不可食之"。不注意饮食卫生，食用腐败霉变的食品，或常吃腌制熏烤之物，毒邪损伤肠胃，则气机不利，邪滞不化，久伏体内，而致恶变。

（3）饮食偏嗜：《景岳全书·饮食》谓："素喜冷食者，内必多热；素食热食者，内必多寒。故内寒者不喜寒，内热者不喜热。然热者嗜寒，多生中寒；寒者嗜热，多生内热"。《医门法律》中指出："过饮滚酒，多成膈证"。《医确》亦曰："酒客多噎膈，饮热酒者尤多，以热伤津液，咽管干涩，食不得入也"、"好热饮者，多患膈症"。故嗜食生冷、炙煿膏粱之品易损伤脾胃，蓄毒体内，郁热伤津，导致气机不利，脉络不通，毒邪与痰瘀互结，引发肿瘤。

4. 脏腑虚损 肿瘤的发病与人体体质状况密切关联。《黄帝内经》曰："愿闻二十五人之形，血气之所生，别而以候，从外知内"，并提出"正气存内，邪气可干，邪之所凑，其气必虚"理论，对肿瘤的认识有指导意义。《灵枢·五变》曰："人之善病肠中积聚者……皮肤薄而不泽，肉不坚而淖泽。如此，则肠胃恶，恶则邪气留止，积聚乃伤肠胃之间……蓄积留止，大聚乃起"。《外科启玄》曰："癌发四十岁以上，血亏气衰，浓味过多所生，十全一二"，表明肿瘤与年龄密切相关。中医理论认为，随着年龄增长，正气受到耗损，机体防御功能减弱，故易受致癌因素作用发生癌症。

（二）主要证候

肿瘤以脏腑组织发生异常增生为其基本特征。肿瘤发生因患者素体本虚，又责之于气滞、痰凝、湿滞、瘀血、毒聚等互结，日久积滞而成为有形之肿块。因此，在肿瘤早中期阶段，患者多见实证或虚实夹杂的证候表现。随着疾病的进展，加之癌症病变耗伤人体之气血津液，故晚期阶段可出现气血亏虚、阴阳两虚等证候转变。总体而言，肿瘤患者常见证候可概括为以下几方面。

1. 气郁痰瘀证　主要表现胸膈痞闷，或隐痛，或刺痛，或胀痛不适，脘腹胀满，神疲乏力，善太息，纳差，或呕血，便溏，或咳嗽咳痰，痰质稠黏，痰白或黄白相间，舌质薄腻，质暗隐紫，脉弦或细涩等。本证常见于食管癌、乳腺癌、肝癌、肺癌等。

2. 热毒炽盛证　主要表现为局部肿块灼热疼痛，发热，心烦寐差，口干舌燥，或胸痛，腰酸背痛，或全身热势状盛不退，咳嗽无痰或少痰，痰中带血，或小便短赤，大便便溏或秘结，伴舌质红，舌质苔黄腻或薄黄少津，脉细数或弦细数等。本证常见于鼻咽癌、胰腺癌、膀胱癌等。

3. 湿热郁毒证　主要表现为胸闷恶心，时有发热，心烦易怒，口干口苦，胸胁或腹部阵痛，身、目、尿黄，或里急后重，或便中带血或黏液脓血便，大便不调，肛门灼热，伴舌质红，苔黄腻，脉弦滑或滑数等。本证常见于胃癌、结直肠癌及肝癌等。

4. 瘀毒内阻证　主要表现为面色晦暗，胸痛或腰腹疼痛，痛有定处，或肌肤甲错，痰中带血，或尿血，血色暗红，口唇暗紫，伴舌质暗或有瘀点瘀斑，苔薄或薄白，脉涩或细弦或细涩等。本证常见于肺癌、结肠癌及抗肿瘤治疗引起皮肤毒副反应的患者等。

5. 气阴两虚证　主要表现为神疲乏力，口咽干燥，盗汗，或出现头晕目眩，视物模糊，腰膝酸软，五心烦热，大便秘结或稀溏，伴舌质淡红少苔，脉细或细数等。本证常见于晚期恶性肿瘤及恶性肿瘤放疗患者等。

6. 气血双亏证　主要表现为形体消瘦，面色无华，气短无力，唇甲色淡，或头晕目眩，心悸，动则多汗，或纳差，口干舌燥，伴舌质红或淡，脉细或细弱等。本证常见于晚期恶性肿瘤及恶性肿瘤手术或化疗患者等。

三、中西医"病证结合"诊断思路

肿瘤作为一种多因素影响的疾病，其临床症状复杂多样，中西医在诊断和治疗上有其独特的优势和不足，故应充分发挥两者各自优势，取长补短，形成有效的中西医协同诊疗模式。临床上中西医协同治疗以改善肿瘤患者临床症状和生活质量，降低肿瘤复发转移率，延长患者生存时间为主要目标。此外，中西医结合并不是单纯的中药加西药，而需聚焦于病证有机结合，实现"1+1＞2"的临床疗效。

第一，根据疾病不同分期，选择合适的中西医治疗方案。在肿瘤早中期阶段，中西医治疗以提高肿瘤根治率，降低肿瘤复发转移率为主要目的。治疗上以西医抗肿瘤治疗为主，如手术、放化疗等，并辅以中医治疗减轻患者临床症状并防止肿瘤复发转移。在晚期阶段，病情较重，针对患者治疗方案的不同，采用个体化的西医治疗措施并联合中医综合治疗，以缓解患者症状，提高生活质量为主要目的，尽可能延长患者生存时间。

第二，以肿瘤治疗不同阶段，选择不同的中西医治疗方案。如根据中医肿瘤治疗四阶段理论，可将其分为围手术期、辅助治疗期、随访观察期和姑息治疗期，针对不同治疗阶段出现的临床表现，中医在辨证论治理论指导下选择最佳的中西医治疗策略，从而提高临床疗效，改善患者生活质量。

第三，根据西医抗肿瘤治疗所致毒副反应，制定合适的中西医治疗方案。针对手术、放化疗、靶向及免疫治疗等抗肿瘤所致的相关不良反应，在中医辨证指导下制定最佳治疗方案，发挥中医药增效减毒作用。如化疗患者易出现骨髓抑制及消化道不良反应，中医治疗以健脾和胃，益气养血为主。因此，充分发挥中西医"病症结合"诊疗思路，针对不同阶段选择最优的中西医协同治疗策略，从而改善肿瘤患者预后。

四、中西医结合治疗优势与新进展

（一）中西医结合治疗优势

中西医结合治疗的优势在于其能充分发挥中医和西医独特优势，取长补短，形成互补协同的诊疗模式。中西医结合治疗有两大方向和优势。第一，在疾病早中期阶段，中西医治疗以西医治疗为主，中医治疗为辅，从而提高肿瘤根治率，降低肿瘤复发转移率。西医采用根治性手术，并针对Ⅱ期高危及Ⅲ期患者采用辅助放化疗。中医在辨证论治指导下协同西医抗肿瘤治疗，起到增效减毒作用，同时降低术后肿瘤复发转移。第二，在疾病晚期阶段，对于能耐受西医标准治疗的患者，可联合中医治疗改善患者临床症状，提高疗效；而对于不能耐受或不适用西医标准治疗的患者，以中医治疗为主，减轻患者临床症状，提高生活质量，尽可能延长患者生存时间。

（二）中西医结合治疗新进展

近年来，西医治疗在肿瘤领域的发展尤为迅速，其中靶向治疗和免疫治疗药物的研发，以及不同抗肿瘤治疗方案的组合探索极大地改善了肿瘤患者预后。此外，在多学科交叉融合发展背景下，中西医结合治疗在肿瘤治疗领域同样取得了丰硕成果。

随着现代科学技术的不断发展，依托多学科高新技术，中医药在肿瘤中的增效减毒作用机制不断被揭示，如黄连素、大黄酸和β-榄香烯等多种中药活性成分已被证实具有抑制肿瘤增殖、逆转化疗耐药和预防癌症转移等作用。最新研究利用中药活性成分与核酸的更高亲和力，将表没食子儿茶素没食子酸酯附着于siRNA链上，释放后能显著增加耐药乳腺癌化疗敏感度，开拓了中药研发的新思路和新方法。在临床探索中，四川华西医院开展的多中心随机对照试验表明，在根治性切除术后接受辅助化疗的非小细胞肺癌患者辅以参灵草口服液干预，能有效缓解化疗所致疲劳、恶心呕吐、食欲缺乏等症，改善患者生活质量。浙江中医药大学姚庆华团队研究揭示肿瘤营养不良与中医证候密切相关，并通过中药健脾调气化瘀法联合肠内营养对改善肿瘤患者营养不良具有显著的协同作用，为防治抗肿瘤所引起的营养不良提供了有效的中西医结合方案。在防治肿瘤复发转移方面，海军军医大学就中药对预防肝细胞癌术后复发进行了一项随机对照研究，结果显示中药组的无复发生存率显著高于单纯西医治疗组（经动脉化疗栓塞组）。在肿瘤预后方面，上海曙光医院开展的临床对照试验表明小柴胡汤可显著延长合并抑郁症的肿瘤患者的生存时间。因此，上述研究为中西医结合治疗在减轻抗肿瘤所致毒副反应，防治肿瘤复发转移及改善患者预后方面提供了有力证据。

当前，新药的不断研发及大量临床试验的开展为肿瘤的中西医结合治疗策略提供了更多、更可靠的理论和技术支撑。当前，肿瘤的中西医结合治疗发展，应当充分发挥中西医结合优势，构建临床肿瘤中西医诊治一体化建设体系，并交叉融合，加快中西医结合青年人才的培养速度，推广规范化中西医结合肿瘤特色诊疗技术，从而推动更具突破性的成果持续涌现。

第二节 结 直 肠 癌

一、中西医结合诊疗概述

结直肠癌（colorectal cancer，CRC）是起源于结直肠黏膜上皮的恶性肿瘤，是结肠癌和直肠癌的统称。早期 CRC 多无明显症状，病情发展到一定程度后会出现相应临床表现，如排便习惯改变、血便、腹痛或腹部不适、腹部肿块、肠梗阻等症状。晚期 CRC 患者因伴有远处转移，可进一步出现相关转移灶症状，如腰骶部疼痛、黄疸、腹水等表现。中医古籍未提及 CRC 及其类似的病名，但根据其临床症状可归属中医学肠覃、癥瘕、积聚、锁肛痔等范畴。

（一）中西医诊治现状

CRC 是全球最常见的消化道恶性肿瘤，在我国恶性肿瘤发病率及死亡率中均位居前列。国家癌症中心最新发布的 2022 年中国恶性肿瘤发病和死亡情况数据显示，CRC 在男性患者中发病率排名第 2 位，死亡率位列第 4 位；在女性患者中 CRC 发病率排名第 4 位，死亡率位居第 2 位。

1. 西医治疗现状 目前，西医治疗主要包括手术、放化疗、靶向及免疫治疗等多种抗肿瘤治疗手段。对于早中期 CRC 患者，西医治疗以提高肿瘤根治率，降低肿瘤复发转移率为主要目标，采用根治性手术，但高危Ⅱ期及Ⅲ期患者中 20%～50%会出现复发转移，故针对该类患者需进一步采用放/化疗手段，尽可能消灭根治术后可能存在的微小残留病灶，降低术后复发转移率。同时，在常规抗肿瘤治疗后需进行定期随访。而对于晚期 CRC 患者，主要通过放/化疗、靶向治疗、免疫治疗及手术治疗等手段改善患者生活质量，延长患者生存时间，但数据显示其平均中位生存期仅 14 个月。因此，CRC 患者目前仍存在诸多未满足的临床需求，如高复发转移率、抗肿瘤治疗毒性难以耐受等关键问题。如今，随着精准医学研究的不断深入，靶向治疗和免疫治疗已成为 CRC 个体化治疗和综合治疗的标准方案。同时，不同抗肿瘤药物组合的治疗方案探索同样是 CRC 疾病治疗的研究热点。如针对 EGFR 靶点的西妥昔单抗，可靶向 EGFR 细胞外区域的 IgG1 型人/鼠嵌合单克隆抗体，能够通过竞争性阻断相应的配体、通过抗体依赖的细胞介导的细胞毒作用、诱导肿瘤细胞自吞噬等发挥抗肿瘤作用。相关研究显示晚期一线 CRC 在常规化疗基础上联合西妥昔单抗后，中位无疾病进展时间显著延长（8.9 个月 vs8.0 个月，P=0.036），疾病进展风险降低 15%。

2. 中西医结合治疗现状 基于多学科交叉医学融合发展背景下，中西医结合诊治 CRC 是一种行之有效的诊疗方案。在 CRC 诊治中，中医治疗注重整体观念，强调人体阴阳平衡和脏腑协调，通过望、闻、问、切四诊合参方法，全面了解患者疾病状况，并对其进行辨证论治。通过中医个体化辨证治疗，能有效减轻患者临床症状，改善抗肿瘤所致不良反应，提高生活质量，同时能协同西医抗肿瘤治疗，提升化疗完成率，延长患者生存时间，最终起到增效减毒的作用。

对于 CRC 而言，目前中西医结合治疗主要聚焦于针对疾病不同分期或西医治疗的不同阶段进行有机的中医辨证论治。如《结肠癌和直肠癌中西医结合诊疗指南》提出 CRC 患者可分为早中期和晚期。早中期患者在西医采用根治性手术，并针对Ⅱ期普危、高危及Ⅲ期患者采用辅助放/化疗的同时，中医通过个体化的辨证论治，采用中药、针灸等方式干预，起到减毒增效作用，改善抗肿瘤治疗所致相关不良反应，并降低肿瘤的复发转移。而对于晚期 CRC 患者，因患者病情较重，在西医标准治疗的基础上通过中医综合治疗，减轻患者症状，并提高生活质量，尽可能延长患者生存时间。此外，郭勇教授针对西医抗肿瘤治疗的不同阶段，提出"中医肿瘤四阶段治疗"理论，即围手术期、辅助治疗期、随访期和姑息治疗期。针对肿瘤治疗的不同阶段的临床表现特征，采用合理的中医疗法干预。如围手术期阶段，术后患者多表现为气血两虚，中医治疗当以益气养血为主；辅助治疗期阶段，化疗可导致患者出现骨髓抑制及消化道不良反应，故治疗多以健脾和胃、补益气血为主；而放疗易导致患者出现皮肤红斑、黏膜溃疡等症，治疗以养阴生津、活血解毒和凉补气血为主。因此，针对西医治疗不同阶段所致的相关临床表现，中医进行个体化的辨证治疗，减轻患者症状，提高患者生活质量。

基于中西医结合、多学科协同诊疗模式能有效改善 CRC 患者生活质量，提高患者生存率。虽然，目前关于中西医结合治疗 CRC 已取得丰硕成果，但仍缺少高级别循证医学证据，且存在中西医诊疗不够规范、临床疗效机制不明确等关键问题。因此，在今后的中西医结合诊治 CRC 疾病的基础和临床研究中，应充分利用现代医学技术手段，揭示中西医疗效的内在关键机制，并开展高质量的中西医结合治疗临床研究，为中西医结合诊治 CRC 提供科学依据。

（二）主要临床问题

1. 如何应用中医药防治 CRC 复发转移？
2. 如何应用中医药减轻西医抗肿瘤治疗所致相关毒副反应？
3. 对于老年 CRC 患者，如何合理的实施中西医协同管理？

（三）中医核心病机及中西医结合优势环节

1. 中医核心病机 CRC 基本病机为本虚标实，以脾胃虚弱、气血亏虚、肝肾阴虚、脾肾阳虚为本，气滞、血瘀、湿聚、热毒蕴结肠道为标，邪结日久终致成瘤。两者相互影响，因虚致积，因积促虚，互为因果。CRC 早期患者多以湿热、瘀毒等邪实为主，随着疾病进展，正虚渐显，中期患者多见邪实与正虚并存，而晚期由于正气进一步耗伤，致使以脾肾亏虚等虚证为多见。

2. 中西医结合优势 CRC 因其临床特征复杂多样，中西医在诊断和治疗上有其独特的优势与不足，中医的优势在于整体观念指导下的个体化辨证论治，而西医的优势在于精准指导下的辨病诊疗，故应充分发挥两者各自优势，取长补短，形成有效的中西医协同诊疗模式。临床上中西医协同治疗 CRC 以改善患者临床症状和提高生活质量，降低肿瘤复发转移率，延长患者生存时间为主要目的。中西医结合治疗 CRC 的优势主要体现在以下三个方面。

第一，根据 CRC 疾病不同分期，选择合适的中西医治疗方案。在疾病早中期阶段，中西医治疗以提高肿瘤根治率，降低肿瘤复发转移率为主要目的。治疗上以西医抗肿瘤治疗为主，如根治性手术、放化疗，同时辅以中医辨证施治减轻患者临床症状并防止肿瘤复发转移。在疾病晚期阶段，因患者正虚愈显，在西医标准治疗的基础上联合中医综合治疗，遵循"不断扶正，适时祛邪，随证治之"的原则进行灵活辨证施治，以缓解患者症状，提高生活质量为主要目的，尽可能延长患者生存时间。

第二，以 CRC 治疗不同阶段，选择不同的中西医治疗方案。根据中医肿瘤治疗四阶段理论，可将其分为围手术期、辅助治疗期、随访观察期和姑息治疗期，针对不同治疗阶段出现的临床表现，中医在辨证论治理论指导下选择最佳的中西医治疗策略，从而提高临床疗效，提高患者生活质量。如随访观察阶段，西医以定期复查为主，因此该阶段可充分发挥中医"治未病"

理念,通过对患者进行个体化辨证施治,以防疾病复发转移。

第三,根据西医抗肿瘤治疗所致不同毒副反应,制定不同的中西医治疗方案。针对手术、放化疗、靶向及免疫治疗等抗肿瘤所致的相关不良反应,在中医辨证指导下制定最佳治疗方案,发挥中医药增效减毒作用。如化疗易导致患者出现骨髓抑制及消化道不良反应,中医治疗以健脾和胃、益气养血为主;放疗患者易出现皮肤红斑、黏膜溃疡等症,治疗以养阴生津、活血解毒和凉补气血之法为主。

二、中西医结合诊断思路与方法

（一）西医诊断与诊断标准

1. 临床表现

（1）症状：早期 CRC 多无明显症状,病情发展到一定程度后会出现相应临床表现,主要包括以下几个方面。①排便习惯及性状改变：多以血便为主,肿瘤破溃出血,暗红或鲜红,量一般不多,间歇出现。肿瘤位置较高时,血与大便相混则呈柏油样大便。有时表现为顽固性便秘,大便形状变细,或有痢疾样脓血便伴里急后重。②腹痛：多见于右半结肠癌,表现为右下腹部钝痛,或同时涉及右上腹、中上腹。③全身症状：可有贫血、低热,晚期患者可出现进行性消瘦、恶病质、腹水等症。

（2）体征：①腹部肿块。盲肠、升结肠、结肠肝区癌的肿块分别位于右下、右中、右上腹。横结肠癌肿块可在脐周扣及,主要表现为肿块质坚、大小不等、表面呈结节感,一般可推动,但至后期则固定。②直肠肿块。多经直肠指诊发现,质地坚硬,表面呈结节,有肠腔狭窄。直肠指诊可检出低位直肠癌。③腹水。癌瘤侵入浆膜层时,癌细胞可脱落进入腹膜腔,种植于腹膜间,当腹膜广泛种植时,可出现腹水。

2. 实验室检查 ①血常规、尿常规和粪便常规：分别明确有无贫血、血尿及便血情况,20%～30%CRC 患者粪便潜血试验阳性。②肿瘤标志物：癌胚抗原（CEA）为 CRC 较为敏感的标志物,糖类抗原 CA199 在 CRC 患者检出阳性率为 18%～58%。

3. 影像学检查

（1）内镜检查：结肠镜检查是确诊 CRC 最有效的手段,在肠镜下可以直视肿瘤的位置、侵犯范围、肿瘤与肛缘距离,并可做电灼及采样活体组织检查,或冲刷做脱落细胞学检查。但当其他原因或肿瘤导致肠腔狭窄无法进行结肠镜检查时,有可能遗漏狭窄部位以上的多发肿瘤。

（2）CT、MRI 及 PET-CT 检查：CT、MRI 检查显示肿瘤大小、位置、形态及其与周围组织的关系、是否有系膜淋巴结受累及远处脏器转移等,为明确肿瘤分期及周围组织转移情况,制订治疗计划和判断预后提供依据。PET-CT 在肿瘤的定性及了解全身转移情况有重要意义,但因其检测费用昂贵,必要时可行该项检查。

（3）B超检查：普通超声检查可帮助发现 CRC 肝转移和腹腔淋巴结转移情况。直肠内 B超检查,可检测肿瘤的范围及侵犯邻近脏器,如膀胱、前列腺等情况。

4. 病理学检查 病理检查是诊断 CRC 的金标准,病理活检明确占位性质是 CRC 的诊断依据。通过病理学检查可以明确 CRC 病理分类,确定侵犯范围和手术切缘情况。建议病理标本完善 MMR 蛋白或 MSI 检测以明确微卫星状态,转移性 CRC 需进一步明确 RAS、BRAF 基因状态。

（二）临床分型与分期

1. 分型　根据组织学分型，可分为腺癌、腺鳞癌、鳞癌、梭形细胞癌和未分化癌等。CRC 中腺癌占 80%～90%，其中以管状腺癌最多见，其次为黏液腺癌、乳头状腺癌。

2. 分期　目前主要采用《NCCN 临床实践指南：结直肠癌筛查（2024.V1）》TNM 分期，分为 Ⅰ 期、Ⅱ 期、Ⅲ 期和 Ⅳ 期。同时，根据《结肠癌和直肠癌中西医结合诊疗指南》，可分为早中期和晚期。其中，早中期 CRC 是指 Ⅰ 期、Ⅱ 期、Ⅲ 期患者，晚期 CRC 是指 Ⅳ 期患者。

（三）中医证候诊断标准与证治分型

1. 早中期

（1）肝脾不调证

【主症】腹胀食少，或腹痛软便，泻后痛减。

【次症】胁胀作痛，情绪抑郁，四肢倦怠，便溏不爽。

【舌脉】舌淡红苔薄，脉弦缓。

具备 1 项主症和 2 项次症，结合舌脉，即可诊断。

（2）脾虚湿盛证

【主症】腹痛或肛门酸痛。

【次症】面色萎黄，食欲不振，体重减轻，大便见脓血黏液，排便次数增多，大便形细或扁，或里急后重。

【舌脉】舌质淡，苔薄腻，脉滑数。

具备 1 项主症和 2 项次症，结合舌脉，即可诊断。

（3）瘀毒内积证

【主症】腹胀腹痛，痛有定处，腹部扪及包块。

【次症】面色晦暗，大便困难，或下利紫黑脓血，大便形细或扁。

【舌脉】舌质紫或有瘀点，苔薄黄，脉弦或涩。

具备 1 项主症和 2 项次症，结合舌脉，即可诊断。

（4）湿热蕴结证

【主症】腹痛腹胀，或腹内结块。

【次症】便下赤白或黏液，里急后重，肛门灼热，或大便干稀不调，秽浊不洁，黏滞不爽，或胸闷脘痞，口干口苦，或发热，或恶心，纳差。

【舌脉】舌质红，苔黄腻，脉滑数。

具备 1 项主症和 2 项次症，结合舌脉，即可诊断。

（5）肝肾阴虚证

【主症】腹部隐痛，形体消瘦，五心烦热。

【次症】头晕目眩，口苦咽干，腰酸腿软，便秘。

【舌脉】舌质红少苔，脉细或细数。

具备 1 项主症和 2 项次症，结合舌脉，即可诊断。

（6）脾肾阳虚证

【主症】腹痛绵绵，喜温喜按，腹内结块。

【次症】面色苍白，下利清谷，畏寒肢冷，腰酸膝冷，五更泄泻，便下带血，少气无力。

【舌脉】舌质淡，边有齿痕，苔薄白，脉沉或细弱。

具备 1 项主症和 2 项次症，结合舌脉，即可诊断。

2. 晚期

（1）脾肾阳虚证

【主症】腹胀隐痛，久泻不止。

【次症】大便夹血，血色暗淡，或腹部肿块，面色萎黄，四肢不温。

【舌脉】舌质淡胖，苔薄白，脉沉细或沉迟。

具备1项主症和2项次症，结合舌脉，即可诊断。

（2）肝肾阴虚证

【主症】腹胀痛，大便形状细扁，或带黏液脓血或便干，腰膝酸软。

【次症】失眠，口干咽燥，烦躁易怒，头晕耳鸣，口苦，肋胁胀痛，五心烦热。

【舌脉】舌红少苔，脉细数。

具备1项主症和2项次症，结合舌脉，即可诊断。

（3）气血两亏证

【主症】体瘦腹满，面色苍白。

【次症】食少，神疲乏力，头晕心悸，脱肛，四肢虚肿。

【舌脉】舌质淡，苔薄白，脉细弱。

具备1项主症和2项次症，结合舌脉，即可诊断。

（4）痰湿内停证

【主症】里急后重，大便脓血。

【次症】腹部阵痛，身困神倦，腹胀便溏。

【舌脉】舌质红或紫暗，苔腻，脉滑。

具备1项主症和2项次症，结合舌脉，即可诊断。

（5）瘀毒内阻证

【主证】腹痛固定不移，大便脓血。

【次症】面色暗滞，血色紫暗，或固定痛处。

【舌脉】口唇暗紫，或舌有瘀斑，或脉涩。

具备1项主症和2项次症，结合舌脉，即可诊断。

三、中西医结合治疗思路

（一）西医治疗原则

CRC 的西医治疗主要参照《中国临床肿瘤学会（CSCO）结直肠癌诊疗指南 2023》的相关原则。对于早中期患者，西医治疗以提高肿瘤根治率，降低肿瘤复发转移率，尽可能达到无瘤状态为目标。治疗上采用根治性手术，并针对 Ⅱ 期普危、高危及 Ⅲ 期患者采用辅助放化疗，从而起到消灭根治术后可能存在的微小残留病灶，降低术后肿瘤复发转移的作用。对于晚期患者，需要根据患者年龄、体力状况、器官功能、肿瘤负荷、基因状态、原发灶部位等多因素制定个体化的综合治疗方案，旨在提高患者生活质量，延长患者生存时间。

（二）中西医结合治疗原则

充分发挥中西医各自优势，在西医标准治疗基础上结合中医辨证治疗，以期改善肿瘤患者临床症状和提高生活质量，降低肿瘤复发转移率，延长患者生存时间。中西医治疗应遵循"病症结合"的诊疗原则，西医主要参考《中国临床肿瘤学会（CSCO）常见恶性肿瘤诊疗指南 2023》

明确疾病诊断与分期，并根据疾病轻重及临床症状等具体情况确定中医证候分型，从而针对性地制定中西医结合协同治疗方案。同时，在肿瘤诊疗过程中，需根据患者疾病具体变化及治疗不同阶段等因素综合考虑，及时、精准调整中西医结合诊疗方案。

（三）临床问题推荐建议

1. 如何应用中医药防治 CRC 复发转移？

CRC 患者在经历新辅助、手术、放化疗等治疗后多出现诸多虚证，中医以益气扶正、调理脾胃、健脾益肾等促进人体正气恢复，降低术后复发率及转移率，改善临床症状，延长患者生存。现有证据表明Ⅰ~Ⅲ期 CRC 患者西医常规治疗后，可个体化辨证论治给予汤药，如脾虚证以四君子汤为主、肾虚证以六味地黄汤为主，服用 1 年以上，和西医常规随访相比，5 年复发转移率降低 10.5%，对于降低复发转移率具有明显优势。

在预防复发转移的同时，中医药可根据不同转移部位，以中医理论为基础，进行个体化辨证论治。以 CRC 最常见的肝转移为例，根据 CRC 肝转移临床症状和体征，将其归属中医学肠蕈、肝积、黄疸、鼓胀等范畴，病机主要是本虚邪盛致癌毒流注。治疗肠癌肝转移时应以"调和肝脾、减毒消癥"为原则。

2. 如何应用中医药减轻西医抗肿瘤治疗所致相关毒副反应？

在 CRC 的放化疗中，除了常见的消化道反应、骨髓抑制外，神经毒性及放射性肠炎也是较为具有特征性的两大毒副作用。采用中西医结合治疗有助于减轻放化疗相关毒性，提高放化疗完成率。如 CRC 常用化疗药物奥沙利铂所致周围神经病变，根据其病机特点、临床症状表现，可归属中医学痹证、血痹等范畴。该病机与"虚""寒""瘀"有关，病位在脾，主要是"大毒攻伐之物"损伤脾阳，水谷精气生成不足，经络闭塞不通，输布迟缓滞涩，加上风寒湿等外邪乘虚侵袭所致。故治疗以益气养血、活血通络、温经止痛为原则。内服中药治以补气养血、温经通络、祛湿散寒，方药推荐黄芪桂枝五物汤等，外用可选用中药霜剂或针灸等治疗手段。又如直肠癌辅助治疗及姑息治疗时采用放疗所致的放射性肠炎，西医以抗炎、调节菌群、止泻及对症治疗为主，中医在辨证施治的诊疗原则下，针对热毒蕴结、瘀热阻络等不同证型，治以清热解毒、活血化瘀及益气养阴为主，方剂可选用葛根芩连汤、桃红四物汤、黄连解毒汤等经典复方。

3. 对于老年 CRC 患者，如何合理的实施中西医协同管理？

CRC 高发年龄在 65~74 岁，由于老年患者各器官潜在的储备功能减退、多种慢病并存等特点，使该类患者在临床诊疗中对抗肿瘤治疗不易耐受，如何个体化制定治疗方案及管理不良反应是临床的重点难点。中医认为老年患者以"精气亏虚、肺脾肾不足"为主要特点。因此，在老年 CRC 患者治疗过程中，应更多地关注患者正虚的特点，需实时顾护正气，并辅以祛邪。同时，在中医诊疗中，需全面考虑患者肿瘤的病理分期、发展趋势及基因分型等，并结合患者实际临床需求，采用个体化的中西医结合治疗方案，有计划、合理地将西医常规治疗与临床验证有效的中医治疗方法相结合，以期降低西医常规治疗的不良反应，提高患者生活质量，最大限度地使患者获益。

（四）中西医结合治疗方案

1. 早中期

（1）肝脾不调证

中医治疗　治法：疏肝健脾。

处方：六君安胃汤加减。

方药：太子参 15g，茯苓 15g，白术 15g，甘草 6g，砂仁 6g，木香 6g，防风 10g，白芍 6g，薏苡仁 15g，黄芪 15g，陈皮 9g，姜半夏 9g，鸡内金 15g。

（2）脾虚湿盛证

中医治疗 治法：健脾利湿。

处方：参苓白术散（《太平惠民和剂局方》）加减。

方药：太子参 15g，白术 10g，薏苡仁 30g，茯苓 15g，山药 30g，马齿苋 30g，败酱草 30g，仙鹤草 30g，地榆炭 15g，槐花炭 15g，茜草 30g。

（3）瘀毒内积证

中医治疗 治法：化瘀攻积，解毒止痛。

处方：膈下逐瘀汤（《医林改错》）加减。

方药：当归 10g，赤芍 10g，桃仁 10g，红花 3g，三棱 10g，莪术 10g，半枝莲 30g，白花蛇舌草 30g，延胡索 10g，乌药 6g，制大黄 10g，败酱草 30g，马齿苋 30g，茜草 30g。

（4）湿热蕴结证

中医治疗 治法：清热化湿。

处方：葛根黄芩黄连汤（《伤寒论》）加减。

方药：葛根 15g，黄芩 9g，黄连 9g，苦参 9g，败酱草 9g，半枝莲 9g，生薏苡仁 10g，枳壳 9g，炙甘草 6g。

（5）肝肾阴虚证

中医治疗 治法：益肾柔肝，滋阴降火。

处方：知柏地黄汤（《医宗金鉴》）加减。

方药：知母 9g，黄柏 9g，生地黄 15g，熟地黄 9g，枸杞子 9g，牡丹皮 10g，女贞子 12g，茯苓 15g，泽泻 9g，西洋参粉（冲）3g。

（6）脾肾阳虚证

中医治疗 治法：温肾健脾，祛寒胜湿。

处方：参苓白术散（《太平惠民和剂局方》）合四神丸（《证治准绳》）加减。

方药：炒党参 12g，炒白术 9g，茯苓 15g，生薏苡仁 30g，肉豆蔻 3g，补骨脂 15g，吴茱萸 6g，诃子 12g。

早中期 CRC 中西医结合治疗要点 根据国内外最新 CRC 指南，早中期 CRC 患者应采用根治性手术，Ⅱ期普危、高危及Ⅲ期患者需辅助放/化疗，在西医常规治疗后遵循指南定期进行随访。术前以调整气血阴阳、脏腑功能为要，以最大限度恢复阴平阳秘状态，使之顺利手术并防止肿瘤复发扩散。术后因手术耗气伤血，常表现气血双亏或气阴两伤，故需补气养血、健脾和胃。中医治疗主要是发挥增效减毒功效，以降低 CRC 复发转移率为主要目的进行合理的中医辨证论治。

2. 晚期

（1）脾肾阳虚证

中医治疗 治法：温阳健脾。

处方：四神丸或附子理中汤（《三因极一病证方论》）加减。

方药：补骨脂 15g，吴茱萸 3g，肉豆蔻 15g，五味子 15g，人参 10g，白术 15g，干姜 6g，附子 9g，甘草 6g。

（2）肝肾阴虚证

中医治疗 治法：滋补肝肾。

处方：知柏地黄汤（《医宗金鉴》）合清肠饮（《辨证录》）加减。

方药：熟地黄 15g，山茱萸 15g，山药 15g，泽泻 15g，茯苓 15g，牡丹皮 12g，知母 6g，黄柏 6g，金银花 15g，当归 12g，地榆 15g。

（3）气血两亏证

中医治疗　治法：益气养血。

处方：八珍汤（《瑞竹堂经验方》）或归脾汤（《济生方》）加减。

方药：当归 12g，川芎 10g，熟地黄 15g，白芍 12g，人参 10g，白术 15g，茯苓 15g，甘草 6g。

（4）痰湿内停证

中医治疗　治法：化痰利湿。

处方：二陈汤（《太平惠民和剂局方》）或葛根芩连汤（《伤寒论》）加减。

方药：陈皮 9g，半夏 9g，茯苓 15g，葛根 6g，黄芩 6g，黄连 6g。

（5）瘀毒内阻证

中医治疗　治法：活血化瘀。

处方：膈下逐瘀汤（《医林改错》）加减。

方药：当归 12g，川芎 10g，桃仁 10g，牡丹皮 12g，赤芍 12g，乌药 10g，延胡索 15g，甘草 6g，香附 15g，红花 15g，枳壳 15g，五灵脂 15g，乳香 10g，没药 10g。

晚期 CRC 中西医结合治疗要点　晚期 CRC 患者根据治疗方案的不同，患者可分成适合西医标准治疗人群、西医维持阶段人群、不适用西医标准治疗人群和中医治疗为主的人群。

（1）适合西医标准治疗人群：西医治疗参考《中国结直肠癌诊疗规范（2023 版）》推荐的标准治疗方案，包括手术、放/化疗、靶向治疗、免疫治疗等。化疗后患者常表现脾胃失和、气血亏虚、肝肾不足的证候，主要助以健脾和胃、益气养血和滋补肝肾。而放疗患者配以养阴生津、活血解毒和凉补气血之法。联合中医药可一定程度上降低西医标准治疗后的毒副反应，改善临床症状，起到增效减毒的作用，并保证标准治疗的顺利进行。

（2）西医维持阶段人群及不适用西医标准治疗人群：西医维持治疗，或不能耐受、不接受西医标准治疗的患者，采用个体化的西医治疗措施并联合中医综合治疗。中医综合治疗以健脾补肾、解毒散结为治疗原则，在减毒的同时起到抗肿瘤的作用，中药扶正为主，祛邪为辅，适当加用抗肿瘤中药，如化痰利湿、活血化瘀、软坚散结类中药；中成药使用需在中医辨证指导及中医肿瘤专科医师推荐下使用。

（3）中医治疗为主的人群：高龄、体能状况较差、经济条件较差、西医治疗疗效不佳等原因不能或拒绝接受西医抗肿瘤治疗的晚期 CRC 患者，主要以扶正祛邪，提高患者带瘤生存时间和生活质量为目的。中医治疗以辨证论治为原则，扶正以健脾、补益肾肝为主，并辅以祛瘀、化痰、除湿等，以达祛邪之目的。

四、中西医结合诊疗流程图

结直肠癌的中西医结合诊疗流程如图 14-1。

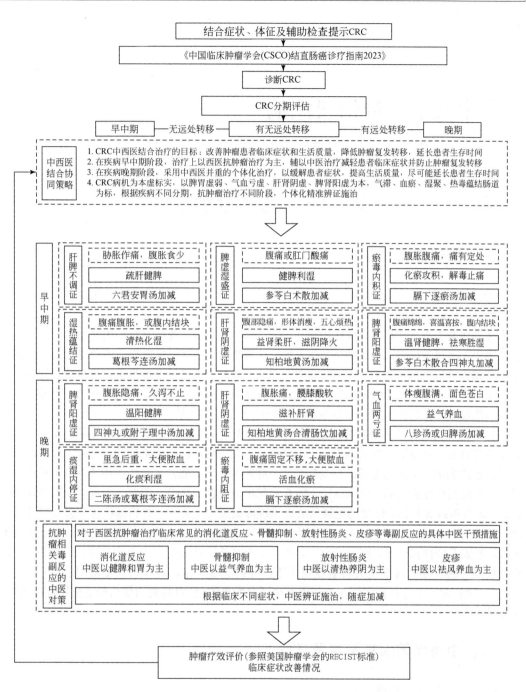

图 14-1 结直肠癌的中西医结合诊疗流程图

第十五章　骨伤科疾病

第一节　骨伤科疾病概述

一、概述及常见症状体征

骨伤科疾病是影响人体运动系统的一类疾病，涉及骨骼、关节软骨、皮肤、皮下组织、筋膜、肌肉、韧带、肌腱、关节囊、神经和血管等组织。骨伤科疾病依据致病因素的不同，分为损伤和骨病两大类。外界各种致伤因素作用于人体，使肌肉、骨骼等组织出现结构上的破坏和活动障碍，此即为损伤，主要涵盖骨折、脱位、伤筋等。慢性积累性损伤或自身因素引发的运动系统相关病证则统属骨病，主要涵盖骨关节炎、骨瘤、骨结核及慢性劳损等疾病。骨伤科疾病的治疗常用牵引、固定、手术等外治法，以及非甾体抗炎镇痛药、抗结核药物、免疫抑制剂等内服药物治疗，但西医治疗骨伤疾病仍面临诸多瓶颈与挑战。

骨伤科疾病是一种运动系统疾病，症状和体征表现主要围绕运动系统功能障碍及患者病变局部主观感受，可概括为以下六方面。①疼痛：是骨伤科疾病的常见症状和体征，常出现于人体受损部位局部，常伴随受损部位功能障碍、肿胀等。②肿胀：多与损伤相关，损伤导致血管破裂、血液循环受到阻碍，发为血肿，病变局部出现无菌性炎症，即发为水肿。③运动功能障碍：一般骨折或脱位后，运动功能通常立即出现障碍或完全丧失，骨病则往往是患病后经过一段时间才影响到肢体的功能。④瘀斑和出血：瘀斑是血液溢出血管外，渗透到肌肤之下的血液所致，形成开放性损伤时，则为出血。瘀斑和出血是筋脉骨肉受损的直接反应。⑤麻木：是感觉障碍的一种，是肢体在无外界刺激情况下出现的感觉异常，可伴有感觉减退、蚁走感等。⑥肌肉萎缩：常见于脊柱损伤引起外伤性截瘫后继发导致，另有其他损伤后期之失用性肌萎缩、拘挛等病变。

二、中医病因病机及主要证候

（一）中医病因病机

骨伤科疾病主要分为损伤与骨病，两者各有特点，除年龄、体质、职业等一般影响因素之外，其主要中医病因病机如下。

1. 损伤的病因病机

（1）外力伤害：损伤的病因主要为外力伤害，如跌扑、金疮、撞击、闪挫等，可造成创伤、骨折、脱位等，损伤层次可涉及皮、脉、肉、筋、骨。《血证论·跌打血》言："跌打折伤一切……其伤损血脉"。皮肉筋骨损伤，必然累及轻重不等的脉络损伤。因此，外力伤害所致的损伤病机多从血脉运行失常的角度展开，如《外科正宗·跌扑》将之归为已破、未破、亡血、瘀血。

闭合性损伤因局部脉络、气血运行受外力及内部结构畸形等破坏和影响，以瘀血为核心病机，常见局部青紫、疼痛、肿胀、畸形及运动障碍。严重开放性损伤，如损伤骨节，或筋断血流不止者，可导致失血性休克等症。

（2）邪毒感染：损伤后，因气血亡失，经络空虚，极易感受毒邪，或邪毒从伤口乘虚而入；或因离经之血阻遏气机运行，局部瘀血肿胀相互搏结，郁而化热内生邪毒，出现局部红肿热痛，甚则化为脓肿。《四圣心源·痈疽根原》云："脓瘀不泄，烂筋而伤骨。"若伤者正气亏虚，无力抗邪，邪毒侵犯深入，则可导致热盛肉腐，可附骨而成脓，蚀筋破骨，甚则引起全身感染，出现高热、寒战、神昏等变证，如开放性骨折处理不当所致化脓性骨髓炎、化脓性关节炎等。

（3）脏腑阴阳失调：《素问·宣明五气篇》云："心主脉，肺主皮，肝主筋，脾主肉，肾主骨。是谓五主"。脏腑之虚实亦能影响损伤的预后转归。骨伤疾病之损伤脏腑主要涉及肝、脾、肾三脏。肝的精血具有滋养全身筋膜而主屈伸的功能，若肝气亏虚，肝血不足，则筋失濡养，出现肢体麻木、屈伸不利等症状。肾与骨关系密切，若肾精气亏虚，则骨髓空虚，骨质脆弱，易于骨折或骨折愈合缓慢。脾胃为后天之本、气血生化之源，全身筋骨肌肉皆由脾胃运水谷化精微而滋养，若脾胃气虚，气血生化乏源，则肌肉久而痿废，或伤后恢复缓慢。

2. 骨病的病因病机

（1）饮食起居失节：不良饮食起居是影响骨病发生发展的重要因素。《素问·五脏生成篇》曰："多食辛，则筋急而爪枯……多食甘，则骨痛而发落"，《素问·宣明五气篇》曰："苦走骨，骨病无多食苦；甘走肉，肉病无多食甘；酸走筋，筋病无多食酸"。饮食不节，易伤脾气，可酿生痰湿浊邪为实，阻遏气机；或可气血生化乏源为虚，使肾精肝血不养筋骨。不节的起居习惯亦可影响骨病的发生、发展。《石室秘录·劳治法》言："人久坐则血滞筋疏，久卧则肉痿而骨缩"。久坐久卧，影响气血流注，血滞而气郁，骨骼筋肉失养失用，可出现关节挛缩，肢体麻木等症状。

（2）外感六淫：骨病与外感六淫之邪相关，既有骨病患者遇六淫过胜而病发、加重，如《素问·痹论》云："所谓痹者，各以其时重感于风寒湿之气也"；亦有六淫邪气初感不解，邪气流连浸淫入里，发为骨病，如"风、寒、湿三气杂至，合而为痹也"。六淫之邪可直接侵犯机体皮、肉、脉、筋、骨之各层次，也可因各邪气性质不同，侵犯机体的层次、部位有所差异。

（3）邪毒内生：《医学入门·痈疽总论》云："毒攻于内，其发缓而所患沉深，伤筋蚀骨"。邪毒也是骨病的主要因素，主要表现为局部较为严重的红肿热痛，触之可有波动感，亦可由局部引发高热汗出、神昏等全身症状。《医宗金鉴·痈疽总论歌》云："痈疽原是火毒生"。言邪毒多由火热而生。邪毒既可内生，亦可由六淫引发。内因如过食肥甘厚味，水谷壅滞，蕴热脏腑，可发为骨疽，如《素问·生气通天论》曰："高粱之变，足生大丁"。邪毒亦可由外感六淫之邪导致，《诸病源候论·附骨疽证治》中记载"其附骨疽者，由当风入骨解，风与热相搏"。

（4）脏腑失调：骨病，以肾为主要受累脏腑。骨的生长、发育、修复皆有赖于肾精充盈。肾精不足，小儿可发为五迟五软，成人可发为骨痿。除肾脏外，肝是骨病的另一大受累脏腑，《素问·痿论》云："宗筋主束骨而利机关也"。筋与骨关节密切相关，筋功能的正常发挥有赖于肝血滋养与肝气调畅。若病则可见肢体麻木、关节挛缩或痿废失用。脾胃为后天之本，气血精微生化之源。若脾病则运化失常，肌肉筋骨失养，表现为筋肉消瘦，四肢疲惫，或痿废不用，伤病亦难恢复。

（二）主要证候

骨伤科疾病的证候分型，主要依据外感（含外伤）或内伤所造成的人体气血阴阳太过不及（盈亏通滞）的状态，进行纲举目张的分类。医者临证还当四诊合参，审证求因，不得先入为主的臆测疾病证型。

1. 损伤

（1）血瘀气滞证：常因跌打、碰撞、压轧等损伤引起，常见于头面颈部及四肢软组织损伤或骨折、急性扭伤等。具有痛处固定于患处、刺痛拒按之特点，局部皮肤多有青紫瘀斑或瘀血肿块。或见胸胁、腰部胀痛不适，疼痛牵扯范围较广泛，甚者不能俯仰转侧，睡卧时翻身困难。可见舌质紫暗，脉涩或弦涩等。

（2）气虚血瘀证：常见于伤后长期卧床，或骨折固定日久，或术后未积极行康复锻炼，导致肢体肌肉萎缩，肌力减退，肌腱挛缩，关节拘挛，活动受限，甚则出现畸形。可见面色晦暗，少气懒言，伴疼痛如刺，拒按不移，脉沉涩，舌质暗淡。常见于陈旧性股骨颈骨折、陈旧性肱骨近端骨折、半月板术后肌腱粘连等。

（3）气血亏虚证：多因损伤严重失血过多，或素体虚弱再逢损伤所致。常见于骨盆骨折、失血性休克、四肢开放性骨折、老年人股骨颈骨折等。损伤早期，患部绵绵作痛，青肿不退，或伤之日久，疼痛隐隐，缠绵不已。常伴面色无华，头昏眩晕，短气乏力，舌淡脉细等。

（4）肾虚不荣证：主要表现为伤后断骨不连，愈合缓慢，多见于陈旧性骨折。可伴头晕目眩、耳鸣、记忆力减退、腰膝酸软、小便量多、色清、毛发枯黄易断等症，男性患者可见早泄、阳痿，女性可见月经量少、闭经等表现，舌淡红，脉细弱。

2. 骨病

（1）风寒湿痹证：多因感受风寒，或久居潮湿，导致风寒湿邪流连筋骨肌肉。多见筋骨酸痛重着，固定不移，屈伸不利或肌肤麻木不仁，遇阴雨天加重，喜热畏冷，得热痛减。其疼痛多起病缓，病程较长，常反复发作，多见苔白腻，脉弦细等。常见于颈腰椎间盘突出、慢性腰痛、梨状肌综合征、强直性脊柱炎等。

（2）热毒蕴结证：多因感受热邪，或过食辛辣炙煿之品，导致热邪内结，浸淫筋骨。主要表现为发病急，四肢关节及局部皮肤红肿疼痛，可见高热、口渴，便结。舌红苔黄，脉滑数或脉弦数。常见于骨髓炎、脊柱结核、痛风性关节炎、骨肿瘤等。

（3）痰瘀阻滞证：主要表现为肢体疼痛伴重着或骨节肿胀，活动牵掣作痛，病程迁延。舌质暗，苔腻，脉弦滑或弦涩。常见于髋膝骨关节炎、类风湿关节炎、股骨头缺血性坏死等。

（4）脾肾不足证：常因患者先天性骨骼发育不全，或后天劳倦过度损伤脾肾导致。可见于小儿发育迟缓、佝偻病等。主要表现为少气懒言、形寒畏冷、纳少便溏，舌质淡，苔白，脉沉迟等。

（5）肾虚不荣证：常见于伤后骨不愈合或愈合缓慢之症。常见于髋膝骨关节炎、强直性脊柱炎、慢性腰痛、颈椎间盘突出、腰椎滑脱等。主要表现为头晕目眩、耳鸣、记忆力减退、腰膝酸软等症状，男性患者可伴早泄、阳痿等表现，女性可伴月经量少、闭经等表现，舌淡红，脉沉弱。

三、中西医"病证结合"诊断思路

古代传统医学对慢性骨病、金刃及跌扑损伤有诸多研究和发展，形成了独特的诊断、处理和治疗思路。骨伤科疾病的最佳中西医结合切入点为"病证结合"，即掌握疾病的诊断、外候与症状后，运用传统医学"辨证论治、治病求本"的整体理念，与现代医学相比，更贴近于病位及对应症候的"对病、对症"诊疗方式相结合的模式。

第一，在中西医结合诊疗过程中，应先根据患者的各种外候、症状，四诊合参确定疾病的从属及证候，在症状未起时合理调养以达到"治未病"之效用。同时，当阴阳失衡、病气集聚之时，也应先判断疾病病证从属，选用最佳的治疗大法。在治疗中，应牢牢把握"同病异治、异病同治"的治疗原则，合理处方施治，因人因时制宜。

第二，在辨证论治的基础上，应善于结合、利用现代辅助检查及西医诊断学相关内容，利用西医精确诊断，结合中医辨证思维，明确整体脏腑及归经等阴阳、虚实变化之外的局部病变情况，针对局部病症积极选用西医治疗干预手段，发挥现代医学治疗收益见效快的优势，并与中医手法、方剂等保守治疗配合，制定高效率治疗方案，减少患者痛苦，节约医疗资源。

第三，骨伤科患者普遍存在较重的局部症状。在结合诊疗思路中，应根据患者疾病的危重程度及病种判断中西医联合治疗的程度，"急则治其标，缓则治其本"，需牢记中医及西医治疗均为临床治疗工具，骨伤科结合治疗的目的是改善患者疗效和预后，勿拘泥于某种类型的治疗或力求中西医并用，首选效用最佳、副作用最小的方案。

四、中西医结合治疗优势与新进展

（一）中西医结合治疗优势

中医和西医对于骨伤科疾病的认识各具特色，其治疗立足点有互补性，故骨伤科疾病的中西医结合治疗相比于单独中医或西医治疗具有显著的优势。中西医结合治疗骨伤科疾病现已成为临床主流治疗方案。针对骨伤疾病的损伤与骨病，中西医结合具有以下优势。

1. 筋骨并重、动静结合、内外兼治的骨伤科治疗思路 中西医结合治疗骨伤科疾病善于运用 CT、DR、MRI 等现代医学辅助检查，对原发部位进行高效、全面临床诊断，同时"手摸心会"注重软组织、小结构的功能及恢复，做到"筋骨并重"；治疗时动态观察机体整体表现，据此及时调整诊疗方案，强调患肢制动与康复并重，体现"动静结合"的治疗优势；同时注重各种外候，发挥传统医学整体诊疗的特色，做到"内外兼治"，并强调四诊合参、辨证论治，以八纲、筋骨、气血等辨证体系将分散的局部外伤及病变与整体的脏腑、阴阳、五行等认知相统一，在治疗时因人制宜，制订治疗方案，实现个体化诊疗。

2. 中西医联合治疗手段的有效性、多样性促进疗效及预后的改善 以急缓、分型、分期对各类骨伤科疾病进行分类诊断，结合中医及西医的诸多保守或侵入性的治疗方案，合理配伍以提高疗效、改善预后。如骨伤科疾病发病往往伴有自身免疫、内分泌等改变，易出现病情迁延等情况，可在免疫抑制剂、镇痛、抗炎等药物治疗的基础上，联合中药辨证治疗，以增强疗效，减少相应西药的不良反应，提高患者生活质量，促进患者的身心健康。

（二）中西医结合治疗新进展

近年来，中西医结合治疗在骨伤疾病领域研究日新月异，通过各团队不断研究，将中西医结合治疗推向了新高度，在多种骨科疾病中均取得了里程碑的进展。如中国科学院深圳先进技术研究院生物医药与技术研究所研究团队将现代多学科高新技术融入中医药的开发与研究，利用计算机分子模拟对接技术筛选小分子天然化合物，获得雌激素相关受体α的潜在拮抗剂——穿心莲内酯，揭示穿心莲内酯能抑制成熟破骨细胞的形成，为骨质疏松症的治疗药物选择提供了新方向。广西中医药大学钟远鸣团队通过采用高通量的蛋白组学分析技术，为中医药预防气虚血瘀发育型颈椎椎管狭窄向脊髓型颈椎病转化，以及为精准靶点干预治疗脊髓型颈椎病（气虚血瘀证）提供理论依据。广西医科大学生命科学研究所刘倩团队研究发现杠柳苷元可通过抑制炎性细胞因子表达和破骨细胞产生来预防脂多糖诱导的炎性骨溶解，由此提出炎症性骨溶解的一种新疗法。浙江大学医学院附属浙江医院骨科团队基于聚（乙二醇）二甲基丙烯酸酯明胶的微凝胶姜黄素递送系统，其通过实验证实微凝胶不仅可以增强姜黄素的抗炎作用，还可提高软骨保护功效，有效诱导软骨再生，为治疗广泛性软骨损伤提供了一种先进的抗炎和促再生双重作用疗法。成都中医药大学江中潮团队通过钻孔减压联合丹参川芎嗪及复方骨肽注射液髓内注射，并口服川骨片和仙灵骨葆胶囊治疗，得出该方案针对早期非创伤性股骨头坏死的早期疗效显著，具有一定科学性及实用性，适合临床推广。广州中医药大学王海彬团队通过从黄芪中分离出的一种新型生物活性多功能天然化合物 Biochanin A，证实其能够降低细胞内铁浓度，同时清除自由基，防止脂质过氧化，揭示了 Biochanin A 在铁蓄积膝骨关节炎治疗中的潜在治疗靶点和机制，为膝骨关节炎的治疗开辟了新的领域。

中西医结合治疗骨伤科疾病能优势互补，利用各自特点，取长补短，相互促进，协同攻关，以建立具有中国特色的骨伤科疾病诊疗方案。发展中西医结合治疗，应吸收传统医学的整体论思维与辨证论治等方法论，结合现代医学的还原论思维及诸多优势方法与技术，形成完整的中西医结合临床思维模式，以达到医疗体系与学科体系的高度一体化。随着中西医并重、中西医结合不断推进，必将发展出中国特色卫生健康发展模式，为全面推进"健康中国"建设与谋求世界人民健康福祉作出更大贡献。

第二节 腰椎间盘突出症

一、中西医结合诊疗概述

腰椎间盘突出症（lumbar disc herniation，LDH）是指腰椎间盘发生退变或损伤以后，纤维环部分或全部破裂，局部髓核、纤维环或终板等突出超过相邻椎体的边缘，刺激或压迫神经根、马尾神经等所表现的一种临床综合征。LDH 的临床表现主要为腰部疼痛及下肢放射性疼痛，腰痛多在下腰部、腰骶部或局限于一侧，并因疼痛和肌肉痉挛而影响腰部伸屈活动，下肢痛常伴有大腿、小腿及足部感觉异常。LDH 的病理基础是椎间盘退行性变，遗传和职业因素是腰椎间盘突出的危险因素，或因急性暴力性损伤、慢性积累性劳损、风寒湿邪外袭等因素而致病，好发于 20～50 岁中青年人群，男女发病比例为 2∶1。依据 LDH 的主症表现，可归属中医学痹病、腰痛范畴。"腰痛"一词首见于《素问·刺腰痛论》，云："足太阳脉令人腰痛，引项脊尻背如重状"。

（一）中西医诊治现状

LDH 是临床常见病和多发病，流行病学调查显示其患病率为 2%～3%，约 95% 的 LDH 发生于 L_4～L_5 和 L_5～S_1。而 35 岁以上的男性患病率约为 4.8%，女性约为 2.5%。我国农村居民 LDH 的患病率为 3%，城市居民 LDH 的患病率为 8%；我国南方人群 LDH 的患病率为 5%，北方人群 LDH 的患病率为 6%。随着社会形态不断发展，学习与工作方式的改变促使肥胖、久坐、不当用力等危险因素激增，导致 LDH 的发病率不断上升，发病年龄逐渐下降。

1. 西医治疗现状 LDH 有良性的自然病程，大部分患者经保守治疗症状均能得到改善。因此，治疗应根据病程、临床表现、椎间盘突出的位置及相应神经根受压严重程度，采取个体化治疗方案，尽快使病情得到缓解。疾病缓解后，通过增强自我职业保护意识，避免腰部不正确持重姿势，控制体重、规律的腰背肌功能锻炼和纠正不良姿势使疾病保持长期缓解，避免复发。对于不伴有显著神经损害的 LDH 患者，非手术治疗为首选治疗方法，一般保守治疗时间为 6～12 周。卧床休息是腰椎间盘突出症保守治疗最常见的方式之一。但越来越多的循证医学证据表明，与正常的日常活动相比卧床休息并不能降低患者的疼痛程度及促进患者功能恢复，对疼痛严重需卧床休息的患者，应尽量缩短卧床时间，并选用硬板床或中等硬度床垫，起到保护腰椎前凸角度的作用，且在症状缓解后鼓励其尽早恢复适度的正常活动，同时需注意日常活动姿势，避免扭转、屈曲及过量负重，同时辅以腰部护具；核心肌群的肌力训练，定向特异性训练等运动疗法；牵引、中低频电疗、体外冲击波等物理疗法增强治疗疗效。对于 LDH 急性期腰部神经根疼痛且无胃溃疡、心脏疾病患者，一般选用非甾体抗炎药（nonsteroidal anti-inflammatory drug, NSAID），如双氯芬酸钠、塞来昔布等；可联合中枢性肌肉松弛剂使用，如乙哌立松。对于神经根性疼痛缓解不明显的患者，可在短期内使用糖皮质激素冲击治疗，如泼尼松龙、地塞米松等，待病情稍稳定后即停用；同时可联合离子通道调节剂，如加巴喷丁等；必要时结合病情选择阿片类药物，如羟考酮等，易产生药物依赖性。有报道抗抑郁药、麻醉镇静药、抗癫痫药等对慢性腰背痛和坐骨神经痛有一定疗效，但目前相关的高证据级别研究较少。对于经保守治疗 6～12 周无效，或经保守治疗达不到治疗目的，症状加重或反复发作；LDH 疼痛剧烈，或患者处于强迫姿势，影响工作或生活；出现单根或马尾神经麻痹，表现为肌肉瘫痪或直肠、膀胱症状的 LDH 患者，应该尽快行手术治疗，迅速控制病情，减少对神经、肌肉的损害。随着医疗的进步，手术治疗 LDH 方面陆续涌现出多种方法，主要分为开放性手术、微创手术。开放性手术通过摘除腰椎突出椎间盘组织，对神经根进行减压，手术中短期疗效优良率 90%左右，长期随访（>10 年）的优良率为 60%～80%。微创性手术，可通过对病变部位注射药物以达到减少炎症、阻滞神经根、缓解疼痛的目的，或通过内镜系统，在直视下对局部病变部位进行减压，其安全性和有效性与开放手术相当，在住院天数、出血量、早期恢复工作等方面优于开放手术，可作为开放手术的替代方案。

2. 中西医结合治疗现状 中西医结合治疗本病是目前较切实可靠、疗效稳定的治疗方案。LDH 证型主要为寒湿证、湿热证、瘀血证、肝肾亏虚证，可以单独出现，也可以合并出现。在临床实践中，将病理分型及证候类型作为参考对于选择恰当的治疗方法具有重要的临床价值和指导意义。

（1）方药治疗：方药用于治疗腰痛类疾病已有数千年的历史，中药治疗包括中草药汤剂、中药注射剂、中成药、外用中药等多种形式，各具特色。中药汤剂是最传统的用法之一，包括经典名方和经验方，如独活寄生汤、身痛逐瘀汤、壮腰通络方等，在治疗中展现出良好的效果。上海中医药大学施杞教授认为 LDH 病变的核心为盘源性退变，并推荐椎间盘退变初期（3～5 个月）、选用筋痹方、热痹方，中期（5～7 个月）选用调身通痹方，晚期（7～9 个月）选用温肾通痹方、人参养荣汤、寒痹方。此外，基于中医传承辅助平台对中药治疗 LDH 的用药特点及规律进行了归纳总结，发现牛膝、当归、杜仲、甘草、熟地黄等是用药频次最多的药物，关联规则分析得出高频中药组合为杜仲、当归、熟地黄、牛膝、白芍、甘草。诸多中药内服治疗 LDH 及术后的临床研究和系统评估显示，原始研究的质量普遍偏低，特别是方法学质量等仍有较大的提升空间。

（2）手法治疗：历史悠久，流派众多，其有效性、安全性在临床研究和循证评价中被证实，具有代表性的包括石氏骨伤科流派、清宫骨伤科流派、南少林骨伤科流派、平乐郭氏骨伤科流派等。手法的疗效机制主要与改善脊柱生物力学结构、消除神经根周围组织炎症、解除神经卡压、缓解局部肌肉痉挛等有关。手法操作方式包括扳动类、摆动类、摩擦类、叩击类和运动关节类等。

（3）针灸、针刀治疗：针灸是国际上公认的补充替代疗法之一，且已被 WHO 推荐作为包括肌肉骨骼疼痛在内的 43 种不同疾病的有效替代疗法。针刺突出部位的腰夹脊穴可以刺激相应节段腰神经，起到提高痛阈、促进脊髓功能恢复的作用，并能调节周围神经系统，促进代谢和血液循环，改善组织营养，从而使 LDH 的临床症状得以缓解。采用电针治疗，能明显改善 LDH 患者急性期的症状，并经长期随访证实具有安全性和长期有效性的特点。从"腰部力学动态平衡"入手，达到一般手法无法达到的深层组织的粘连与软组织瘢痕部位，通过末端刀刃，解除其粘连，切开结瘢，缓解神经根卡压，使损伤的软组织恢复到原来的动态平衡，从而改善腰痛、腿痛、麻木等症状。

（4）中药外用治疗：中药外用包括中药外敷、中药外洗或熏蒸、中药离子导入及穴位敷贴等。对于各期 LDH，症见腰背部疼痛，或痛有定处，下肢活动受限，屈伸不利患者，根据患者不同证型选择方药，在腰背痛和下肢痛部位外用，可起到疏通腠理、理气活血的作用。

（5）导引功法治疗：LDH 常表现为迁延不愈，导致长期病态劳损。通过适当的功法练习，能增加躯干肌群的压力负荷，使腰部和肌群的适应性增强，从而提高躯干肌群的协同性、控制力和静态耐力。将功法稍加改进，使之更适合患者学习与锻炼，有利于脊柱整体肌肉、关节的功能锻炼，从而避免软组织萎缩。

（二）主要临床问题

1. 如何使用针灸治疗 LDH？
2. 如何使用传统中医手法治疗 LDH？
3. 如何使用运动疗法治疗 LDH？
4. 如何使用物理疗法治疗 LDH？
5. 如何使用非甾体抗炎药治疗 LDH？
6. 如何使用类固醇治疗 LDH？
7. 如何使用营养神经类药物治疗 LDH？
8. 如何使用脱水剂治疗 LDH？
9. 如何使用阿片类药物治疗 LDH？
10. 中成药治疗腰椎间盘突出症的有效性与安全性如何？
11. 如何进行腰椎间盘突出症的预防与调护？

（三）中医核心病机及中西医结合优势环节

1. 中医核心病机　中医学认为，腰痛可由气血、经络与脏腑功能的失调而发，而腰为肾之府，故本病与肾脏的盈亏通滞最为密切。《素问·气交变大论》曰："岁火不及，寒乃大行……腰背相引而痛，甚则屈不能伸，髋髀如别"。腰痛可分虚实两端，虚证多有精髓亏损，致局部肌肉骨骼不荣而痛，实证多因风、寒、湿之邪侵袭，气血滞碍于腰府，不通则痛。根据现病史、体征，一为感受风寒，或坐卧湿地，风寒水湿之邪浸渍经络，经络之气阻滞而发病；二为跌扑闪挫，积累陈伤，经筋、络脉受损，瘀血凝滞所致；三为长期劳损，正气亏虚、肝肾不足而发。

2. 中西医结合优势　目前，中西医结合治疗 LDH 已成为临床主要治疗方案。LDH 是一个动态发展的演变过程，中西医在对其认识、诊断和治疗上都有各自的优点和不足，中医的优势在于宏观、辨证多模式结合诊疗 LDH，而西医的优势在于微观、辨病和解除局部压迫，在不同的阶段可以采取不同的治疗方法以达到治疗目的，主要体现在以下三个环节。

第一，当椎间盘处于轻度或者中度突出，且病程较短，患者症状及体征较轻，可以采用中药、西药、手法、针灸、针刀、功能锻炼、物理疗法等综合保守治疗方法，根据患者具体情况选择一种或多种治疗方法叠加。当椎间盘处于重度突出或者脱出，病史较长，疼痛剧烈，严重活动受限影响生活和工作，经保守治疗效果不佳者，可遵循严格的手术指征采用手术治疗。

第二，在围手术期阶段，患者容易出现腹胀、便秘、感染、贫血、失眠等症状，需根据围手术期阶段所发生的不同表现作为切入点，采用中药汤剂、针刺等疗法，制定中医治疗方案，发挥中西医结合治疗优势。

第三，在康复期，根据病情具体情况采取多手段的治疗方法，可辨证予以中药、手法、针灸、导引等综合治疗，以达到加速康复的目的。LDH 的治疗方法多种多样，中西医结合阶梯治疗是一种有效的治疗策略，由浅入深，层层递进，多法并用，可以根据不同病情选择合适的治疗方法，以期最大限度提高患者治疗效果。

二、中西医结合诊断思路与方法

（一）西医诊断与诊断标准

1. 西医辨病 LDH 是腰椎间盘突出的病理基础上，由突出的椎间盘组织刺激和（或）压迫神经根、马尾神经所导致的临床综合征，表现为腰痛、下肢放射痛、下肢麻木、下肢无力、大小便功能障碍等。

（1）症状

腰痛：常为首发症状。疼痛一般在腰骶部，大多为酸胀痛，可放射到臀部，反复发作，久坐、久站或劳累后加重，休息后缓解。

下肢疼痛：下肢放射性疼痛，站立、行走、打喷嚏或咳嗽时症状加重，卧床休息可缓解，严重者可伴相应神经分布区域感觉异常或麻木。大部分 LDH 发生在 $L_4 \sim L_5$ 和 $L_5 \sim S_1$，可导致坐骨神经痛，出现下肢后外侧放射性疼痛。少数高位 LDH，使 $L_2 \sim L_4$ 神经根受累，引起股神经痛，出现腹股沟区或下肢前内侧疼痛。放射痛的肢体多为一侧，极少数患者可表现为双下肢症状。

马尾神经症状：中央型椎间盘巨大突出、脱垂或游离椎间盘组织可压迫马尾神经，出现双下肢及会阴部疼痛、感觉减退或麻木，甚至大小便功能障碍。

（2）体征

一般体征：腰椎侧凸，跛行。腰部活动受限，前屈受限为主。病变椎间盘的患侧椎旁常有压痛，压迫时可诱发远端放射性不适。

特殊体征：直腿抬高试验及加强试验：$L_4 \sim L_5$ 和 $L_5 \sim S_1$ 椎间盘突出压迫坐骨神经，直腿抬高试验常呈阳性。如直腿抬高加强试验阳性通常可进一步排除椎管外病因。若健侧直腿抬高试验阳性常为椎管内突出严重的表现；股神经牵拉试验：股神经牵拉试验阳性常提示 $L_2 \sim L_4$ 神经根受累。

神经系统表现：有以下几类。①感觉障碍：受累脊神经根会出现相应支配区感觉异常。早期多表现为皮肤感觉过敏，继而出现麻木、刺痛及感觉减退。②肌力下降：受累神经根支配的肌肉可有不同程度的肌力减退，病程长者可出现肌萎缩。L_5 神经根受累时，踝及趾背伸力下降。S_1 神经根受累时，趾及足跖屈力下降。③反射异常：患侧腱反射减弱或消失。膝腱反射异常多见于 L_4 神经根受压，跟腱反射减弱或消失常见于 S_1 神经根受压。提睾反射和肛门反射减弱及肛门括约肌张力下降常见于马尾神经受累。

（3）影像学表现

X线：腰椎生理曲度发生变化，侧位片可见病变椎间隙变窄或前窄后宽，正位片可有侧弯表现，椎间隙患侧高度常较健侧低。

CT：椎间盘组织向椎管内突出，压迫神经根或硬膜囊，对局部钙化或骨性增生的诊断较MRI明确。

MRI：矢状位、冠状位、横断位直观显示突出物形态、位置、大小及与神经根压迫的关系，对于病灶诊断与鉴别诊断更有价值。CT与MRI诊断LDH在敏感度和特异度方面无明显差异，但MRI对软组织显影优于CT，且椎间盘信号高低可反映其退变程度。LDH患者推荐优先考虑MRI检查，如患者不能做MRI，可考虑CT检查。

2.诊断标准　西医诊断标准参照中华医学会《中国腰椎间盘突出症诊疗指南》推荐的症状、体征及辅助检查进行诊断及分型，根据《腰椎间盘突出症中医循证实践指南》对LDH进行分期。腰椎间盘突出症是在腰椎间盘退变、损伤的病理基础上发生椎间盘局限性突出，刺激和（或）压迫神经根、马尾而表现出腰痛、神经根性疼痛、下肢麻木无力、大小便功能障碍等；患者具有腰椎间盘突出症相应的病史、症状、体征及影像学表现，且影像学与神经定位相符，可诊断为腰椎间盘突出症。

（二）临床分型与分期

1.分型　根据椎间盘突出的病理和程度（CT或MRI），突出椎间盘组织在矢状面、水平面和冠状面均有相应的位置。

（1）根据髓核突出病理形态分型

隆起型：纤维环部分破裂，表层完整。退变的髓核经薄弱处突出。突出物呈弧形隆起，表面光滑。

突出型：纤维环完全破裂，退变和破碎的髓核从纤维环的裂口突出，达后纵韧带前。

脱出型：纤维环完全破裂，退变和破碎的髓核从纤维环的裂口脱出，并穿过后纵韧带抵达硬膜外间隙。

游离型：纤维环完全破裂，髓核碎块经纤维环破口脱出，穿过后纵韧带，游离于椎管。

（2）根据髓核向后侧突出部位分型

外侧型：临床最多见，突出的髓核位于脊神经之外侧部者，主要引起神经根刺激症状。

极外侧型：突出物位于椎管侧壁或椎间孔内，发生率低。

中央型：椎间盘自后中央部突出，一般不压迫神经根，而只压迫下行的马尾神经，产生马鞍区症状和大小便障碍等。如突出物较大也可压迫神经根。

中央旁型：突出物位于中央，但偏于一侧者，临床上以马尾神经症状为主，同时可以伴有神经根刺激症状，临床上发病率略高于中央型。

（3）根据髓核突出与神经根位置关系的不同分型

腋下型：突出物位于神经根内下方，常见于$L_5 \sim S_1$节段。

肩上型：突出物位于神经根外上方。

肩前型：又称腹型，突出物位于神经根正前方，大部分为腹型。

2.分期　根据临床表现及视觉模拟评分法（visual analogue scale，VAS）可对LDH进行疾病分期。

（1）急性期：临床表现为腰腿痛剧烈，活动受限明显，不能站立、行走，肌肉痉挛，VAS评分≥7分。

（2）缓解期：临床表现为腰腿疼痛缓解，活动好转，但仍有疼痛，VAS评分<7分且≥4分。

（3）康复期：临床表现为腰腿疼痛症状基本消失，但有腰腿乏力，不能长时间站立、行走，VAS 评分＜4 分。

（三）中医证候诊断标准与证治分型

（1）气滞血瘀证

【主症】腰腿固定部位刺痛，痛处拒按。

【次症】腰部板滞，俯仰旋转受限；肌肤浅表感觉异常；多为夜间痛加重。

【舌脉】舌质暗紫，或有瘀斑；脉弦紧或涩。

具备主症，1 项次症和 1 项舌象，结合脉象，即可诊断。

（2）寒湿证

【主症】腰腿冷痛重着。

【次症】腰部活动度受限，不能旋转；受寒及阴雨天气症状加重；下肢肢体发凉。

【舌脉】舌质淡，苔白或腻；脉沉紧或濡缓。

具备主症，1 项次症和 1 项舌象，结合脉象，即可诊断。

（3）湿热证

【主症】腰部疼痛，痛处伴有热感。

【次症】遇热或雨天痛增，活动后痛减；腿软无力；口渴多饮，小便频数赤痛。

【舌脉】苔黄腻；脉濡数或弦数。

具备主症，1 项次症和 1 项舌象，结合脉象，即可诊断。

（4）肝肾亏虚证

【主症】腰部酸痛，下肢肌力减退。

【次症】活动劳累后加重，平卧休息好转；面色不华，手足不温；易口渴，两颧潮红，心烦失眠。

【舌脉】舌质淡，脉沉细；舌红少苔，脉弦细数。

具备主症，1 项次症和 1 项舌象，结合脉象，即可诊断。

偏阳虚者面色㿠白，手足不温，少气懒言，腰腿发凉，或有阳痿、早泄，妇女带下清稀，舌质淡，脉沉细。偏阴虚者，咽干口渴，面色潮红，倦怠乏力，心烦失眠，多梦或有遗精，妇女带下色黄味臭。

三、中西医结合治疗思路

（一）西医治疗原则

主要参照中华医学会《腰椎间盘突出症诊疗指南》中相关原则，采取个体化治疗方案，包括一般治疗、药物治疗、运动治疗、物理治疗及手术治疗等。对于 LDH 病史超过 6～12 周，经保守治疗无效；或保守治疗过程中症状加重或反复发作；疼痛剧烈，或处于强迫体位，影响工作或生活；出现单根神经麻痹或马尾神经麻痹，表现为肌肉瘫痪或出现直肠、膀胱症状的患者推荐手术治疗。

（二）中西医结合治疗原则

西医辨病与中医辨证相结合，为中西医结合治疗 LDH 的基本原则。根据病情轻重及椎间盘突出部位确定分型，并结合中医四诊八纲辨清中医证候，有针对性地应用中西医结合协同治疗方案，特殊情况下，应考量病情轻重和证候分型，灵活对待。

（三）临床问题推荐建议

1. 如何使用针灸治疗 LDH？

建议使用针灸、电针、腹针、平衡针、穴位埋线或针灸联合推拿、拔罐改善 LDH 患者的疼痛症状和腰椎功能（证据级别：中、低等级，推荐强度：弱推荐）。

针灸能够通过调节相关免疫因子、细胞因子及信号通路等改善 LDH 患者的症状。针灸除了具有疗效明显的特点，还具有操作方便、经济安全、适应证广等优点。

2. 如何使用传统中医手法治疗 LDH？

推荐使用坐位定点旋转手法（证据级别：中等级，推荐强度：强推荐）或斜扳法（证据级别：中等级，推荐强度：弱推荐）等传统中医手法改善 LDH 患者的疼痛症状和腰椎功能。建议使用按摩联合艾灸、推拿联合针灸、电针或中药汤剂辨证论治改善 LDH 患者的疼痛症状和腰椎功能（证据级别：中等级，推荐强度：弱推荐）。

传统中医手法治疗通过改善微循环、促进炎症吸收、改善脊柱力学平衡等达到缓解疼痛、改善腰椎功能的作用。临床上已有充分的证据证明不同种类传统中医手法治疗 LDH 的有效性。传统中医手法治疗引起的不良反应多与医者手法操作规范性有关，安全性较其他疗法高，并且成本低。

3. 如何使用运动疗法治疗 LDH？

推荐使用运动控制训练改善康复期和缓解期 LDH 患者的疼痛症状和腰椎功能（证据级别：中等级，推荐强度：强推荐）。建议在常规治疗基础上联合腰部核心肌群训练，八段锦联合推拿、常规功能锻炼或针刀改善康复期和缓解期 LDH 患者的疼痛症状和腰椎功能（证据级别：中、低等级，推荐强度：弱推荐）。

运动疗法通过增强腰腹部肌肉稳定性对脊柱内源稳定性起到重要的作用，可改善局部血液循环，促进炎症的消除；运动疗法长期疗效好，经济简便，不良反应发生率低；禁用于患血栓疾病、严重高血压、严重糖尿病等疾病的患者。

4. 如何使用物理疗法治疗 LDH？

建议使用经皮神经电刺激联合电针或中频脉冲电疗法联合半导体激光改善 LDH 患者的疼痛症状和腰椎功能（证据级别：低等级，推荐强度：弱推荐）。

物理因子治疗通过声、光、热、电等物理因子进行治疗，通过体液、神经、内分泌等生物调节机制作用于人体，产生生物学效应。物理因子治疗缓解疼痛效果优于非甾体抗炎药，不良反应多集中于皮肤红肿及烧灼感。

5. 如何使用非甾体抗炎药治疗 LDH？

建议使用双氯芬酸钠或依托考昔改善 LDH 患者的疼痛症状和腰椎功能（证据级别：低等级，推荐强度：弱推荐）。

双氯芬酸钠：每日 1 次，或者每日 1～2 次，每次 75mg（1 片）；最大剂量为 150mg（2 片），分 2 次服用或遵医嘱。依托考昔：每日 1 次，每次 30mg（1 片），对于症状不能充分缓解的患者，可增加至 60mg，使用时长不超过 6 周。非甾体抗炎药禁用于孕妇、哺乳期妇女、肝衰竭及过敏等疾病者；消化道溃疡病史者慎用或禁用；禁止多种（2 种及以上）非甾体抗炎药同时服用。

非甾体抗炎药不仅通过外周抑制前列腺素合成发挥镇痛作用，还通过各种其他外周和中枢机制发挥镇痛作用，所以推荐用于 LDH 的治疗，但应考虑长期使用造成的不良反应。

6. 如何使用类固醇治疗 LDH？

建议使用经椎间孔硬膜外注射复方倍他米松或甲基泼尼松龙改善 LDH 患者的疼痛症状和腰椎功能（证据级别：低等级，推荐强度：弱推荐）。

根据患者临床表现每 1～2 周注射 1 次，注射总次数不超过 3 次。患者采用患侧卧位，头颈向前屈曲，屈髋双下肢抱膝，腰部尽量向后凸，使身体呈虾米状，确定椎间孔后常规消毒铺无菌巾。根据影像学设计穿刺路径，2% 利多卡因局部浸润麻醉，19 号硬膜外穿刺针采用后外侧 Kambin 三角入路沿椎间孔进针，开始阻力较小，当出现韧性感且阻力增大时表明针尖已抵达黄韧带，继续穿刺至出现落空感，回抽无脑脊液及血液且注气无阻力，表示针尖已抵达硬膜外腔，穿刺成功。拔出针芯并沿穿刺针置入导管，导管的深度应为硬膜外腔内 3～4cm。先注入 3ml 含 10ml 2% 利多卡因和 5ml 类固醇的混合液，观察 5 分钟，未出现节段性麻痹平面及新发的下肢功能障碍、血压下降等不良反应，可继续将剩余的药液缓慢注射完毕。患者平卧床休息 30 分钟，观察生命体征，无特殊不良反应即可下床活动。

复方倍他米松：1ml 得宝松液用 0.9%NaCl 液稀释为 7ml，经硬膜外腔缓慢注射，每月 1 次直到腰腿痛症状明显缓解，若症状缓解，可停止治疗。

甲基泼尼松龙：40～80ml 甲基泼尼松龙注射液经生理盐水稀释后，经硬膜外腔注射，每月 1 次直到腰腿痛症状明显缓解，若症状缓解，可停止治疗。类固醇禁用于严重精神病、癫痫、活动性消化性溃疡、全身或注射部位感染、皮质醇增多症及严重高血压、糖尿病患者。

腰椎硬膜外类固醇注射通过减轻炎症引起的肿胀和压力作用于受影响的神经。相比非椎间孔硬膜外类固醇注射，经椎间孔硬膜外类固醇注射改善腰骶神经根痛和腰椎功能的效果更明显，且严重不良事件的发生率更低。口服和静脉注射类固醇药物缓解 LDH 患者疼痛症状的有效性尚未得到证实。少量证据证明硬膜外注射类固醇缓解急性期疼痛及改善腰椎功能的有效性。颗粒性制剂有可能引起局部沉积和入血后形成微血栓，硬膜外腔注射更倾向于选择非颗粒型制剂。

7. 如何使用营养神经类药物治疗 LDH？

建议使用神经妥乐平、甲钴胺营养神经类药物改善 LDH 患者的麻木等神经症状（证据级别：低等级，推荐强度：弱推荐）。

甲钴胺：可口服、静脉注射或肌内注射。口服：每次 500μg，3 次/日。肌内注射或静脉注射：每次 500μg，3 次/周。

神经妥乐平：有针剂和片剂 2 类。针剂：通常成人每日 1 次通过皮下、肌内或静脉注射 3.6 单位（1 支）。片剂：通常成人每日 4 片，分早晚 2 次口服。另外，根据年龄和症状应酌量增减。

神经妥乐平及甲钴胺等营养神经类药物通过促进修复损伤神经细胞和下行抑制通路达到改善肢体疼痛、麻木、缓解神经根水肿的目的，因此建议用于 LDH 的治疗。

8. 如何使用脱水剂治疗 LDH？

建议使用七叶皂苷钠、甘露醇或甘油果糖改善急性期 LDH 患者的疼痛症状和腰椎功能（证据级别：低等级，推荐强度：弱推荐）。

七叶皂苷钠：静脉滴注，成人按体质量 0.1～0.4mg/（kg·d）或取药物 5～10mg 溶于 10% 葡萄糖注射液或 0.9% 氯化钠注射液 250ml 中，使用时间小于 7 日。

甘露醇：按体重 0.25～2g/kg，配制为 15%～25% 浓度于 30～60 分钟静脉滴注。当患者衰弱时，剂量应减小至 0.5g/kg。严密随访肾功能。禁用于已确诊为急性肾小管坏死的无尿患者、严重失水者、活动性颅内出血者（颅内手术除外）、急性肺水肿或严重脑充血、糖尿病患者、过敏体质者、肾病患者、肌酐值大于正常者。

甘油果糖：甘油 25g，果糖 12.5g，氯化钠 2.25g 配制 250ml 复合液。静脉滴注，成人一般一次 250～500ml，每日 1～2 次，每 500ml 需滴注 1～1.5 小时。根据年龄、症状可适当增减。

脱水剂除造成恶心、呕吐等轻微不良反应外，短期内大剂量应用脱水剂还可能导致急性肾衰竭、应激性溃疡等严重不良反应，但脱水剂可通过缓解 LDH 导致的神经根水肿而达到缓解急性期疼痛的目的，所以建议用于 LDH 急性期疼痛。

9. 如何使用阿片类药物治疗 LDH？

建议使用阿片类药物缓解其他非手术疗法治疗无效的 LDH 患者的慢性疼痛症状及改善腰椎功能（证据级别：低等级，推荐强度：弱推荐）。

盐酸哌替啶注射液：剂量如下。成人肌内注射常用量：一次 25～100mg（1/4～1 支），每日 100～400mg（1～4 支）；极量：一次 150mg（1 支半），每日 600mg（6 支）。静脉注射：成人一次以每千克体重 0.3mg 为限。禁忌证：室上性心动过速、颅脑损伤、颅内占位性病变、慢性阻塞性肺疾病、支气管哮喘、严重肺功能不全等证者禁用。严禁与单胺氧化酶抑制剂同用。

阿片类镇痛药物主要通过作用于中枢或外周的阿片类受体发挥镇痛作用。阿片类药物可缓解慢性疼痛，改善腰椎功能，但在改善急性疼痛方面，与非甾体抗炎药差异无统计学意义。在使用阿片类药物时，应该关注药物长期使用的副作用及药物依赖。

10. 中成药治疗腰椎间盘突出症的有效性与安全性如何？

对于气滞血瘀型腰椎间盘突出症患者，为了缓解疼痛及腰椎功能障碍，可考虑单独给予腰痹通胶囊或在西医常规治疗的基础上给予腰痹通胶囊（证据级别：低等级，推荐强度：弱推荐）。对于寒湿型腰椎间盘突出症患者，在常规西医治疗的基础上建议给予腰痛宁胶囊，以减轻疼痛，改善腰椎功能（证据级别：低等级，推荐强度：弱推荐）。对于肝肾亏虚或气滞血瘀型腰椎间盘突出症患者，为了缓解疼痛及腰椎功能障碍，可考虑在西医常规治疗的基础上给予恒古骨伤愈合剂（证据级别：低等级，推荐强度：弱推荐）。

11. 如何进行腰椎间盘突出症的预防与调护？

对疼痛严重需卧床休息患者，应尽量缩短卧床时间，且在症状缓解后鼓励其尽早恢复适度的正常活动，同时需注意日常活动姿势，避免扭转、弯腰及过量负重（证据级别：极低等级，推荐强度：弱推荐）。建议患者在持续工作时或一些特殊情况会加重脊柱负荷的情况下佩戴腰围（证据级别：低等级，推荐强度：强推荐）。长期佩戴腰围可限制腰背活动，从而引起肌肉萎缩，故需要注意定时放松。腰椎间盘突出症患者可在专业康复医师指导下进行核心肌群训练，以期加强腰椎稳定性（证据级别：极低等级，推荐强度：弱推荐）。通过训练核心肌的稳定性，可以起到缓解症状、减轻疼痛的作用。

（四）中西医结合治疗方案

（1）气滞血瘀证

中医治疗　治法：理气活血，通络止痛。

处方：身痛逐瘀汤加减（《医林改错》）。

方药：桃仁 9g，红花 9g，当归 9g，川芎 6g，香附 3g，没药 6g，五灵脂 6g，地龙 6g，牛膝 9g，秦艽 3g，羌活 3g，甘草 6g。

中西医结合治疗要点　本型以腰腿固定部位刺痛为主要表现，根据病情采用中西医结合或中医治疗为主的方法。西医常规治疗主要包括非甾体抗炎药物、脱水剂、营养神经类药物、激素、牵引等。与西医常规治疗比较，身痛逐瘀汤加减与西医常规联合可有效降低气滞血瘀型腰椎间盘突出症患者疼痛 VAS 评分，减轻患者疼痛症状，改善腰椎功能。每日 1 剂，早晚饭后半小时温服，每次 200ml。

（2）寒湿证

中医治疗 治法：温经散寒，祛湿通络。

处方：肾着汤加减（《三因极一病证方论》）。

方药：炮干姜 60g，白术 120g，茯苓 120g，炙甘草 60g，炒杏仁 90g。

中西医结合治疗要点 本型以腰腿部冷痛重着为主要表现。西医常规治疗主要包括非甾体抗炎药物、脱水剂、营养神经类药物、激素等。肾着汤加减可有效改善患者下肢疼痛麻木、畏寒怕冷、失眠、焦虑方面。根据患者的具体情况、偏好与价值观等决定单独给予肾着汤加减或在常规西医治疗的基础上给予肾着汤加减。每日 1 剂，早晚饭后半小时温服，每次 200ml。

（3）湿热证

中医治疗 治法：清热除湿，活血通络。

处方：四妙散加减（《圣济总录》）。

方药：黄柏 24g，苍术 24g，牛膝 24g，生薏苡仁 24g。

中西医结合治疗要点 本型以腰部疼痛，痛处伴有热感为主要表现。西医常规治疗主要包括非甾体抗炎药物、脱水剂、激素等。四妙散加减可有效降低湿热型 LDH 患者疼痛 VAS 评分，减轻患者疼痛症状，可在常规西医治疗的基础上给予四妙散加减。每日 1 剂，早晚饭后半小时温服，每次 200ml。

（4）肝肾亏虚证

中医治疗 治法：补益肝肾，通痹止痛。

处方：独活寄生汤加减（《备急千金要方》）。

方药：独活 9g，桑寄生 6g，杜仲 6g，牛膝 6g，细辛 6g，秦艽 6g，茯苓 6g，肉桂心 6g，防风 6g，川芎 6g，人参 6g，甘草 6g，当归 6g，芍药 6g，干地黄 6g。

中西医结合治疗要点 本型以腰部酸痛，下肢肌力减退为主要表现。西医常规治疗主要包括非甾体抗炎药物、激素、核心肌训练等。独活寄生汤加减可有效降低肝肾亏虚型 LDH 患者疼痛 VAS 评分，减轻患者疼痛症状，提高腰椎功能，提高生活质量，根据患者的具体情况、偏好与价值观等决定单独给予独活寄生汤或在常规西医治疗的基础上给予独活寄生汤加减。每日 1 剂，早晚饭后半小时温服，每次 200ml。

四、中西医结合诊疗流程图

腰椎间盘突出症的中西医结合诊疗流程如图 15-1。

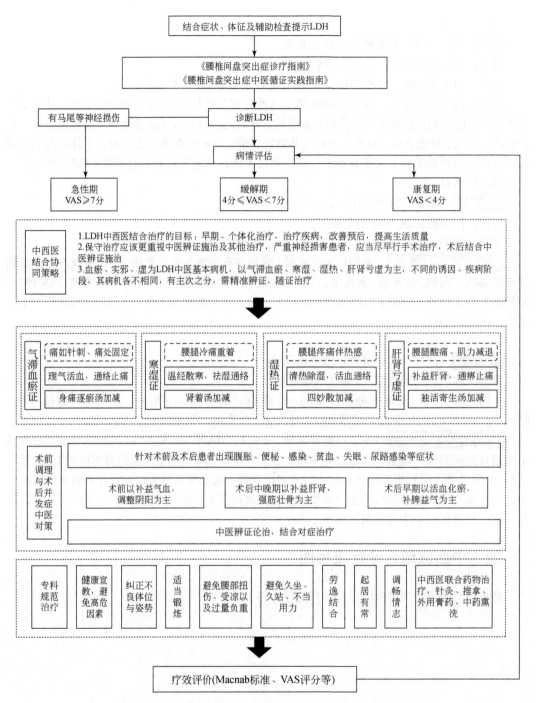

图 15-1　腰椎间盘突出症的中西医结合诊疗流程图

第十六章 皮 肤 病

第一节 皮肤病概述

一、概述及常见症状体征

皮肤病是指发生在皮肤、黏膜及其附属器官的疾病总称，皮肤作为人体最大的器官，涉及疾病的种类繁多，主要涵盖三类：经典皮肤病、性病和皮肤美容。经典皮肤病内容复杂，仅命名的病种达 3000 多种，其中发病机制十分明确的不到 60%。面对皮肤病复杂性、多样性的特点，西医在临床诊治领域已经取得了长足进展和丰硕成果，包括生物制剂、小分子药物、基因疗法等，对改善患者病情、提高患者生活质量起到了重要作用，但也面临着诸多困境和挑战。

症状和体征是诊断皮肤病的重要依据，主要分为自觉症状和皮肤损害两方面。自觉症状主要有痒、痛、烧灼、麻木等感觉，还有刺痛、异物感，对温度及接触异物的易感性增加或降低。许多皮肤病的自觉症状常具有特异性，包括感觉的性质、发作时间、严重程度和持续时间等方面。

皮肤损害或称皮疹，分为原发性及继发性两种。

1. 原发性损害（primary lesion） 是由皮肤病理变化直接产生的第一个结果，其基本表现如下。

（1）斑疹（macule）：为皮肤局限性的色素改变，既不高起，也不凹下。一般小于 2cm，超过 2cm 者称为斑片（patch），分为炎症性及非炎症性两种。

（2）丘疹（papule）：为局限性隆起皮面的实质性损害，可由于代谢产物的沉积、表皮或真皮细胞成分的局限性增殖或真皮局限性细胞浸润而形成。

（3）结节（nodule）：为可见的隆起性损害，是可触及的圆形或椭圆形的局限性实质性损害。

（4）风团（wheal）：为局限的、水肿性圆顶隆起的皮肤损害，表皮不受累，无鳞屑。存在的时间短暂，可在数小时内消失。呈粉红、暗红或白色，周围有红晕。

（5）水疱（blister）与大疱（bulla）：为限局性空腔含液体的高起损害，水疱直径一般小于等于 1.0cm，超过 1.0cm 者称为大疱。

（6）脓疱（pustule）：为限局性皮肤隆起，内含脓液。因脓液的颜色不同，可呈黄色或绿黄色。

（7）肿块（mass）：为发生于皮内或皮下组织的增生性损害，或大范围浸润团块，比结节大。可呈圆形、蒂形或不规则形，或软或硬，或高出皮面，或仅能触及。

（8）囊肿（cyst）：为一含液体或半固体物质的囊形损害，球形或卵圆形，触之有弹性感。

（9）斑块（plaque）：为平顶山样高起，表面宽度大于其高度。

（10）斑片（patch）：小块边界清楚的皮肤，其颜色或外观与周围皮肤不相同。

2. 继发性损害（secondary lesion） 可由原发性损害转变而来，或由于治疗及机械性损害（如搔抓）所引起，其基本表现如下。

（1）鳞屑（scale）：是脱落的表皮细胞，正常表皮细胞3～4周完全更换一次，其最后产物为角质层。

（2）表皮剥脱或抓痕（excoriation or scratch mark）：为表皮缺失，可呈线状，或浅或深。

（3）浸渍（maceration）：皮肤长时间泡水或处于潮湿状态，皮肤变软变白，甚至起皱。

（4）糜烂（erosion）：由于水疱、脓疱或浸渍后表皮的脱落，或丘疹、小结节表皮的破损而露出潮湿面。

（5）皲裂（rhagades）：皮肤出现线状裂隙。

（6）苔藓化（lichenification）：为角质形成细胞及角质层增殖和真皮炎细胞浸润而形成的斑块状结构，表现为皮肤浸润肥厚，纹理加深。

（7）硬化（sclerosis）：为限局性或弥漫性的皮肤变硬。

（8）痂（crust, scabs）：为创面上浆液或脓液与脱落的表皮碎屑及细菌等混合干涸而成的物质。

（9）溃疡（ulcer）：皮肤缺损或破坏达真皮或真皮以下者称为溃疡。

（10）萎缩（atrophy）：可发生于表皮或真皮，或两者同时累及，甚至累及皮下组织。

（11）瘢痕（scar）：为真皮或深部组织缺损或破坏后经新生结缔组织修复而成，其轮廓与先前存在的损害相一致。

（12）皮肤异色（poikiloderma）：伴有皮肤色素沉着、萎缩及毛细血管扩张的损害。

二、中医病因病机及主要证候

（一）中医病因病机

皮肤病是机体外感六淫、虫毒、疫疬侵袭，或七情、饮食、劳倦等致病因素作用下，发生正邪交争，邪正消长，阴阳失调，气血、津液和脏腑的功能紊乱，经络阻隔，在体表出现皮肤病变。

1. 病因

（1）六淫致病：六淫为害，既可单独作用于机体，亦可2种或3种邪气合并侵犯机体而发病。

"风邪善行数变"，荨麻疹有遍身瘙痒，起风团，散漫无定处，此起彼伏的表现。寒邪滞于经脉，可见肢节痛、麻木、皮肤冷、硬结等。暑邪多夹湿，郁于皮肤，出现疮、疖、夏季皮炎等。湿性重浊黏滞，所致皮肤病多缠绵难愈，病程持久，如急性湿疹可经亚急性阶段演变为慢性湿疹，出现水疱、渗出、足肿等。燥邪引起皮肤干燥、枯皱皲裂、毛发不荣，如角化型湿疹、血燥型银屑病等。火邪引起皮肤潮红、灼热、肿痛、脓疱、出血等，如丹毒、疖肿等。

（2）情志致病：《医宗金鉴·外科心法》记载："凡诸疮作痒皆属心火"，指出皮肤病与精神情绪变化有关。影响心的"藏神"功能，则可导致神经性皮炎反复发作；肝的"疏泄"功能受影响，易生蛇串疮；脾失健运易生湿疮等。

（3）饮食劳倦：《素问·五藏生成篇》记载："多食苦，则皮槁而毛拔；多食辛，则筋急而爪枯……此五味之所伤也"。饮食不节损伤脾胃助湿、生痰、化热而引发酒渣鼻、痈、疖、湿疮等。"高粱厚味，足生大丁"及"藜藿之亏"的病因即如此。摄入鱼腥海味等高敏食物可引起瘾疹等过敏性皮肤病，饮食中缺乏某些营养物质引起维生素缺乏性皮肤病。过度疲劳、房事不节可损伤肾气，引发黧黑斑、油风等。

（4）疫疠、虫毒、药毒

疫疠：《黄帝内经》中载："五疫之至皆相染易，无问大小，病状相似"，指出疫疠致病具有强烈传染性和临床表现大体相同的特点。很多传染性皮肤病可属此类，如水痘、麻风、温毒发斑等。

虫毒：《诸病源候论》记载："癣病之状，皮肉隐胗如钱文，渐渐增长，或圆或斜，痒痛有匡郭，里生虫……而癣内实有虫也"。虫毒包括昆虫等节肢动物叮咬或其体液刺激皮肤所致的皮肤疾病，如虫咬性皮炎、隐翅虫皮炎等，还包括细菌、真菌、病毒、寄生虫等一些感染性因素，如细菌感染引起的脓疱疮、丹毒、痈等，真菌所致的癣类疾病，病毒性皮肤病的热疮、蛇串疮等，寄生虫引起的疥疮等。

药毒：由药物引起的皮肤病，中医又称为"中药毒"。《外科正宗·中砒毒》记载："砒毒者，阳精大毒之物，服之令人脏腑干涸，皮肤紫黑，气血乖逆，败绝则死"。最常见的致敏西药有青霉素类、非甾体抗炎类、磺胺类、抗惊厥药及别嘌醇。常见引起皮肤过敏的中药有蜈蚣、全蝎、何首乌等。

（5）痰饮、瘀血：既是疾病过程中的病理产物，又是致病因素，常相兼致病，互为因果。瘀血致病表现为粗糙多屑、皮肤硬化、肢端发绀、毛发脱落、爪甲脆裂等，如瓜藤缠、葡萄疫、皮痹等。痰饮分有形之痰和无形之痰，有形之痰发生于皮下，可触及结块痰核，如淋巴结核；无形之痰阻滞皮肤，皮肤气血供应不足，引起白癜风、皮下疖肿、银屑病等，且具有病势缠绵，反复发作的特点。

（6）先天禀赋：先天遗传性皮肤病，如大疱性表皮松解症、鱼鳞病、着色性干皮病等，多与先天禀赋有关；有些皮肤病则因先天禀赋的个体差异，对外界各种因素，如饮食、环境、花粉等有不同于常人的反应，如奶癣、漆疮等。

2. 病机

（1）正邪交争，邪正消长：邪正斗争，是指机体的抗病能力与致病因素之间的斗争，双方在斗争过程中互为消长。出现实证和虚证两种不同的病机与证候。实证是以邪气盛为矛盾的主要方面的一种病理反应。常见于外感六淫、毒邪等早期，以及痰饮、血瘀、气滞所引起的病证。皮肤可出现潮红、肿胀、红斑、水疱、糜烂、渗出等，见于丹毒、疖肿、瓜藤缠、蛇串疮等疾病。虚证是以正气虚损为矛盾的主要方面的一种病理反应。多见于素体虚弱或邪气不去，蕴结不散或气滞血瘀，经络阻隔，疾病后期及多种慢性疾病中，可见皮损色黯，自觉疼痛、麻木等，如油风、红蝴蝶疮、肌痹等。

（2）脏腑阴阳失调：中医藏象理论认为，皮毛筋骨肌肉通过经络与脏腑紧密联系，皮肤病是脏腑病理变化在皮肤上的表现。皮肤病虽发于外，但体内脏腑功能失调、气血逆乱及偏盛偏衰是其发病的根本原因。人体的阴阳在致病因素的作用下，失去相对动态平衡，造成阴阳失调的病理状态。

阴阳偏盛分为阳偏盛及阴偏盛。阳偏盛临床上可见高热烦渴，喜冷饮，便结尿黄，皮肤红肿灼热或糜烂出血，如药疹（热毒伤阴证）、丹毒。阴偏盛临床上表现为形寒肢冷，脘腹冷痛，拒按喜暖，口淡不渴，小便清长，皮色苍白、青黯或发绀，如冻疮；或麻木疼痛，如雷诺症。

阴阳偏衰分为阳偏衰和阴偏衰。阳偏衰临床上可见畏寒肢冷，虚弱无力，皮色时而苍白、时而紫暗等，如皮痹等。阴偏衰临床上可见五心烦热、骨蒸盗汗、口燥咽干等症，如红蝴蝶疮、天疱疮的晚期。

（3）气血不和，经络失疏：《素问·调经论》曰："五藏之道，皆出于经隧，以行血气，血气不和，百病乃变化而生，是故守经隧焉"，说明经络失疏是皮肤病的重要病机之一。经络在体表各有其循行及归属部位。若心火亢盛、肝郁气滞、肺失肃降、脾失运化、肾之阴阳亏虚等脏腑功能失调，气血逆乱，血瘀痰凝，或外伤跌仆，或外邪侵袭均能致体表经络失疏，所属肌腠皮肤失常，从而导致皮肤疾病发生。

（二）主要证候

皮肤病种类繁多，病情复杂，临床症状多种多样，结合皮肤病的发病因素及临床特点，常见证候可归纳为以下10个。

1. 风邪客肤证 主要表现为皮肤瘙痒，起红色丘疹或风疹块样损害。由于感受寒热的不同，可表现有发热、恶寒、口渴、咽疼，苔白或黄，脉浮数或浮缓等症状，常见于急性瘙痒性皮肤病，如急性荨麻疹、急性湿疹、皮肤瘙痒症等。

2. 风燥血燥证 主要表现为皮肤干燥、脱屑、肥厚、角化、皲裂，毛发枯槁脱落，舌质淡，苔白，脉沉细或沉缓，常见于慢性瘙痒性疾病，如慢性荨麻疹、慢性湿疹、神经性皮炎、皮肤瘙痒症、静止期银屑病等。

3. 火热证 主要表现为皮肤红斑，灼热，出血斑、血疱等，口干，唇燥，发热，烦躁，大便干，小便黄少，舌质红或绛，舌苔黄或黄腻，脉滑数或浮大而数。常见于急性湿疹及皮炎类疾患，如过敏性紫癜、大疱性皮肤病、药疹、剥脱性皮炎、皮肌炎、急性系统性红斑狼疮等。

4. 经络阻隔，气血凝滞证 主要表现为瘀斑，浸润块，有形肿物，皮损肥厚、角化、浸润，舌质暗淡或紫暗，舌苔白，脉缓、弱。临床主要见于银屑病血瘀型、带状疱疹气滞血瘀型等，还常见于结节性红斑、硬结性红斑、瘢痕疙瘩、淋巴结核、结节病、慢性盘状红斑狼疮、脉管炎等疾病血瘀期。

5. 阳虚寒凝证 主要表现为四肢厥冷，皮肤冷硬或疮疡破溃，色暗而淡，久不收口或形成窦道、瘘管者，舌质淡，舌苔薄白，脉沉细。常见于硬皮病、雷诺病、慢性瘘管等。

6. 肝郁气滞，气机不畅证 主要表现为皮肤红斑、水疱、瘙痒、肿物、色素沉着，舌质红，舌苔薄黄或黄厚，脉弦滑微数。常见于带状疱疹、神经性皮炎、皮肤瘙痒、瘰疬肿物、黧黑斑、黑变病等。

7. 脾虚湿盛证 主要表现为皮肤水疱、糜烂、水肿、渗出或皮肤肥厚，缠绵不愈，舌质淡，舌体胖大或边有齿痕，脉沉缓或弦滑。常见于湿疹、带状疱疹脾湿型、脂溢性脱发、女阴溃疡、天疱疮、下肢溃疡等。

8. 毒热内蕴证 主要表现为皮肤潮红、肿胀、化脓现象。常伴有发热，恶寒，大便干，小便赤少，口干等全身症状，舌质红绛，苔黄或黄褐厚燥或焦黑起刺，脉洪大或滑数。常见于痈、疖、丹毒、蜂窝织炎、淋巴管炎等。

9. 肝肾不足证 主要表现为皮肤干燥、鳞屑、瘙痒，或白斑、色素沉着，体弱，羸瘦，形容憔悴，口干咽燥，虚烦不眠，骨蒸潮热，低热不退，腰膝软萎，手足不温，舌红少苔或舌淡体胖，脉细数无力之症。常见于素体阴虚或严重全身性、高热性皮肤病后期，伤及阴分而致阴虚。临床上常见于系统性红斑狼疮、天疱疮、白塞病、剥脱性皮炎及药疹后期或色素性皮肤病等。

10. 阴阳不调，气血亏虚证 本证表现为皮损颜色暗淡，无光泽，疮口久不化脓或溃后久不收口等，舌苔淡体胖，少苔，脉细。临床常见于病体虚弱、正气不足，或因久病大病之后而致水火不济，心肾不交之严重证候，如系统性红斑狼疮，剥脱性皮炎，天疱疮等后期及严重感染性疾病恢复期。

三、中西医"病证结合"诊断思路

"辨证"是中医治病的前提和依据，通过辨证能够接近疾病的本质，并确定治法方药。"辨病"是通过对疾病各方面的详细观察和运用现代医学的各种检查手段来诊断疾病的方法，以治疗针对性强为特点，一般有较严格的客观指标。因此，"辨病"与"辨证"相结合是当前中西医结合工作中较为常见的一种形式。

1. 辨病与辨证论治相结合 西医辨病，明确诊断，中医辨证论治，或以中医辨证为主、结合西医辨病治疗。例如，湿疹样皮炎为皮肤科多发病，临床屡见不鲜，根据其症状特点，西医"辨病"明确诊断并不困难，但治疗尚欠满意，若结合中医"辨证"，可分为热盛型、湿盛型、血热型、血虚风燥型，分别予以清热、利湿、凉血、润燥等法施治，则收效较佳。由此可见，西医"辨病"结合中医"辨证"是探索中西医结合治疗的一种方法。

在中医"辨证"基础上，结合西医"辨病"以提高中医辨证疗效。如带状疱疹与传染性湿疹样皮炎，两者临床表现均有水疱、潮红、糜烂、渗液等湿热之象，治疗均可清热利湿。然两者发病原因不同，带状疱疹系病毒所致，传染性湿疹样皮炎属变应性皮肤病，在"辨病"基础上带状疱疹可加板蓝根、大青叶、紫草等抗病毒作用的中药，传染性湿疹样皮炎可加紫花地丁、蒲公英、半边莲等有消炎杀菌作用的中药。

2. "舍证从病"或"舍病从证" 在某些疾病中，"证"与"病"虽然同时存在，但可根据病情的轻重、矛盾的主次，分别采用"舍证从病"或"舍病从证"的不同方法。如疣类皮肤病，其皮损表现可为多形的丘疹，自觉症状轻微，若按中医辨证，祛风清热或养血柔肝论治，收效不著，若"舍证从病"，针对其病毒性感染的病因，选用一些有抗病毒作用的中草药。

在某些情况下，有的皮肤病诊断暂不明确，或诊断虽明而西医无法治疗，如下肢皮下结节性皮肤病是一组包括很多种皮肤病的疾病，其病因常不明了，虽经各项检查有时诊断仍难明确。此时可暂舍"辨病"，采用"舍病从证"的方法予以清热利湿、活血通络。

3. 无"病"从证和无"证"从病 适用于疾病症状不明，或症状虽然明显，但无阳性指征的情况。如带状疱疹经清热利湿或健脾除湿法治疗后，皮疹消退后患处疼痛尚存，此时可采用无"病"从证法，予以疏肝理气、活血通络治疗，并配合针刺或刺络拔罐疗法，收效颇佳。"瓜藤缠"经中医辨证治以清热解毒通络，治疗后红斑结节消退，但易复发。此时应采用无"证"从病之法，增加扶正之品，以降低复发率。

4. 辨病与辨证分阶段论治 在疾病发展的不同阶段，或侧重于中医辨证用药，或侧重于西医辨病用药，或中西药同用。如寻常型天疱疮急性发作期，表现为多处大疱、糜烂，并伴发热、畏寒等全身症状，此时需使用大剂量糖皮质激素，以控制病情，挽救生命，中医辨证施治为辅。待病情基本控制后，激素可逐渐减量，此时中西医并重治疗，一方面以中医扶助正气，防止继发感染，减少西药副作用，另一方面辅助西药抗炎，增加疗效，防止病情复发，亦可帮助西药减量。这种辨病与辨证分阶段论治的方法是中西医结合中一种较为优化的方法，可互相配合，提高疗效。

四、中西医结合治疗优势与新进展

（一）中西医结合治疗优势

首先，中西医结合治疗皮肤病的优势体现在对天疱疮、系统性红斑狼疮、皮肌炎等疑难病的治疗上，单纯西医疗法对这些疾病起效虽快，但易复发，将中医药特色和西医优势有机结合，既可避免激素和免疫抑制剂过度使用及副作用的发生，又能缩短疗程，减少疾病反复。其次，有明确病原菌的感染性皮肤病，如带状疱疹、丹毒等，先给予西医药控制病情，后给予中药扶正治本。黄褐斑、脱发、痤疮、酒渣鼻等慢性损容性皮肤病，中医从补肾养血活血，或清热除湿解毒等方面辨治，还可以采用针灸、刮痧、拔罐等中医手段，方法多样，安全可靠。随着生物制剂和小分子药物的应用，西药在治疗皮肤病方面有了更多选择。以中医调节身体平衡为主要治疗原则，与西医的治疗方法形成互补。例如，在银屑病和特应性皮炎的治疗中，联合应用靶向药物和中药可以获得更好的疗效，并且可以预防疾病的复发。近2年使用JAK抑制剂治疗难治性斑秃，再配合中药外洗、针灸、滚针技术，内外结合，综合治疗，可以增加疗效。中医外治在小儿过敏性皮肤病方面疗效突出，通过中药外洗或湿敷治疗婴儿湿疹，既解决小儿服药困难，也可减少内服药及激素制剂的使用。此外，一些非药物疗法，如拔罐放血治疗带状疱疹后遗神经痛，火针治疗白癜风等，疗效显著。综上所述，中西医结合可提高疗效，加快疾病痊愈。

（二）中西医结合治疗新进展

目前在皮肤病治疗领域，各类药物包括生物制剂、小分子药物、基因疗法等，呈现出百花齐放的局面，给药方式涵盖了系统用药、局部用药、口服、皮下注射、局部外用等多种方式，药物作用机制也更加明确、精准，高有效性、低不良反应、高安全性，如JAK抑制剂这类小分子药物可以通过口服或者外用的方法来治疗炎症性皮肤病，尤其是自身免疫性皮肤病。JAK1高选择性抑制剂阿布昔替尼口服治疗AD。JAK1、JAK2抑制剂芦可替尼已被美国FDA批准可外用治疗白癜风。JAK1、JAK2抑制剂巴瑞替尼被美国FDA批准可口服治疗斑秃。比美吉珠单抗同时拮抗IL-17A、IL-17F，治疗银屑病和银屑病关节炎的疗效优于已有的司库奇尤单抗、阿达木单抗。营养不良型大疱性表皮松解症也在B-VEC基因疗法方面取得了新进展。中西医结合治疗天疱疮、系统性红斑狼疮及皮肌炎等自身免疫性疾病，在减少糖皮质激素的应用和减轻其不良反应及合并症等方面取得了显著疗效，不但提高了这些病的治疗有效率，而且在稳定病情和延长缓解时间方面起了很大作用，提高了患者的生活质量。

对于变态反应性皮肤病的研究，发现多种有抗变态反应作用的单味中草药和活性成分，如徐长卿（有效成分为丹皮酚）、苦参（有效成分为苦参总碱）、黄芩（有效成分为黄芩苷元）等。甘草酸苷及二胺是甘草提取物，有类激素样作用，治疗湿疹、药疹、接触性皮炎、荨麻疹、过敏性紫癜具有较好的疗效。对变态反应皮肤病有较好疗效的中药复方包括龙胆泻肝汤、清热除湿汤、抗敏合剂、皮炎汤等方剂。

补肝肾类中药可以激活酪氨酸酶活性，促进黑素细胞的增殖及黑素合成，从而具有治疗白癜风的作用。银屑病是临床常见的慢性复发性皮肤病，中医多从血论治。现代医学研究证实，银屑病患者有免疫异常、甲皱微循环及血液流变学改变，根据上述中医病因病机和西医实验研究特点，临床应用清热凉血解毒、活血化瘀方剂，结合施以抑制细胞增殖（分化）药物及调整免疫功能的药物有较好效果。白芍总苷是从中药白芍干燥根中得到以芍药苷

（paeoniflorin）为主的生理功效成分混合物。大量实验研究表明，它具有免疫调节、抗炎、抗肿瘤等作用。临床上应用于银屑病、系统性红斑狼疮、白癜风、口腔扁平苔藓、慢性荨麻疹等，均收到较好效果。综上可见，无论是在中医理论、中医防治皮肤病，还是在中西医结合方面都取得了很大的进展。我们相信，在中西医工作者的共同努力下，今后在皮肤病的防治方面，一定会取得更大的成绩。

第二节 带 状 疱 疹

一、中西医结合诊疗概述

带状疱疹（herpes zoster）是由潜伏在脊髓后根神经节或脑神经节内的水痘-带状疱疹病毒（varicella-zoster virus，VZV）经再激活引起的感染性皮肤病。典型的临床表现为簇集性水疱沿单侧周围神经分布区域排列成带状，且伴有不同程度的疼痛为特征。多见于年龄较大、免疫抑制或免疫缺陷等人群，严重影响患者生活质量。中医学对于本病早有认识，称本病为蛇串疮、缠腰火丹、火带疮等。

（一）中西医诊治现状

据报道，全球普通人群带状疱疹的发病率为（3～5）/1000 人年，并逐年递增 2.5%～5.0%。全球带状疱疹的住院率为（2～25）/10 万人年，死亡率为（0.017～0.465）/10 万人年，复发率 1%～10%。VZV 再活化的危险因素包括：高龄、创伤、全身性疾病（如糖尿病、肾病、发热、高血压等）、人类免疫缺陷病毒（human immunodeficiency virus，HIV）感染、恶性肿瘤等导致的免疫抑制等。50 岁后随年龄增长，VZV 特异性细胞免疫功能逐渐降低，带状疱疹的发病率、住院率和病死率均逐渐升高。我国带状疱疹发病率与其他国家和地区基本一致，≥50 岁人群带状疱疹发病为（2.9～5.8）/1000 人年，且女性终身患病率（3.94%～7.9%）也略高于男性（2.86%～7.6%）。带状疱疹后遗神经痛（postherpetic neuralgia，PHN）发生率为 5%～30%，多见于高龄、免疫功能低下患者。

1. 西医治疗现状 常用的治疗方法有抗病毒治疗、镇痛治疗、糖皮质激素疗法、局部外用药物、物理治疗等。目前批准使用的系统抗病毒药物包括阿昔洛韦、伐昔洛韦、泛昔洛韦、溴夫定和膦甲酸钠。对于免疫功能正常的患者，每次口服伐昔洛韦 1000mg，或泛昔洛韦 500mg，每日 3 次，疗程 7～10 日。对肾功能不全或年龄较大的患者，需要调整泛昔洛韦和伐昔洛韦的剂量。成年患者阿昔洛韦每次 800mg，每日 5 次（白天每 4 小时 1 次），口服，连用 7～10 日。疼痛常贯穿带状疱疹疾病的全过程，对不同程度的疼痛可选用不同的镇痛药物。轻中度疼痛可选用对乙酰氨基酚、非甾体抗炎药或曲马多；中重度疼痛可使用治疗神经病理性疼痛的药物，如钙离子通道调节剂加巴喷丁、普瑞巴林，三环类抗抑郁药如阿米替林。关于是否系统应用糖皮质激素治疗带状疱疹及 PHN 仍存在争议。既往观点认为在带状疱疹急性发作 3 日内系统应用糖皮质激素可以抑制炎症过程，缩短急性疼痛的持续时间和皮损愈合时间，但目前最新的欧洲及德国指南均未推荐系统应用糖皮质激素治疗。物理治疗带状疱疹目前尚缺乏高质量研究报道。我国一项小型前瞻性研究显示，局部外用阿昔洛韦乳膏等联合半导体激光治疗带状疱疹的疗效明显优于单纯外用阿昔洛韦乳膏等。另一项回顾性研究也证实，在带状疱疹出疹 5 日内采用低能量氦氖激光治疗能明显减少 PHN 发生率。两项研究均缺乏随机对照试验验证。一些新的治疗方法如神经阻滞、射频疗法等微创治疗可以缓解疼痛，降低 VAS 评分。局部注射肉毒素抑制神经末梢和背部神经根的疼痛介质（P物质、谷氨酸和降钙素）的释放，减少神经末梢周围炎症。这些新兴的治疗方法，为临床上治疗带状疱疹提供了更多的选择。

接种带状疱疹疫苗是目前有效的预防途径。在一定程度上可以降低该病的发生率。目前全球上市使用的带状疱疹疫苗有 2 种，即带状疱疹减毒活疫苗（zoster vaccine live，ZVL）和重组带状疱疹疫苗（recombinant zoster vaccine，RZV）。2021 年中华预防医学会也发布了 RZV 接种对象为≥50 岁成年人的共识。

2. 中西医结合治疗现状　对于带状疱疹而言，目前中西医结合主要体现在将中医辨证论治与西医辨病有机结合上，带状疱疹临床上最常见的证型为肝经郁热证、脾虚湿蕴证、气滞血瘀证。急性期常见肝经郁热证和脾虚湿蕴证，后期包括后遗神经痛阶段，多为气滞血瘀证。急性期以祛邪解毒为主，肝经郁热证是临床上最常见的证型之一，给予龙胆泻肝汤口服清利湿热、解毒止痛，中成药可给予龙胆泻肝丸、清开灵口服液（颗粒）、板蓝根颗粒、静点清开灵注射液；急性期亦存在本虚标实，多见于先天禀赋不足，或后天失于调养、脾失健运的患者，给予除湿胃苓汤加减，健脾利湿，佐以解毒，中成药可给予参苓白术丸，西药给予抗病毒、镇痛药物治疗；针对气滞血瘀证给予血府逐瘀汤加减以活血化瘀、行气止痛、消解余毒，中成药可给予血府逐瘀丸（胶囊）、元胡止痛胶囊、大黄䗪虫丸、西黄丸、活血痛脉胶囊等。中医治疗带状疱疹的方法还包括中药外敷、针刺、灸法、穴位注射等多种非药物疗法的综合使用。这些外治疗法，如梅花针叩刺、火针等，都是刺激皮部络脉，直驱病邪，也注意到了对攻邪程度的控制、对人体正气的固护，攻邪即止，又调动、鼓舞人体自身正气以驱邪，攻补兼施，这是中医治疗带状疱疹的特色。与此同时，中医外治法也可借助现代电、磁、光、声对疾病起到治疗作用，提高疗效。如 PHN，局部外用中药膏配合红外线照射，可增加药物渗透，加强吸收；经穴位注射复方丹参注射液，可加强穴位行气止痛、清热解毒之效。综上所述，在辨证治疗和抗病毒药物应用基础上，同时合理选择，针灸、物理治疗等综合疗法以止痛、减轻炎症反应，能够提高疗效，缩短病程，减少并发症的发生。至今中西药结合治疗带状疱疹已取得很好的疗效，但由于各种原因，如地区间中西医诊治质量仍参差不齐，部分临床研究存在试验设计不合理、试验叙述不严谨等，不利于形成具有说服力的循证支持。中西医结合诊治带状疱疹仍需要继续探索，建立完整的理论与临床体系。

（二）主要临床问题

1. 临床上遇到仅出现神经痛而无皮损发生的患者如何处理？
2. 如何中西医结合协同应对 PHN？

（三）中医核心病机及中西医结合优势环节

1. 中医核心病机　本病有内因、外因之分，内可因情志不遂，肝郁气滞，郁久化热；或因饮食失节，脾失健运，水湿停聚，湿热蕴阻；外因则以外感毒邪为主。湿热毒邪，阻滞气机、经络，自觉疼痛，日久可损及气阴。这与西医带状疱疹的相关疼痛机制不谋而合。感染病毒则为"毒邪"，发病前后一系列情绪变化则为"郁"，邪气郁于五脏六腑则经络受阻，气凝血滞，久而成虚，故出现疼痛症状且缠绵难愈。因此带状疱疹的核心发病机制是本虚标实、虚实错杂。以肝郁脾虚为本，感受邪气、气血阻滞经络为标。

2. 中西医结合优势　临床上中西医结合带状疱疹是切实可行且行之有效的治疗方法，优于单用一种治疗方法。可发挥西药营养神经、抗病毒及镇痛等功效，同时内服中药以清热解毒、理气通络止痛、扶正和中；放血拔罐具有疏通经络、祛瘀生新、泄热排毒的功效，使毒素随瘀血排出，修复受损组织。改善疱疹区血液循环，加快新陈代谢，修复皮损区，促进神经痛、皮疹等症状消失。针灸夹脊穴平衡阴阳、通达经脉，调节全身气血，加快神经功能修复。针刺阿是穴能加快局部新陈代谢，消炎、镇痛，增强免疫功能。现代药理学研究发现，针灸可调节传入神经纤维活动，减弱组织疼痛信息的传递而发挥镇痛作用。中西医结合治疗在减轻症状、加快皮疹消退上均优于单用一种治疗方法，安全性高，且能显著降低 PHN 的发病率。

二、中西医结合诊断思路与方法

（一）西医诊断与诊断标准

参照《中国带状疱疹诊疗专家共识（2022 版）》及《临床诊疗指南——皮肤病与性病分册》。

1）好发于中老年人。

2）发病前常有引起机体抵抗力下降的因素，如慢性消耗性疾病、肿瘤等，或长期服用皮质类固醇激素及免疫抑制剂，或有感冒、劳累等。

3）皮疹最好发于肋间神经及三叉神经分布区域，但可发生于身体的任何部位。

4）皮疹特点：典型者为红斑基础上簇集性水疱，绿豆大小，疱壁较厚，疱液清澈，多数簇集水疱常沿神经走向呈带状排列，水疱之间皮肤正常。皮疹发生于身体的一侧，一般不超过正中线。不典型者可仅为红斑或丘疹，重者可出现血疱或坏死性损害。

5）自觉症状：有明显的神经痛，可在皮疹出现前或伴随皮疹发生，年龄越大疼痛越明显，部分老年患者皮疹消退后可留下顽固性神经痛，称 PHN。

6）发生于三叉神经眼支的带状疱疹常水肿显著，并多伴有疱疹性结膜炎角膜炎等。

7）发生于耳的带状疱疹常伴有面瘫、耳鸣、耳聋等，称带状疱疹－面瘫综合征（Hunt 综合征）。

8）带状疱疹伴发全身水痘样疹者称泛发性带状疱疹。

（二）临床分型与分期

1. 分型

（1）典型带状疱疹：表现为簇集性水疱沿某一周围神经区域呈带状排列，伴有明显的神经痛，单侧分布等特点。

（2）特殊类型带状疱疹：眼带状疱疹，耳带状疱疹，顿挫型带状疱疹，无疹型带状疱疹，复发型带状疱疹，中枢神经系统带状疱疹，内脏带状疱疹，泛发型带状疱疹，播散型带状疱疹。

2. 分期　疼痛是带状疱疹最常见的临床症状，又称疱疹相关性疼痛（Zoster-associated pain，ZAP）。ZAP 分为前驱期疼痛、急性期疼痛和 PHN。

（1）前驱期疼痛：即皮疹出现前的疼痛，典型者持续 3～4 日，但也可能持续 1 周或更长时间。疼痛特征因人而异，可能是持久的或间歇性的，常出现强烈的瘙痒。

（2）急性期疼痛：即出疹伴随的疼痛或皮疹出现后才出现的疼痛。急性期疼痛与前驱期疼痛相同，也可能会加重或好转：伴有大面积皮损的疼痛使神经性疼痛加剧，瘙痒也可能增多。

（3）PHN：指出疹后持续数月或更长时间的剧烈疼痛。可能是间歇性的或持续性的刀刺痛、撕裂痛、深度烧灼痛或抽痛，或是异常性疼痛。

（三）中医证候诊断标准与证治分型

1.肝经郁热证

【主症】皮损鲜红；疱壁紧张；灼热刺痛。

【次症】口苦咽干；烦躁易怒；大便干或小便黄。

【舌脉】舌质红，舌苔薄黄或黄厚；脉弦滑数。

具备主症和 1 项次症，结合舌脉，即可诊断。

本证多见于急性期。

2.脾虚湿蕴证

【主症】皮损颜色较淡；疱壁松弛。

【次症】口不渴；食少腹胀；大便时溏。

【舌脉】舌质淡，舌苔白或白腻；脉沉缓或滑。

本证多见于体质较弱者。

3.气滞血瘀证

【主症】常见于本病的恢复期及后遗神经痛期；皮疹消退后局部疼痛不止。

【次症】倦怠乏力；大便秘结。

【舌脉】舌质暗，苔白；脉弦细。

具备主症和 1 项次症，结合舌脉，即可诊断。

本证多见于老年患者或带状疱疹后期。

三、中西医结合治疗思路

（一）西医治疗原则

参照《中国带状疱疹诊疗专家共识》（2022 版），以休息、止痛、缩短病程，防止继发感染和后遗神经痛为原则，及时进行抗病毒治疗有助于皮损及时愈合，缩短 ZAP（带状疱疹相关性疼痛）持续时间，降低疱疹后神经痛发生率。急性期疼痛可给予镇痛剂，局部可使用外用药或物理疗法等。具体则应根据患者的病情，制定个性化的治疗方案。

（二）中西医结合治疗原则

急性期以祛邪为主，给予中医药清热利湿解毒、理气活血止痛。适当选用抗病毒药、镇痛药、糖皮质激素，缓解患者疼痛症状，促进皮损消退。带状疱疹后期属"本虚标实"之证，治疗宜攻补兼施，据证加用疏肝解郁、健脾益气、滋阴平阳、通络止痛等法。并配合外治、针灸、物理治疗等综合治疗，以提高疗效，提高患者生活质量。治疗始终应保持皮损局部干燥、清洁，防止继发感染，叮嘱患者清淡饮食，注意休息，避免过劳、受凉。

（三）临床问题推荐建议

1.临床上遇到仅出现神经痛而无皮损发生的患者如何处理？

带状疱疹早期或顿挫性带状疱疹可以出现以上情况，需与心血管科、消化科、骨科、神经科及肿瘤科等疾病相鉴别，鉴别要点主要是详细追问病史、仔细检查是否合并其他体征并辅助相关实验室检测。①发生在头面部：需与神经性头痛、面神经炎、蝶腭神经痛、颞部巨细胞动脉炎、神经性耳鸣、上呼吸道感染、枕大神经痛等鉴别。②发生在颈肩部或腰腿部：需与肩关节周围炎、颈椎病、腰椎间盘突出症、坐骨神经痛、梨状肌综合征等鉴别。③发生在胸背部：需与心血管系统及呼吸系统疾病、内脏痛（结核性胸膜炎、腹腔淋巴瘤）、术后切口痛等鉴别。④发生在腰腹部：需与消化系统、泌尿系统及妇科系统的相关疾病鉴别，此外还需要警惕主动脉夹层、肠系膜上动脉夹层或栓塞等。⑤发生在肛周、直肠部位及骶尾部：需与女性外阴及盆腔疾病鉴别。

2. 如何中西医结合协同应对 PHN？

PHN 为带状疱疹最常见的并发症，目前国际上对其定义尚未达成共识。根据较为公认的德国 S2K 指南，PHN 是指出现皮疹后持续超过 90 日的疼痛。多见于高龄、免疫功能底下患者。应从以下几点做起。①及早准确的辨证治疗。目的是使病邪尽早被驱除，减少对机体的刺激与损伤，在辨证论治原则的指导下，有选择地用药。②适当选用外治法，如外用马齿苋合剂、雄黄解毒散、六神丸、蕲冰散等中药制剂，艾灸、针刺（包括电针、火针、揿针）、刺络拔罐、穴位埋置、穴位注射、耳穴留针等可用于全程治疗。结合冲击波治疗、电疗、激光治疗等物理疗法均有一定的疗效。③发疹后 72 小时内尽早接受抗病毒药物足疗程治疗。一般抗病毒疗程为 7 日，如果抗病毒治疗 7 日后，仍有新水疱出现，排除误诊或对抗病毒药物耐药后，可延长疗程至 14 日。④临床实际应用中，带状疱疹急性期使用糖皮质激素能缩短急性期疼痛持续时间，并减少 PHN 的发生，可能与其抗炎作用有关，但仍需开展更多高质量循证医学研究。⑤注意患者的身心治疗，保持情绪稳定，生活规律，少食辛辣刺激性食品等。

（四）中西医结合治疗方案

（1）肝经郁热证

中医治疗 治法：清利湿热，解毒止痛。

处方：龙胆泻肝汤（《医宗金鉴》）加减。

方药：龙胆草 10g，栀子 10g，黄芩 10g，大青叶 15g，连翘 10g，生甘草 10g，泽泻 10g，延胡索 10g，车前子 10g 等。

中西医结合治疗要点 本型常见于带状疱疹急性期，以红斑、水疱、疼痛为主要表现，在中医辨证施治的同时，及早联合使用西药以抗病毒、镇痛、抗炎，可缩短病程，提高疗效，减少或避免发生严重并发症和后遗症，一般未合并其他基础疾病的患者，可选用伐昔洛韦或泛昔洛韦；对于本身合并肾衰竭的患者，阿昔洛韦是更安全的选择。特殊类型的带状疱疹，如眼带状疱疹、播散性带状疱疹、拉姆齐-亨特综合征及合并免疫抑制的患者，可选择静脉滴注阿昔洛韦。出现耳带状疱疹、拉姆齐-亨特综合征时，糖皮质激素能更好地缓解机体炎症状态，减轻神经血管水肿，可根据患者实际情况选择使用，同时请相关专科医师会诊。对于分布广泛甚至播散性、出血性或坏疽性等严重皮损、病程较长且皮损愈合较慢、反复发作的患者等，需进行免疫功能评价、抗 HIV 抗体或肿瘤等相关筛查，以明确可能合并的基础疾病。适当的外治法再配合红外线、氦氖激光、频谱治疗仪等物理疗法可促进水疱干涸结痂，促进创面愈合，进而起到消炎止痛、祛瘀生新的效果。

（2）脾虚湿蕴证

中医治疗 治法：健脾利湿，佐以解毒。

处方：除湿胃苓汤加减（《医宗金鉴》）

方药：苍术 10g，白术 10g，厚朴 10g，陈皮 10g，茯苓 10g，板蓝根 15g，延胡索 10g，车前子 10g，泽泻 10g，生甘草 10g 等。

中西医结合治疗要点 本型患者常有劳累、熬夜、情绪剧烈波动等免疫力下降的诱因，部分患者患有慢性疾病，也见于疾病早期治不及时或治不如法，导致病情迁延，常伴随易疲劳、倦怠、纳差、乏力等脾虚相关症状，本虚标实者较多，临床治疗时亦清热解毒、健脾化湿，标本兼治，提高机体免疫力，从而缩短病程、促进痊愈。在辨证施治的同时，灵活运用抗病毒药和活血通络止痛药可以提高疗效。

（3）气滞血瘀证

中医治疗　治法：活血化瘀，行气止痛，消解余毒。

处方：血府逐瘀汤（《医林改错》）合金铃子散（《素问病机气宜保命集》）加减。

方药：桃仁10g，红花10g，当归10g，川芎10g，白芍10g，丹参15g，郁金10g，王不留行10g，延胡索10g，川楝子9g，香附10g，柴胡10g，陈皮10g，枳壳10g，炙甘草10g等。

中西医结合治疗要点　本型一般见于疾病后期及后遗神经痛患者，中老年人占比较大，根据病情采用中西医结合或中医治疗为主的方法。以理气活血，通络止痛，扶正祛邪为主，兼以清解余毒。同时配合针刺、放血、火针、拔罐等多种外治方法缓解临床症状。西医治疗根据患者自觉疼痛程度选择不同等级的镇痛药物。轻中度疼痛，非甾体抗炎药或布洛芬、对乙酰氨基酚等足以镇痛；中重度疼痛，可使用临床常见钙离子通道抑制剂如加巴喷丁和普瑞巴林，三环类抗抑郁药和5%利多卡因贴剂。若疼痛依旧不能缓解，可选择阿片类药物和曲马多。此期推荐使用红外线、氦氖激光、频谱治疗仪等物理疗法缓解临床症状。

四、中西医结合诊疗流程图

带状疱疹的中西医结合诊疗流程如图16-1。

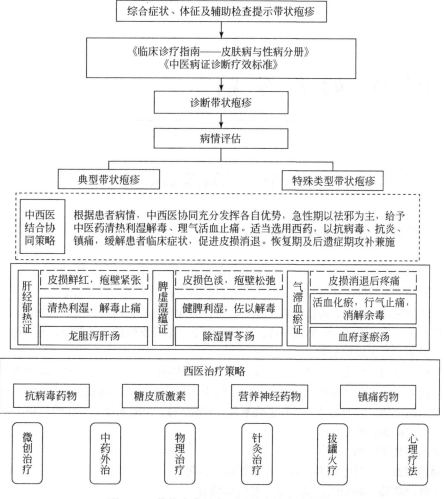

图 16-1　带状疱疹的中西医结合诊疗流程图

第十七章　妇科疾病

第一节　妇科疾病概述

一、概述及常见症状体征

　　妇科疾病是女性常见的一类疾病，也是中西医结合治疗最具优势和特殊的疾病，它涉及生殖系统、内分泌系统等多个方面，主要表现在经、带、胎、产和妇科杂病诸方面，与女性的生理特点密切相关，其病因、病机、转归等都有独特的规律。常见的妇科疾病包括月经失调、痛经、妇科炎症、子宫肌瘤、卵巢囊肿等。这些疾病不仅影响女性的身体健康，还可能对女性的心理和生活质量产生深远影响。

　　妇产科常见的症状有阴道流血、下腹部疼痛、分泌物异常及下腹部包块等，掌握这些症状的鉴别要点对于妇产科疾病的诊治极为重要。因为一种临床症状常可在多种疾病中出现，而针对某一疾病的症状又各具特点，只有正确掌握、准确区分，才能加深对疾病的认识，减少误诊、漏诊，从而取得满意的临床疗效。

　　常见的症状体征如下。

1. 阴道出血　如月经过多、过少、不规则出血等。

2. 下腹部疼痛　如痛经、盆腔痛、肛门坠痛等。

3. 分泌物异常　如白带增多、异味等。

4. 下腹部包块　如子宫肌瘤、卵巢囊肿等。

二、中医病因病机及主要证候

　　导致妇女疾病的因素有淫邪因素、情志因素、生活因素和体质因素。淫邪因素中以寒、热、湿为多发；情志因素方面以怒、思、恐为常见；生活因素主要指早婚多产、房事不节、饮食失调、劳逸过度、跌仆损伤、调摄失宜等；体质因素（包括先天因素）是指人的体质强弱而言，即脏腑、经络、气血功能活动的盛衰。淫邪因素、情志因素和生活因素都是致病的条件，它们作用于机体后能否发病，以及发病后的表现形式、程度与转归如何，是由体质强弱的因素来决定的，而妇科病证则常由脏腑、气血、冲任督带四脉和胞宫功能盛衰来决定。《素问·评热病论》说："邪之所凑，其气必虚"，说明了外因是变化的条件，内因（体质）是变化的根据，外因通过内因而起作用。

　　妇科疾病病机与内科、外科等其他各科疾病病机的不同点，在于妇科疾病病机必是损伤冲任（督带）为病。在生理上胞宫是通过冲任（督带）和整体经脉联系在一起的，在病理上脏腑功能失常、气血失调等只有在损伤了冲任（督带）的功能时，才会导致胞宫发生经、带、胎、产、杂等诸病，突出"冲任损伤"在妇科疾病病机中的核心地位。妇科疾病的病理机制，可以概括为三个大的方面：脏腑功能失常影响冲任为病；气血失调影响冲任为病；直接损伤胞宫影响冲任为病。

三、中西医"病证结合"诊断思路

在妇科疾病的诊治中，中西医结合是中西医两种医学的取长补短，相互渗透。辨证与辨病相结合，为中西医结合临床诊治的基本思路。

（一）辨病与辨证相结合

在西医做出诊断的前提下进行中医辨证论治，是目前中西医结合临床诊断及辨证治疗。普遍采用的方法。

1. 病证诊断的结合 简言之是双辨诊断，是对同一患者的疾病状况做出中医病、当时证的诊断，同时又做出西医疾病诊断。所谓"双辨诊断"，就是辨病与辨证相结合，既要反映出中、西医疾病的发生、发展变化规律，又要体现证候进退的变化规律，这是中西医结合的临床诊断模式。双辨诊断模式适应临床复杂多态的情况，应灵活地选择不同的结合形式。

西医辨病加对应中医辨病及中医辨证：先辨病，掌握疾病过程的本质和全局，并在病的层次上进行中、西医临床思维整合；后辨证，了解疾病当前的病理特点，以便辨证施治。例如，某患者患子宫内膜异位症病，对应中医病为痛经，多属气滞血瘀证，可拟膈下逐瘀汤。

2. 病证施治的结合 将西医辨病与中医辨证论治相结合，本身就体现了同病异治的原则。根据临床辨病，结合患者具体情况灵活采用中医辨证论治和（或）西医病因治疗。西医病因与中医辨证均清楚时，可辨证论治与病因治疗并举。例如，产后发热（感染邪毒证），用解毒活血汤（清热解毒、活血化瘀）+西药抗生素治疗。中医辨证清楚，西医病因未明或无特效疗法时，可辨证论治为主+对症治疗。例如，妊娠恶阻（肝胃不和证），用橘皮竹茹汤（清肝和胃，降逆止呕）+静脉补液，纠正电解质紊乱。如崩漏中西医结合治疗思路：出血阶段，侧重中药固冲止血+西医甾体激素类药物止血或手术治疗；出血减缓后，中西医积极配合，中医正本清源，求因治本+西医调整周期治疗；血止之后，固本以善后，治法以补肾、扶脾、疏肝为主，三经同调+西医药物控制周期、纠正贫血、增强体质。又如中、西医关于月经周期分期理论，西医学的卵泡期属于中医学的经后期，与卵泡期有早、中、晚3期相应，中医经后期亦分经后早期、经后中期、经后晚期3期。排卵期，中医学称之为经间期；黄体期，中医学称之为经前期。与黄体期有早、中、晚3期相应，中医学经前期也分为经前初期、经前中期、经前末期3期。西医学中的卵泡期、排卵期、黄体期指的是卵巢的周期性变化，中医学的月经期实则包含在卵泡早期时间范围内。可使中医方药新用、新药专用或与现代诊疗技术结合，发挥中药最大的疗效，达到中西合璧提高疗效的目的。

（二）宏观辨证与微观辨证相结合

临床上收集辨证素材的过程中引进现代科学，特别是西医学的先进技术，发挥它们长于在较深入的层次上，微观地认识机体的结构、代谢和功能的特点，更完整、更准确、更本质地阐明证的物质基础。简言之，是使用微观指标认识和辨别证。亚健康状态，西医认为"无病可认"，够不上任何疾病的诊断标准，往往给予"神经官能症"或"某系统功能紊乱"的诊断。但中医却认为是"有证可辨"，也"有药可治"。微观辨证将揭示许多已知结构的未知功能，通过宏观辨证就能发现人体隐潜性变化,如见到肾阳虚外貌,就可预测到下丘脑衰老及调节功能已提前衰退。可以说是"宏观辨证通过微观指标可以发现隐潜病变,从而弥补了辨病的不足"。

（三）病证舍从

西医治病与中医治证各有其"理",各有所据。在一般情况下,两者可以并行不悖,相互为用。若两者在治疗理论上发生矛盾,医理有悖时,则只能依据临证的具体情况,舍弃次要方面,而依从其矛盾的主要方面,即称为病证舍从。

如崩漏血瘀证,按西医的一般原则,不主张使用活血方法消除瘀血。因为按西医理论,活血之法可能导致新的出血。但中医辨证认为瘀阻冲任、子宫,血不归经而妄行,瘀血不除,出血难止。据此认为应舍病从证,急宜逐瘀止血,选用逐瘀止血汤,以止血不留瘀,不仅可以排除肠内积血,使隐血试验转阴,而且可迅速达到有效止血的目的。

四、中西医结合治疗优势与新进展

中西医结合治疗妇科疾病具有独特的优势,近年来,中西医结合治疗妇科疾病取得了许多新进展。例如,辅助生殖技术、反复自然流产、妇科肿瘤等方面的作用得到了进一步证实,同时,现代医学技术也为中医药的应用提供了更多可能性,这些新进展为中西医结合治疗妇科疾病提供了更广阔的前景。

例如,辅助生殖技术的不断进步使得部分不孕症治疗的效果和疗程都有明显改善,仍有许多临床难点和困惑,目前中药治疗在辅助生育技术中的应用主要集中于纠正卵巢反应低下和子宫内膜发育不良。对于卵巢功能低下的患者,用补肾活血的方法可以增强激素的敏感度和改善微循环。通过补肾调周,改善卵巢储备功能,再配合超促排卵药的应用,往往能提高患者对药物的敏感度,增加获卵数,改善卵子质量,提高种植率和妊娠率。对于子宫内膜发育不良者,中药有助于子宫内膜细胞的蜕膜化,且随着胚泡着床的进展而协调进行,从而最终改善胚泡着床。

第二节　复发性流产

一、中西医结合诊疗概述

复发性流产（recurrent abortion, RA）是指与同一配偶连续发生 2 次及以上在妊娠 28 周之前的妊娠丢失,包括生化妊娠,是妇产科最常见的妊娠并发症之一。本病具有反复发作,应期而堕的特点,且患者缺乏特异性临床表现。RA 的病因复杂多样且异质性强,病因构成比例也随既往流产的次数和发生时期的不同而发生变化,主要有解剖因素、遗传因素、内分泌因素、感染因素、PTS、免疫因素、男性因素、其他因素、不明原因所致的 RA。中医学将 RA 称为滑胎、数堕胎,《医宗金鉴·妇科心法要诀》认为"数数堕胎,则谓之滑胎"。滑胎指堕胎或小产连续发生 3 次或 3 次以上。堕胎指凡妊娠 12 周内,胚胎自然殒堕。小产指妊娠 12～28 周,胎儿已成形而自然殒堕。

（一）中西医诊治现状

流行病学调查显示,年龄和既往流产次数是 RA 的主要危险因素。回顾性研究表明,20～

29 岁女性发生流产的风险最低，30 岁之后显著上升，45 岁以后流产的风险可达 50%以上。仅有 1 次流产史的女性，其再次发生流产的风险较低，随着流产次数的增加，再次流产的发生风险将显著增加，曾有 3 次以上连续自然流产史的患者再次妊娠后胚胎丢失率在 40%~80%。RA 的治疗分为未孕期孕前调治和已孕后保胎治疗 2 个阶段，孕前调治联合孕后保胎是治疗 RA 的关键。西医治疗以对症治疗为主，中医运用辨证论治的方法治疗，中西医将两者结合，从而提高临床疗效。但目前存在 RA 诊断标准不规范、中医辨证分型不统一、诊疗方案有待完善、中西医治疗方案如何优势互补等问题，有待积极解决。

1. 孕前调治阶段 RA 在孕前调治阶段采用"预防为主，防治结合"的治疗原则。西医需要对不同病因选择不同的治疗方法，包括免疫治疗、激素治疗、抗凝治疗等。病因明确者针对病因解决问题即可取得满意的临床疗效，而对于病因不明者，治疗效果欠佳。孕前中医治疗以补肾健脾、益气养血、调理冲任为主，预培其损。经不调者，当先调经，若因他病而致滑胎者，当先治他病。中西医结合治疗将西医针对病因的治疗和中医辨证治疗结合，已被证实可以提高治疗的有效性（包括提高妊娠成功率、持续妊娠率和改善中医临床症状有效率等），降低中医症状积分。经过 3~6 个月的调治，祛除病因，扶正补虚，使机体脏腑、阴阳、气血恢复正常，冲任胞宫藏泻有度，月经如常，方可再次妊娠。

2. 孕后保胎阶段 RA 患者已孕后无论有无先兆流产（胎漏、胎动不安）征象，均应立即应用中西医药物进行保胎治疗，防止妊娠丢失。孕后阶段的用药遵循治病与安胎并举的治疗原则。西医主要采用补充孕激素的方式，合并其他病因者，推荐联合相关专科医师共同管理。孕后的中医治疗以固冲安胎为主，针对不同证型，分别采用补肾活血、补肾健脾、补肾益气、益气养血的治法。若病情需要应用活血化瘀药，或中成药组成中含有妊娠禁忌药或损伤肝肾功能的药物时，必须在医师指导下使用，严格掌握用药剂量和用药时间，一旦病情得以控制，应立即停用，改用孕期安全药物保胎治疗，以免动胎、伤胎。中西医结合治疗可以提高治疗的有效性（如活产率、妊娠成功率、持续妊娠率或保胎成功率、胚胎存活率、临床有效率等），改善激素水平、血栓前状态、感染因素，且其安全性也被证实。

（二）主要临床问题

1. RA 孕前调治阶段，针对内分泌方面的病因，应该进行哪些检查？
2. RA 孕前调治阶段，针对免疫方面的病因，应该进行哪些检查？选择哪些治疗方案？
3. RA 患者妊娠期间辨证为血瘀证或肾虚血瘀证时可以使用哪些活血化瘀药物？

（三）中医核心病机及中西医结合优势环节

1. 中医核心病机 RA 的病机复杂，主要病机是"脾肾不足、气血亏虚"，发病机制是冲任损伤、胎元不固或胎元不健、不能成形。父母先天禀赋不足，精气亏虚，两精虽能相合，致胎不成实；或因孕后房事不节、大病久病伤肾，以致肾精亏虚、冲任不固，胎失濡养、系胎无力而致滑胎；患者素体脾胃虚弱或饮食、劳倦、大病久病伤脾，致气血两虚，冲任失养，故屡孕屡堕而致滑胎。本病虚实夹杂，以虚证居多，以肾虚为本，血瘀、痰湿、肝郁为标。治疗遵循"预防为主，防治结合"，以补肾健脾、益气养血、调理冲任为主，预培其损。孕后应遵循治病与安胎并举的治疗原则，动态观察母体和胚胎的情况，治疗时间应超过以往堕胎、小产之孕周。

2. 中西医结合优势 RA 临床特点复杂多变，治疗上中医与西医成果形成了互补，使中、西药并用达到预期效果。西医对 RA 具有精准诊疗的特点，中医对 RA 具有整体调节、辨证论治和未病防治的优势及特色。随着越来越多的 RA 病因及发病机制被发现，医者们如今多采用中西医结合治疗，在祛除病因、改善生殖功能、促进生育、保胎等方面为 RA 患者提供了安全有效的治疗方法，从而提高了临床疗效，并且减少了不良反应。中西医结合治疗 RA 的优势主要体现在以下三个方面。

第一，根据孕前和孕后两个阶段，选择不同的治疗方案。在 RA 的孕前阶段应预培其损，消除引起滑胎的因素。在西医针对不同病因进行治疗的同时，结合中医辨治。孕后阶段立即进行保胎治疗，以补充孕激素为基础，联合专科医生诊治兼见其他病因者，并结合中医辨证。

第二，西医辨病与中医辨证结合。当西医病因不同时，根据中医辨证，同一证型的患者可用同种中药联合不同西药治疗，即"证同治同"；而当西医病因相同时，不同证型的患者应用不同中药联合西医治疗，即"证异治异"。

第三，可以在提高治疗有效性的同时提高安全性。中西医结合治疗在提高临床治疗的有效率、改善中医证候积分的同时可以减少药物不良反应、妊娠并发症、新生儿不良结局等，提高治疗的安全性。

二、中西医结合诊断思路与方法

（一）西医诊断

RA 的诊断，流产病史的认定非常重要，RA 是指与同一配偶连续发生 2 次及以上在妊娠 28 周之前的妊娠丢失，包括生化妊娠。RA 的发病原因非常复杂，既可为单一原因，也可由多种原因引起。当 RA 患者就诊时，应详细询问月经史、历次妊娠结局及流产情况，内科病史，既往宫腔手术情况；流产时的停经时间，有无阴道流血腹痛情况。还应观察血 HCG、P、E_2、凝血功能及免疫检查等数值；B 超检查有无胚芽及胎心搏动，胚胎停育周数；胚胎有无畸形，是否做过胚胎染色体核型分析，保胎治疗用药情况；流产的家族史、既往史，有无不良嗜好、生活环境等。

如果发生早孕流产，则要明确流产是生化妊娠、无胚胎（枯萎卵）、有胚胎（6~8 周）还是有生机儿。一般来说，不同原因导致的自然流产发生时间不同。生化妊娠和无胚胎性早期流产多见于胚胎染色体异常、LPD、生殖道感染及同种免疫紊乱等；多数与 APA 相关的早孕期流产在流产发生前 B 超检查已见到胎心搏动，流产多发生于妊娠 10 周以后。晚期流产胚胎组织新鲜或胎儿有生机则考虑主要是由解剖因素导致。晚期流产且胚胎已经停止发育，或者胎死宫内主要考虑血栓前状态、病原体感染及脐带羊水情况异常等。

（二）临床分类

RA 的病因复杂，不同病因导致的 RA 预后相差较大，一般内分泌因素导致的 RA 可得到有效治疗，预后最好，妊娠成功率达 90% 以上。染色体异常导致的 RA 尚无有效的治疗方法，但可以进行产前遗传学咨询与诊断，预后差。其他因素导致的 RA 的预后介于两者之间，所以孕前进行针对性检查，寻找病因非常重要。

1. 解剖因素　包括子宫解剖结构异常和子宫颈机能不全。子宫解剖结构异常包括各种先天子宫畸形（如纵隔子宫、弓形子宫、双角子宫、单角子宫、双子宫等）和各种获得性子宫解剖结构异常（如宫腔粘连、子宫肌瘤、子宫内膜息肉、子宫腺肌病等）。子宫颈功能不全是指先天性或获得性因素的作用下，子宫颈无法维持其形态和功能至胎儿足月分娩的一种异常状态，是引发晚期 RA 和早产的重要原因，主要临床表现妊娠中晚期子宫颈管无痛性扩张，胎儿过早娩出，导致晚期流产和早产。医源性操作也可能引发子宫颈功能不全，如子宫颈锥切术、引产术所致的机械损伤等。

2. 遗传因素 包括胚胎染色体异常、夫妇染色体异常和基因异常等。胚胎染色体异常主要以染色体数目异常为主，如非整倍体（包括 21-三体、13-三体、18-三体及性染色体非整倍体等），少部分为染色体结构异常，如染色体区段性缺失或重复。夫妇染色体异常主要为结构异常（如染色体易位、倒位、微缺失和微重复等），少部分为数目异常（如嵌合体和性染色体数目异常等），夫妇双方的异常染色体可以通过减数分裂产生的配子遗传给胚胎，进而导致流产。基因异常，如流产相关基因主要与母体的凝血功能、免疫代谢及胚胎的着床、生长发育相关。

3. 内分泌因素 包括黄体功能不全（lutealphase deficiency，LPD）、多囊卵巢综合征、高泌乳素血症（hyperprolactinemia，HPRL）、甲状腺功能异常等。黄体功能不全表现为卵巢排卵后形成的黄体功能缺陷，孕激素分泌不足或黄体过早退化，使子宫内膜向分泌型转化过程与卵泡发育不同步，影响胚胎着床及胚胎发育。多囊卵巢综合征多伴随胰岛素抵抗、高胰岛素血症、肥胖、LPD 等多种内分泌问题，是导致流产率增加的主要因素。HPRL 可能通过抑制下丘脑-垂体-卵巢轴，导致卵泡发生、卵母细胞成熟受损和黄体期缩短而导致流产。甲状腺功能异常包括甲状腺功能减退（即甲减）、甲状腺功能亢进（即甲亢）及甲状腺自身抗体异常，甲状腺功能异常会增加流产、早产、胎盘早剥、妊娠期高血压、低出生体重儿、智力障碍和胎儿死亡等不良妊娠结局。

4. 感染因素 伴有菌血症或病毒血症的严重感染可以导致流产，妊娠期 TORCH 感染，包括弓形虫、风疹病毒、巨细胞病毒、单纯疱疹病毒等可引起不良妊娠结局或胎儿出生缺陷。

5. PTS 又称易栓症，分为遗传性 PTS 和获得性 PTS，两种类型可同时存在。遗传性 PTS 是一类由抗凝、凝血及纤溶有关的基因突变造成的 PTS，主要包括抗凝蛋白（如蛋白 C、蛋白 S、抗凝血酶）缺乏、凝血因子基因（如凝血因子Ⅴ基因 Leiden）突变、亚甲基四氢叶酸还原酶（methylenetetrahydrofolate reductase，MTHFR）基因突变引起的遗传性高同型半胱氨酸血症（hyperhomocysteinemia，HHcy）。获得性 PTS 主要包括 APS、获得性 HHcy 及其他易于血栓形成的疾病。

6. 自身免疫因素 自身免疫性疾病是指机体产生的自身抗体、自身反应性淋巴细胞及细胞因子攻击自身正常细胞和组织，导致组织器官损伤及其功能障碍的一组疾病。常见的妊娠合并自身免疫性疾病包括抗磷脂综合征（antiphospholipid syndrome，APS）、系统性红斑狼疮（systemic lupus erythematosus，SLE）、干燥综合征（sjogren syndrome，SS）、类风湿关节炎（rheumatoid arthritis，RA）、系统性硬化症（systemic sclerosis，SS）及未分化结缔组织病（undifferentiated connective tissue disease，UCTD）等。妊娠过程中免疫系统会发生一系列复杂的变化，加之激素水平的影响，会加重大多数自身免疫性疾病所导致的局部组织或全身免疫炎症损伤，引发血管内皮损伤促使血栓形成，进而影响胎盘的供血和胎儿发育，导致流产、死胎、早产、子痫前期和胎儿生长受限等诸多不良妊娠结局。

7. 男性因素 是指能够导致胚胎染色体或基因异常的男方精子的染色体或基因异常。常见原因包括遗传学异常、免疫学异常、泌尿生殖系统感染、精索静脉曲张、社会环境及药物影响等。

8. 其他因素 包括环境因素、心理因素及不良生活习惯（如吸烟、酗酒、饮用过量咖啡、滥用药物和吸毒等）。

9. URSA 也称同种免疫型 RA，目前尚无统一的诊断标准，筛查排除已知的病因后才能诊断。URSA 与母胎界面的免疫失衡有关，母胎界面免疫微环境的稳定对妊娠的维持非常重要，若母胎界面免疫平衡发生异常则会引发流产。母胎界面免疫微环境涉及子宫蜕膜间质细胞、滋养细胞与自然杀伤（natural killer，NK）细胞、T 细胞、巨噬细胞等免疫细胞之间的相互作用关系。

（三）中医证候诊断标准与证治分型

RA 的中医病机要点在脾肾亏虚、气血不足，导致"养胎、系胎、载胎"三大要素失调，导致胎失所养，胎元不固，孕而易堕。孕前与孕后辨证施治。

1. 孕前调理阶段

（1）肾气虚证

【主症】屡孕屡堕，甚或应期而堕，夜尿频多。

【次症】月经后期，经色暗淡，头晕耳鸣，腰膝酸软，性欲淡漠。

【舌脉】舌淡，苔薄白，脉沉弱。

具备 1 项主症和 2 项次症，结合舌脉，即可诊断

治疗法则：补肾益气，调固冲任。

方药举例：补肾固冲丸加减。

（2）肾虚血瘀证

【主症】屡孕屡堕，甚或应期而堕，腰膝酸软，经血色暗有血块。

【次症】头晕耳鸣，小腹疼痛或刺痛拒按。

【舌脉】舌质紫暗，或有瘀斑瘀点，苔薄白，脉沉。

具备 1 项主症和 2 项次症，结合舌脉，即可诊断。

治疗法则：补肾活血，调固冲任。

方药举例：补肾固冲丸合桂枝茯苓胶囊加减。

（3）脾肾两虚证

【主症】屡孕屡堕，甚或应期而堕，腰膝酸软，下腹坠胀。

【次症】月经初潮推迟或周期推后，头晕，神疲肢倦，夜尿频多，纳呆便溏。

【舌脉】舌质淡，边有齿痕，苔薄白，脉沉弱。

具备 1 项主症和 2 项次症，结合舌脉，即可诊断。

治疗法则：补肾健脾，养血固冲。

方药举例：寿胎丸合四君子汤加减。

（4）气血两虚证

【主症】屡孕屡堕，神疲乏力，面色苍白或萎黄。

【次症】心悸气短，头晕眼花。

【舌脉】舌淡，苔薄白，脉细弱。

具备 1 项主症和 2 项次症，结合舌脉，即可诊断。

治疗法则：益气养血，固肾调冲。

方药举例：泰山磐石饮加减。

（5）阴虚血热证

【主症】屡孕屡堕，甚或应期而堕，口干咽燥，手足心热。

【次症】月经量少或多，经色鲜红，质黏稠，潮热盗汗。

【舌脉】舌红，少苔，脉细数。

具备 1 项主症和 2 项次症，结合舌脉，即可诊断。

治疗法则：清热养血，固肾调冲。

方药举例：两地汤加减。

2. 孕后保胎阶段

（1）肾气虚证

【主症】孕后或见阴道少量出血，腰膝酸软，夜尿频多。

【次症】小腹坠胀痛，头晕耳鸣。

【舌脉】舌淡，苔薄白，脉沉弱滑。

具备1项主症和2项次症，结合舌脉，即可诊断。

治疗法则：补肾益气安胎。

方药举例：寿胎丸加味。

（2）肾虚血瘀证

【主症】孕后或见阴道少量出血，或腰酸腹痛。

【次症】头晕耳鸣，面色晦暗。

【舌脉】舌质紫暗，或有瘀斑瘀点，苔薄白，脉沉细略滑。

具备1项主症和2项次症，结合舌脉，即可诊断。

治疗法则：益肾祛瘀安胎。

方药举例：寿胎丸合加味圣愈汤加减。

（3）脾肾两虚证

【主症】孕后或见阴道少量出血，或腰酸腹坠。

【次症】头晕，神疲肢倦，夜尿频多，纳呆便溏。

【舌脉】舌质淡，边有齿痕，苔薄白，脉沉细略滑。

具备1项主症和2项次症，结合舌脉，即可诊断。

治疗法则：固肾健脾安胎。

方药举例：寿胎丸（《医学衷中参西录》）合补中益气汤加减。

（4）气血虚弱证

【主症】孕后或见阴道少量出血，乏力，头晕眼花。

【次症】面色苍白或萎黄，心悸气短。

【舌脉】舌淡，苔薄白，脉细滑无力。

具备1个主症和2个次症，结合舌脉，即可诊断。

治疗法则：益气养血安胎。

方药举例：胎元饮（《景岳全书》）加减。

（5）肾虚血热证

【主症】孕后或见阴道少量出血，色鲜红或深红，腰酸痛或小腹下坠，口干咽燥。

【次症】两膝酸软，夜尿频多，心烦少寐，手足心热，小便短黄，大便秘结。

【舌脉】舌质红，苔黄或苔薄，脉滑数或脉滑细数。

治疗法则：滋肾凉血安胎。

方药举例：寿胎丸（《医学衷中参西录》）合保阴煎。

3. 针灸、敷贴治疗

（1）体针：针刺双侧百会、足三里、外关、行间、三阴交、血海、关元等，根据穴位采取补泻法，使血气聚而固胎。

（2）耳针：取子宫、卵巢、内分泌、脾、肾等，每次3~4个穴位，将皮内针刺入穴位并固定，贴压王不留行籽，每日按压2~3次，左右交替。

（3）穴位敷贴：党参、当归、熟地黄、黄芩、川续断等中药制粉药膏。将药物以糊状制成1.5cm×1.5cm大小的药饼，施用穴位敷贴法，腰背部肾腧穴（第2腰椎棘突旁开2寸）穴位敷贴，隔日 1 次，一个月为 1 个疗程，药物通过局部皮肤直接渗透和吸收，同时经过经络穴位传导，使药物发挥其整体调节作用，能显著改善 RA 患者的腰痛症状，缩短患者阴道出血、腹痛、腰酸等症状消失时间，显著提高临床保胎成功率。

三、中西医结合治疗思路

（一）西医治疗原则

主要参照《复发性流产诊治专家共识（2022）》相关原则，孕前调治联合孕后保胎是治疗 RA 的关键，最终达到最大限度地降低流产再发的风险、提高患者再次妊娠后的成功活产的目的。孕前进行合理的病因筛查，对既往发生 2 次流产的妇女再次妊娠前进行干预，采用"预防为主，防治结合"的原则，如免疫治疗、激素治疗、抗凝治疗等。RA 患者孕后无论有无先兆流产征象，均应立即保胎。若合并其他病因者，推荐联合相关专科医师共同管理。早期 RA 应保胎至孕 12 周；晚期 RA 治疗期限应超过以往殒堕的最大时限 2 周，且无先兆流产（胎漏、胎动不安）征象时方可停药观察，依具体情况适时终止妊娠。

（二）中西医结合治疗原则

发挥中医与西医各自优势，祛除病因、改善生殖功能、促进生育、保胎，达到提高患者再次妊娠后的成功活产的目的。具体采用辨西医的病因与辨中医的证相结合的方法。参考《复发性流产诊治专家共识（2022）》，根据患者病史及辅助检查确定病因，结合中医四诊八纲辨清中医证候，针对性地应用中西医结合协同治疗方案，特殊情况下应根据病情的轻重和证候的辨证，灵活对待。

（三）临床问题推荐建议

1. RA 孕前调治阶段，针对内分泌方面的病因，应该进行哪些检查？
针对女性生殖内分泌方面，建议 RPL 患者在月经 2～5 日常规进行基础性激素检查［卵泡刺激素（follicle stimulating hormone，FSH）、黄体生成素（luteinizing hormone，LH）、雌二醇（estradiol，E_2）、雄激素、催乳素（prolactin，PRL）］，以及黄体期（排卵后 5～7 日）孕酮（progesterone，P）和 E_2 检测。

针对甲状腺功能，建议患者在妊娠前和妊娠早期检测甲状腺功能［包括血清游离甲状腺素、促甲状腺激素（thyroid stimulating hormone，TSH）、甲状腺过氧化物酶抗体］，必要时可完善血清游离三碘甲腺原氨酸、血清总三碘甲腺原氨酸、血清总甲状腺素、甲状腺球蛋白抗体检查。

针对伴有多囊卵巢综合征（polycystic ovary syndrome，PCOS）的患者，建议在妊娠前完善基础性激素六项、葡萄糖耐量试验和胰岛素释放试验检测。

2. RA 孕前调治阶段，针对免疫方面的病因，应该进行哪些检查？选择哪些治疗方案？
研究发现系统性红斑狼疮（systemic lupus erythematosus，SLE）、干燥综合征（Sjöögren syndrome，SS）、类风湿关节炎（rheumatoid arthritis，RA）、系统性硬化症（systemic sclerosis，SS）及未分化结缔组织病（undifferentiated connective tissue disease，UCTD）等全身性自身免疫性疾病产生自身抗体，可导致凝血和免疫功能紊乱，进而导致不良妊娠结局。妊娠过程中免疫系统会发生一系列复杂的变化，加之激素水平的影响，会加重大多数自身免疫性疾病所导致的局部组织或全身免疫炎症损伤，引发血管内皮损伤，促使血栓形成，进而影响胎盘的供血和胎儿发育，导致流产、死胎、早产、子痫前期和胎儿生长受限等诸多不良妊娠结局。建议检查抗核抗体、抗 ds-DNA 抗体、抗可溶性抗原抗体、类风湿因子、抗环瓜氨酸肽抗体及与其自身免疫性疾病临床表现相应的自身抗体。

对于有自身免疫性疾病的 RA 患者，应由风湿病学家和产科医生进行孕前评估和密切产前监测。妊娠合并风湿免疫性疾病的免疫抑制治疗，在减少妊娠不良事件发生率、控制和降低妊娠期疾病活动度中尤为关键。《自然流产诊治中国专家共识》（2020 年）推荐针对 RPL 合并 SLE、SS、SSc 及 UCTD 等风湿免疫病患者，在选用免疫抑制剂或免疫调节剂前，需确认是否有结核、乙型肝炎、丙型肝炎或乙肝病毒携带等传染病及有其他类似的传染病史。妊娠可引起大多数风湿免疫性疾病患者在妊娠期间或分娩后出现病情活动，对于计划妊娠或已妊娠的风湿免疫性疾病患者，建议进行生殖科、妇产科与风湿免疫科医师多学科协作诊治，以选择最佳受孕时机，选用妊娠期最合适的免疫抑制剂和治疗方案。

3. RA 患者妊娠期间辨证为血瘀证或肾虚血瘀证时可以使用哪些活血化瘀药物？

在准确辨证基础上，并获得患者充分知情同意的情况下，兼有血瘀症状的 RA 患者在妊娠期间可适当使用活血化瘀药物。在妊娠期间可按照辨证分型选择活血化瘀药物，使用时应严格遵守《中华人民共和国药典》相关要求，不使用妊娠禁用和忌用的药物，酌情使用妊娠慎用中药，并根据病情控制剂量与疗程。如丹参 10～15g，鸡血藤 9～15g，三七（煎服）3～9g，研粉吞服，每次 1～3g。遵循"衰其大半而止"的原则。

（四）中西医结合治疗要点

对于有 2 次及以上自然流产史的 RA 患者需要进行系统的病因筛查，尽早干预，以降低再次流产的风险。

1. 针对不同病因的西医治疗

（1）免疫因素有关的 RA 治疗：患者合并自身免疫性疾病，需联合风湿免疫专科医师进行评估及制定治疗方案，产科抗磷脂综合征（OAPS）治疗方案为小剂量阿司匹林（LDA）（≤100mg/d）联合低分子肝素（LMWH），必要时加用羟氯喹或糖皮质激素治疗，对高同型半胱氨酸血症，还应添加叶酸和维生素 B_{12} 等。

（2）易栓症 PTS 的治疗：针对其所致的 RA，治疗方案为 LMWH、LDA 的单药或联合治疗。PTS 合并自身抗体阳性或自身免疫性疾病患者，需联合风湿免疫专科医师共同管理。

（3）遗传因素有关的 RSA 治疗：再次妊娠前进行遗传咨询。同源染色体罗氏易位携带者选择避孕，也可接受供卵或供精通过辅助生殖技术解决生育问题；常染色体平衡易位及非同源染色体罗氏易位携带者，进行产前诊断，如发现胎儿存在严重染色体异常或畸形，应考虑终止妊娠，再次妊娠前可考虑胚胎植入前遗传学检测（PGT）；反复出现胚胎或胎儿染色体异常的 RSA 患者考虑 PGT。

（4）部分解剖异常的 RSA 患者：需手术纠正。

（5）内分泌异常的治疗：对妊娠前存在甲状腺功能亢进的患者，需待内分泌治疗控制后备孕；合并甲状腺功能减退或亚临床甲状腺功能减退的 RA 患者，妊娠前均需补充甲状腺素，当甲状腺功能恢复正常 3 个月后再考虑妊娠。

（6）糖尿病或多囊卵巢综合征（PCOS）：糖代谢异常可通过运动、口服降糖药和注射胰岛素等改善血糖代谢水平，血糖控制理想后 3 个月方可尝试受孕，并于计划妊娠前 3 个月停用妊娠期禁用的降糖药，改为胰岛素治疗，孕期严密监测血糖和糖化血红蛋白水平。

（7）高催乳素血症（HPRL）患者：推荐溴隐亭治疗，服药直至妊娠 3 个月后对催乳素水平进行复查，如恢复正常，则可停用溴隐亭。

（8）黄体功能不足（LPD）患者：排卵后给予孕激素治疗。

（9）感染因素的治疗：建议对有明显生殖道感染症状的 RA 患者进行相应的抗生素治疗。

（10）男性因素：建议对 RA 患者配偶纠正不良生活方式。

（11）其他因素：建议 RA 患者纠正不良生活习惯，改变不良生活和工作环境；对有心理障碍的患者给予心理疏导，必要时给予药物治疗。

同时注意中医整体调护，预培其损。经不调者，当先调经。经过 3～6 个月的调治，祛除病因，扶正补虚，使机体脏腑阴阳气血恢复正常，冲任胞宫藏泻有度，月经如常，方可再次妊娠。

2. 孕后保胎 RA 患者孕后立即应用中西医药物进行保胎治疗，防止妊娠丢失。孕后用药遵循治病与安胎并举的治疗原则，若病情需要应用活血化瘀药，或中成药组成中含有妊娠禁忌药或损伤肝肾功能药物时，必须在医师指导下使用，严格掌握用药剂量和用药时间，一旦病情得以控制，立即停用，改用孕期安全药物保胎治疗，以免动胎、伤胎。

未合并其他病因者，推荐孕激素保胎，配合中药调理保胎。孕激素根据用药途径分为口服、肌内注射、阴道用药等，可酌情合并用药。口服用药：地屈孕酮，每日 20～40mg，或黄体酮制剂。肌内注射：黄体酮，每日 20mg，注意患者局部皮肤、肌肉的不良反应。阴道用药：微粒化黄体酮，每日 200～300mg，或黄体酮阴道缓释凝胶，每日 90mg。阴道流血时应慎用。使用至孕 12～16 周，或前次流产的孕周后 1～2 周停药。

若合并其他病因者，根据不同病因选择不同西医治疗方式，建议联合专科医师共同管理。目前妊娠合并 APS 一线治疗药物为小剂量阿司匹林（LDA）和低分子肝素（LMWH）抗凝治疗。二线治疗药物包括糖皮质激素免疫调节及羟氯喹（HCQ）等。合并自身免疫性疾病主要治疗包括免疫抑制剂的使用，必要时联合 LDA 或 LMWH。合并血栓前状态主要手段为抗凝，临床常用的抗凝剂有阿司匹林、低分子肝素等，单独或联合用药。单角子宫患者应加强妊娠期监护，及时发现并发症并予以处理；存在子宫颈功能不全的单胎妊娠患者，推荐于孕 12～16 周行预防性子宫颈环扎术或超声监测发现子宫颈进行性缩短时实施应激性子宫颈环扎术；对于难以进行阴道手术或阴道手术效果不佳的患者，可考虑经腹或腹腔镜子宫颈环扎术。对于妊娠前存在甲状腺功能亢进的患者，妊娠后是否停药需专科医师综合判断；合并甲状腺功能减退或 SCH 的 RA 患者，妊娠期需补充甲状腺素，将 TSH 水平控制在合适范围；糖尿病、PCOS 导致的糖代谢异常可通过运动、口服降糖药和注射胰岛素等改善血糖代谢水平，不推荐使用二甲双胍治疗；对于 HPRL 患者，推荐妊娠后停用溴隐亭；对于黄体功能不全（LPD）患者，建议排卵后开始黄体支持治疗，孕激素的用药途径有口服、肌内注射、局部应用（阴道用药）等。对于有明显生殖道感染症状的 RA 患者，建议完善分泌物细菌培养，并给予敏感抗生素积极治疗。

四、中西医结合诊疗流程图

复发性流产的中西医诊疗流程如图 17-1。

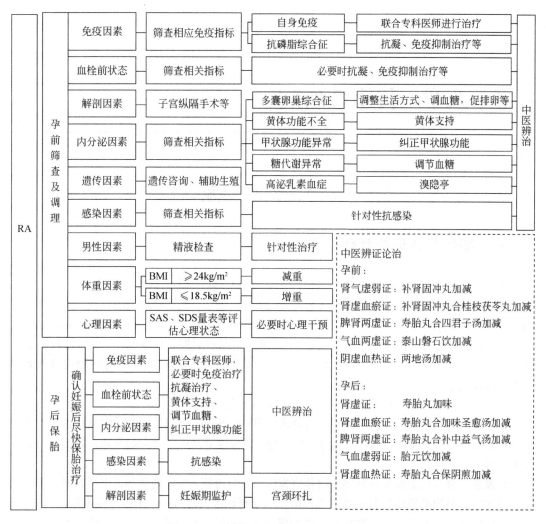

图 17-1 复发性流产的中西医诊疗流程图

第十八章 传染性疾病

第一节 传染性疾病概述

一、概述及常见症状体征

传染性疾病是指由各种病原微生物和寄生虫感染人体后产生的具有传染性，并且在一定条件下可造成流行的疾病。其流行过程就是疾病在人群中发生、发展和转归的过程。传染性疾病的流行需要有 3 个基本条件——传染源、传播途径和易感人群，三个环节必须同时存在，缺一不可。传染性疾病的分期通常包括潜伏期、前驱期、症状明显期和恢复期，其临床过程依据时间的长短可分为急性、亚急性和慢性型；按病情轻重可分为轻型、典型（亦称中型或普通型）、重型和暴发型。

传染性疾病症状和体征复杂多样，主要包括以下几点。

1. 发热 传染性疾病发热过程可分为体温上升期、极期、体温下降期；常见稽留热、弛张热、间歇热、回归热或波状热、不规则热等热型。多数传染性疾病可引起发热，如流感、结核和疟疾等。

2. 发疹 许多传染性疾病发热同时伴有发疹，分为内疹、外疹两大类。出疹时间、部位和先后次序对诊断和鉴别诊断有重要参考价值。常见斑丘疹、出血疹、疱疹、荨麻疹。

3. 毒血症状 各种病原微生物和寄生虫感染人体后可产生毒素，可引起多种症状，如乏力、全身不适、厌食、头痛、肌肉、关节和骨骼疼痛等。严重者可有意识障碍、脑膜刺激征、呼吸衰竭及休克等表现，还可引起肝、肾功能损害。

4. 单核-吞噬细胞系统反应 可出现充血、增生，临床表现为肝、脾和淋巴结肿大。

二、中医病因病机及主要证候

（一）中医病因病机

传染性疾病的病因包括外因、内因。就该类疾病而言，外因是主因，而外因又通过内因起作用，即外在的一些致病因素通过机体内部条件导致传染性疾病的发生。同时，还要重视内因，即正气不足对发病的影响。没有外因，一般不会发生传染性疾病；而正气充盛，即便有外因，也不一定发生传染性疾病。

1. 内因 疾病的发生与正气关系密切。《素问·刺法论》有"正气存内，邪不可干"的说法。如果正气不足，不能抵御外邪，就易导致传染性疾病的发生。正气不足主要包括素体虚弱，无力抗邪；气血失调，卫外功能下降。另外，邪气过盛，致病力强，正不胜邪，亦可导致传染性疾病的发生。

2. 外因 指具有强烈传染性并能引起流行的外来致病因素,古代医家又称之为戾气、杂气、异气、疫气、疠气等。巢元方认为,传染性疾病的病因是"乖戾之气",《诸病源候论》说:"此病皆因岁时不和,温凉失节,人感乖戾之气而发病",并指出传染性疾病的特点是"转相染易,乃至灭门延及外人"。吴又可在《温疫论》中指出:"夫温疫之为病,非风、非寒、非暑、非湿,乃天地间别有一种异气所感",把这种异气称为戾气、疠气、杂气。清代杨栗山在此基础上把杂气称为"毒气",其在《伤寒瘟疫条辨》中说:"杂气者,非温非暑,非凉非寒,乃天地间另为一种疵疠旱潦之毒气,多起于兵荒之岁,乐岁亦有之。"综上所述,无论乖戾之气、异气、杂气、毒气等说法,均强调其特异性的病因。除病原微生物外,战乱之后、灾荒之年、环境卫生差、捕食野生动物等因素均可促使疫疠病邪的形成。

对病因的正确认识是进行有效预防和治疗的前提。传染性疾病和日常所见的内伤杂病有明显差异,根本原因就在于其病因是感受外在邪气。古代医家通过病证的寒、热、湿等推导出传染性疾病病因是寒性、温热性质的邪气。现代研究表明,传染性疾病的发生主要是病原微生物的感染。

传染性疾病具有以下致病特点。①致病力强,具有强烈的传染性和流行性,常无分老幼,皆可染病,短时间内可引起大范围流行。②多从口鼻而入,有特异的病变部位,主要通过呼吸道或消化道侵入人体。如 2003 年的 SARS、2019 年的 Covid-19 均呈现以肺系为中心,多脏腑损害的致病特点。③起病急,病情凶险复杂,如 Covid-19 感染患者可出现 ARDS 和(或)低氧血症,或 SIRS,甚至出现多脏器衰竭的临床重症。④致病具有种属特异性,某些病邪只引起人患病而不引起其他动物患病,而某些病邪只引起某些动物患病但不引起人患病。《温疫论·论气所伤不同》云:"然牛病而羊不病,鸡病而鸭不病,人病而禽兽不病,究其所伤不同,因其气各异也。"也有病邪可导致人畜共病。

（二）主要证候

传染性疾病也是一种古老的疾病,仲景时代的伤寒即可视为一种传染性疾病。经历代医家的不断充实与发挥,主要依据卫气营血辨证、三焦辨证、六经辨证、表里辨证等方法确定相应证候。

1. 卫气营血辨证 由清代温病大家叶天士创立,且自创立以后,一直被作为温病的辨证论治纲领沿用至今。"卫之后方言气,营之后方言血",卫分证属表,气分证、营分证、血分证属里,其病情轻重、病位深浅有所不同,既体现感邪后的病变阶段,又体现各阶段的证候类型,其每一个阶段均可出现多种证型。其中气分证较轻浅,营分证较深重,而血分证更为深重。

（1）卫分证:病邪初袭,人体卫外功能失调,多见轻型证候。温热类疾病临床表现为发热、微恶风寒、头痛、无汗或少汗、咳嗽、口微渴、舌苔薄白、舌边尖红、脉浮数等。湿热类疾病可见身热不扬、恶寒、头身重痛、少汗、脘痞、呕恶、舌苔腻。

（2）气分证:病邪入里,正邪交争,可见轻型、重型证候。气分证的病变较广泛,涉及的脏腑主要有肺、胃、脾、大肠、小肠、膀胱、胆、膜原、胸膈等。温热类疾病临床表现为壮热、不恶寒反恶热、汗多、渴喜饮凉、尿赤、舌质红、舌苔黄、脉洪数。湿热类疾病则表现为身热汗出不解、脘痞、大便溏、小便赤、舌红、苔黄腻、脉濡数。

（3）营分证:病邪侵犯营分,邪热灼伤营阴,扰乱心神,多见重型证候。临床表现为身热夜甚、口干反不甚渴饮、心烦不寐,或时有谵语、斑疹隐隐、舌质红绛、脉细数等。

（4）血分证:病邪入于血分,引起血热炽盛、迫血耗血之症,多见危重型证候。可见出血、神昏、痉、厥、脱等危重证候。临床表现为身灼热、吐血、衄血、便血、尿血、斑疹密布、躁扰不安，甚或神昏谵狂、舌质深绛。

　　传染性疾病传变的趋势一般是由表入里，由浅入深，但在临床中较为复杂，没有固定模式。一般规律为传变迅速，按卫气营血顺序传变；因传染性强，或外邪内陷生变等特殊情况，可出现"跳跃性"传变，如卫分邪气太盛，波及营分出现卫营同病，甚则卫气营同病、气血两燔等。

　　2.三焦辨证　由吴鞠通为代表的医家创立。三焦辨证可以把传染性疾病病变的过程划分为三个互有联系的病程阶段，即上焦证、中焦证、下焦证。与卫气营血辨证理论有着密切联系，相辅相成。

　　（1）上焦证：涉及肺和心包。多见于疾病初期或进展期。临床表现为发热、微恶风寒、咳嗽、头痛、口微渴、舌边尖红、舌苔薄白欠润，脉浮数。感邪轻者，正气抗邪有力，可从表而解。感邪重而邪热转甚，病邪由表入里，可引起肺热壅盛，临床表现为身热、汗出、咳喘气促、口渴、苔黄、脉数。湿热类疾病可引起湿热阻肺，吴鞠通说："肺病湿则气不得化"，故临床表现为身热不扬、恶寒、头重如裹、胸闷脘痞、咳嗽、苔白腻、脉濡缓。湿热秽浊阻塞机窍而神昏者属危重症。肺气大伤，致化源欲绝而危及生命，临床表现为汗出淋漓、鼻翼扇动、喘促息微、四肢逆冷、脉散大而扎或细微欲绝。心气素虚，邪陷心包，临床表现为身灼热、神昏、肢厥、舌謇、舌绛。

　　上焦证如治疗得当，则病变渐除而病情好转。病邪未除，或转入中焦，可出现危重症。

　　（2）中焦证：涉及胃、脾、大肠。一般发生于湿热类病证的初期或进展期，病邪虽盛，正气亦未大伤，只要治疗得当，尚可祛邪外出而解。若邪热过盛或腑实严重，可致津液或正气大伤。邪热入足阳明胃经，里热蒸迫，可形成阳明热炽，临床表现为壮热、口渴引饮、大汗出、心烦、面赤、脉洪大而数。邪热结聚与糟粕相搏，形成阳明腑实，临床表现为日晡潮热、大便秘结、腹部硬满疼痛，或热结旁流，或有谵语，舌苔黄燥或起芒刺、脉沉实有力。湿热类疾病可形成湿热中阻，湿重于热则偏重于脾，湿渐化热、热重湿轻则偏重于胃，临床表现为身热不扬、胸脘痞满、泛恶欲呕、舌苔白腻，或身热汗出而汗后热难退、脘腹满胀、恶心呕吐、舌质红、苔黄腻。湿热与肠道积滞糟粕相搏，传导失司，可形成湿热滞肠，临床表现为身热汗出不畅、大便溏垢如败酱、便下不爽、烦躁、胸脘痞满、腹痛、舌红、苔黄腻或黄浊、脉滑数。

　　中焦证正气未至大伤，抗邪有力，则病情向愈；津伤严重而耗竭真阴，或中焦湿热秽浊极盛，弥漫上下，气机逆乱，均可导致病情危重；中焦阴液耗损严重，可传入下焦。

　　（3）下焦证：涉及肝、肾病变。邪入下焦时，以肝肾阴虚为主要病理特征，多见于疾病后期阶段，病情危重。肾阴耗损者，临床表现为低热、神疲痿顿、消瘦无力、口燥咽干、耳聋、手足心热甚于手足背、舌绛不鲜干枯而萎、脉虚；进一步导致肝失所养，可形成阴虚风动，临床表现为神倦肢厥、耳聋、五心烦热、心中憺憺大动、手指蠕动，甚或瘛疭、脉虚弱。

　　其转归有两种：①正气渐复，余邪消除，病则渐愈；②肝肾之阴耗竭至尽，阴损及阳，阴阳虚衰可致患者陷入危亡。

　　3.其他辨证　主要依据六经辨证、表里辨证等。

　　（1）六经辨证：揭示了外感热病发生发展的规律性和阶段性，六经证候有普遍性和特殊性。通过对外感热病过程中六经证候的辨析，掌握病情之轻重，病势之进退，病位之深浅，从而为立法提供依据。仲景通过对外感热病发生发展中的病理变化，将其分为太阳、阳明、少阳、太阴、少阴、厥阴六经病证，一直有效地指导外感热病临床辨治，对传染性疾病的辨证有实用价值。

　　（2）表里辨证：主要是把传染性疾病的病位、病程等进行区别。主要见于明代吴又可《温疫论》等，"夫疫之传有九，然亦不出乎表里之间而已矣"，"察其传变，众人多有不同者，以其表里各异耳"。表里辨证是辨病位与病势浅深轻重的纲领。邪气自外侵袭人体，首犯膜原，属于半表半里，邪气溃败之后，可浮越于表，也可内陷于里。

三、中西医"病证结合"诊断思路

传染性疾病多有发热、发病迅速、传变极快、病情复杂多变的特点，常出现喘脱、出血、痉厥、神昏等危重证候，具有"急""重""热""变"等典型特点。疾病的"早期、精准"诊断有利于发现患者并确定相关传染源，做到早发现、早报告、早隔离，防止疫情扩散。

早期明确传染性疾病的中西医病证特征，有利于及时、有效治疗传染性疾病，提高传染性疾病的治愈率，降低病死率。传染性疾病复杂多样的临床症状是疾病诊断的基础。传染性疾病的诊断主要体现在定病性、定病位、定量等多个层面。需要结合流行病学史、系统观察临床症状或体征，结合常规实验室生化检查，提出疑诊，进一步寻找病原学证据，结合免疫学、分子生物学、影像学、病理学等检查方法验证假设、明确诊断，并根据传染性疾病的特征，动态监测症状、体征，以及理化检查的变化，分期、分型，研判病情轻重及预后。

中西医传染性疾病诊断方法优势在于，在病原学不清楚情况下，或诊断清楚，但没有针对性有效治疗方案时，及时通过望、闻、问、切四诊合参，进行诊病、辨证，分证论治，争取主动救治患者。通过卫气营血辨证、三焦辨证等辨证体系，明辨病因、病性、病位、病势、病期、病理，确定证候类型，判断疾病的传变、顺逆，制订中西医综合治疗方案。实现无西医诊断时，中医可诊断、可辨证、可治疗；有西医诊断时，中医辨证加西医辨病，治疗效果更好，这是我国防治传染性疾病的独特医学方案。

四、中西医结合治疗优势与新进展

（一）中西医结合治疗优势

中医注重整体调理，通过调整患者的阴阳平衡、脏腑功能来达到治疗目的；现代医学则更侧重于病因的治疗，如使用抗生素对抗病原体。两者结合，能够全面治疗疾病。部分现代医学药物存在副作用，而中医药治疗可以减轻这些副作用，提高疗效，提升患者的治疗舒适度。中医的个体化治疗方案与现代医学的标准化治疗相结合，可以针对不同患者的具体情况，制定更加精准的治疗方案，从而提高治疗效果。

诊断方式方面，结合中医的望、闻、问、切，与现代医学的检查手段，如血常规、影像学检查等，全面评估患者的病情。根据患者的具体病情，结合中医的辨证施治与现代医学的病原治疗，制定个性化的治疗方案。治疗过程方面，既要按照现代医学的规范使用药物，又要结合中药、针灸、推拿等治疗方法，以达到最佳治疗效果；要定期评估患者的治疗效果，根据病情变化及时调整治疗方案。

（二）中西医结合治疗新进展

随着医学科学的不断发展和进步，中西医结合治疗在传染性疾病领域的应用也取得了显著的新进展。特别体现在技术创新方面，随着现代科学技术的不断进步，中西医结合治疗也开始应用更多的创新技术。例如，利用人工智能技术进行中医辨证施治、利用大数据分析优化治疗方案等。标准化与规范化方面，为了保障中西医结合治疗的质量和效果，相关部门开始制定相关的标准和规范，以推动中西医结合治疗在传染性疾病领域的规范化和标准化发展。同时，针对中西医结合治疗传染性疾病的数据进行收集和整理，建立相关的数据库。通过大数据分析，挖掘中西医结合治疗在传染性疾病领域的规律和特点，为制定更加精准的治疗方案提供数据支持；技术应用上，利用现代科技手段，如人工智能、机器学习等，对中医的辨证施治进行辅助和支持。通过智能分析患者的症状和体征，为医生提供更加准确和个性化的治疗建议。临床研究方面，针对中西医结合治疗在传染性疾病领域的应用开展临床研究，探索更加有效的治疗方案和药物组合。通过临床试验验证治疗效果，为临床实践提供科学依据。还应加强对中西医结合治疗在传染性疾病领域的培训和推广工作，提高医生的专业技能和认识水平。此外，还应通过举办培训班、研讨会等形式，让更多的医生了解并掌握中西医结合治疗传染性疾病的方法和技巧。

通过深入研究和实践、技术创新、标准化与规范化等措施的应用，我们可以进一步提高中西医结合治疗在传染性疾病领域的治疗效果和质量。同时，也为全球传染性疾病的防治工作提供了新的思路和方法。

第二节　艾　滋　病

一、中西医结合诊疗概述

艾滋病，即获得性免疫缺陷综合征（acquired immunodeficiency syndrome，AIDS），是由人类免疫缺陷病毒（human immunodeficiency virus，HIV）引起的一种慢性传染性疾病。AIDS起源于非洲，1982年首次被发现。1985年，我国第一次发现AIDS病例。据国家疾病预防控制中心性病艾滋病预防控制中心数据显示，截至2023年12月31日，全国31个省（自治区、直辖市）（不含港澳台）报告现存活AIDS病毒（HIV）感染者/AIDS患者1289700例，报告死亡457609例。现存活HIV感染者719464例，AIDS患者70236例。本年报告HIV感染者/AIDS患者110491例，既往HIV感染者本年转化为AIDS患者21199例。本年报告死亡42036例中，本年死亡34962例，既往死亡7074例。本年报告的HIV感染者/AIDS患者中，HIV感染者男女之比为3.4∶1，AIDS患者男女之比为3.8∶1；15岁以下HIV感染者301例，AIDS患者65例。本年报告的HIV感染者/AIDS患者中，异性性传播80415例（72.8%）；同性性传播28401例（25.7%）；注射毒品传播293例（0.3%）；母婴传播137例（0.1%）；性接触加注射毒品传播58例（0.1%）；传播途径不详1187例（1.1%）。

AIDS被认为是一种慢性、可控性疾病。中医学一般将本病归属中医学疫病、虚劳等范畴。1987年，我国派出中医专家组赴非洲坦桑尼亚开展中医药治疗AIDS的临床工作；1994年至今，开展了临床、基础、理论、方法、药物筛选等一系列科研工作。经过30多年的探索与实践，特别是科技部重大专项的支持，中医药治疗AIDS取得了一定的成绩，并已取得诸多研究成果，如明确了AIDS中医辨证分型和治疗方案，在免疫重建、延缓发病、治疗某些机会性感染和减轻抗病毒药物某些不良反应等方面取得了肯定疗效，构建了疗效指标评价体系，开发了一批省内（院内）中药制剂，对艾灸等非药物疗法（灸法）进行了有益探索。

（一）中西医诊治现状

1. 西医治疗现状　如今AIDS抗逆转录病毒治疗已经进入了整合酶抑制剂时代，尤其是二代整合酶抑制剂多替拉韦（DTG）和比克替拉韦（BIC），具有抗病毒疗效强、耐药屏障高、毒性低和药物-药物相互作用少的特点，成为各大国际指南，如美国卫生与人类服务部

（DHHS）、美国国际抗病毒学会小组（IAS-USA）、欧洲 AIDS 临床协会（EACS）、WHO 相关指南，以及国内指南的首选推荐方案，如《中国艾滋病诊疗指南（2021 版）》。然而，整合酶抑制剂的长期应用也面临体重增加、获得性和传播性耐药的风险，因此仍需定期监测疗效、体重、代谢等指标。

随着长效药物卡替拉韦（CAB）、利匹韦林（RPV）、来那卡韦（LEN）的研发和上市，HIV 的预防和治疗也开启了长效时代，更好地满足了 HIV 感染者的个体化需求，提高了感染者的生活质量。然而，长效制剂目前只有 CAB/RPV 是一个完整的长效方案，且需要每个月或每 2 个月到医院进行肌内注射，因此，如何优化注射的途径和流程，以及如何管理错过的注射时间都是未来临床面临的主要挑战。同时，未来应探寻更多的长效药物组合，尤其是长效口服药物组合，以期增加便利性，达到联合国 AIDS 联合规划署（UNAIDS）第 4 个"90"目标。从 HIV 感染的预防来说，在疫苗不可及的情况下，长效的 AIDS 暴露前预防药物（pre-exposure prophylaxis of HIV infection，HIV PrEP）将成为阻断 HIV 传播、预防感染的最佳选择。

HIV/AIDS 仍没有可以治愈的药物，也一直在探索新型疗法，包括新的靶点、中和抗体、潜伏期逆转剂、基因编辑、免疫检查点抑制剂、疫苗等根除 HIV 的研究，为 AIDS 的治愈提供了新的希望，可能会在未来几年看到治疗的重大进展。

2. 中西医结合治疗现状 目前治疗 AIDS 大多采用抗逆转录病毒疗法（anti-retroviral therapy，ART），但这种疗法价格昂贵、易反弹、毒副作用过多，且具有耐药性。中医讲究整体论治，使用中医药治疗 AIDS 能够增强人体免疫力，改善生活质量，延长生存时间，毒副作用小且较经济实惠。西药抗病毒治疗需要符合相应治疗条件才能应用。但是中医药可从无症状期开始服药，增强机体免疫力，以延缓病情的发展，体现中医"治未病"的思想。同时中医可以根据各患者不同的生理心理状态、疾病分期进行辨证论治。

总的来说，中医治疗 AIDS 有以下显著优势：药源丰富；价格低廉；不易耐药，毒副作用少；临床疗效确切；改善免疫，延长寿命；辨证论治，灵活多样；可从无症状期开始服药，不必担心过早用药产生抗药性；中西医协同治疗，进行免疫系统重建。

（二）主要临床问题

1. 中西医结合治疗 AIDS 有哪些独特优势？
2. 在 AIDS 的治疗中，中医和西医的角色是如何分配的？
3. 中西医结合治疗 AIDS 是否安全？
4. 中西医结合治疗 AIDS 的预后如何？
5. 中西医结合治疗 AIDS 有哪些注意事项？

（三）中医核心病机及中西医结合优势环节

1. 中医核心病机
（1）基本病机：HIV 侵袭，耗伤正气，日久全身气血阴阳失调，脏腑功能受损而发病。病毒具有湿热之性，从膜原侵犯人体，壅遏气机，津血失布，痰浊瘀血互结，基本病机是毒侵、虚损、痰浊、瘀血结合。病位主要是由膜原侵及三焦及肺、脾、肾，病初病毒流布三焦，壅遏气营，消烁气阴；久则病毒渐渐耗损元气，暗耗精气血，出现五脏精气血阴阳虚损，三焦命门元气耗竭。

（2）病机演变：感染 HIV 初期，多无明显急性期症状。部分患者出现急性感染过程，如发热、淋巴结肿大、咽炎、红色丘疹样痒疹、肌肉痛、头痛、腹泻、恶心或呕吐、肝脾肿大、体重减轻、鹅口疮等，是病毒直犯少阳，壅遏三焦，累及营血与卫分，消烁气阴，甚者逆传厥阴心包，热盛动风，痰蒙心窍所致。

无症状期，病毒潜伏膜原，由膜原侵及三焦，壅遏气机，津血失布，痰浊瘀血互结，常出现持续性淋巴结肿大；同时，病毒消烁脏腑气阴，损耗三焦元气，感染者容易疲劳，体重波动，易患感冒、肺结核、感染性疾病等；从舌脉看，常见舌质淡暗或有裂纹、脉弱等。该阶段正邪相持，总体处于正胜邪伏的态势。

随着病毒对三焦及元气的侵蚀，精气血的暗耗，病毒伺机萌动，邪势渐盛，进入 AIDS 期，变证繁多。病机变化主要为：①病毒流布三焦，壅遏气营，累及血分，致肺、脾、肝、心、肾等多脏腑功能紊乱，形成热蕴、湿浊、痰阻、血瘀、动风等病理产物及病理过程。②五脏精气血阴阳虚损，三焦命门元气耗竭。③伴随三焦元气虚损，卫外功能低下，致使其他六淫病毒等外邪侵袭、留恋或内陷，如出现多种机会性感染；脏腑功能低下，又促进体内痰浊湿瘀毒风等病理产物的产生，如出现机会性肿瘤。④如伴有七情、饮食、劳倦、毒品、化学药物的影响与损伤，造成人体气血运行紊乱，脏腑功能失调，将加重 AIDS 本身的病理过程。总之，在整个 AIDS 发生发展过程中，贯穿着邪实正虚的动态变化，呈现出病变广泛、寒热虚实极其错杂的病理特点。

2. 中西医结合优势　实践证明，中西医结合治疗 AIDS 的优势主要体现在提高或稳定患者 CD4 细胞计数、促进免疫功能重建、延缓感染者发病、降低患者病死率和减轻 ART 不良反应等方面。

（1）提高或稳定患者 CD4 细胞计数：研究发现，中西医协同治疗可提高或稳定 2/3 患者的 CD4 细胞计数，中西医结合提高 CD4 细胞值方面有一定优势。中医药可以延缓 CD4 细胞计数水平下降速度，远期疗效好。

（2）促进患者免疫功能重建不良的恢复：免疫功能重建不良是目前 AIDS 较为棘手的问题之一，患者服用 ART 后，体内病毒载量得到抑制，$CD4^+T$ 细胞计数仍未见明显增长或不能增长至正常水平。此外，异常免疫激活和慢性炎症机制在 AIDS 免疫功能重建不良发病机制中越来越受到重视，越来越多的研究发现中西医协同治疗能够促进患者的免疫功能重建。

（3）减少患者机会性感染的发生：中西医协同治疗在治疗 AIDS 机会性感染方面临床疗效显著，尤其是针对 AIDS 腹泻、肺部感染、发热及带状疱疹等病症。基于循证医学证据的研究结果显示中西医协同治疗 AIDS 相关机会性感染的发生率显著低于单纯 ART 组。

（4）缓解 ART 引起的不良反应：中医药为减少 ART 不良反应进行了不懈的探索和研究。与单纯 ART 相比，中西医协同治疗组的疲乏、肝损伤发生率、精神异常积分均值、肾毒性积分均值，以及疲乏，头痛，腹部绞痛，周围神经病变，肝毒性持续时间均值显著降低。同时，降低患者 ART 耐药风险。随着 ART 时间的延长，耐药风险也随之增加，中西医结合可提高 ART 服药依从性，达到降低耐药风险的目的。

还要特别关注的是，中西医结合治疗可改善患者临床症状，提高生存质量。河南省的研究显示中医药治疗组患者生存质量高于非中医药治疗组。HIV/AIDS 患者连续接受中医药治疗 60 个月后，患者主要临床症状均有所改善，说明中药可以改善 AIDS 患者临床症状体征，提高生存质量。

二、中西医结合诊断思路与方法

（一）西医诊断与诊断标准

1. 西医辨病　从初始感染 HIV 至终末期是一个较为漫长、复杂的过程，在病程的不同阶段，与 HIV 相关的临床表现也是多种多样。根据感染后的临床表现，HIV 感染的全过程可分三个期，即急性期、无症状期和 AIDS 期。

（1）急性期：通常发生在感染 HIV 后 6 个月内。部分感染者在急性期出现 HIV 病毒血症和免疫系统急性损伤相关临床表现。临床表现以发热最为常见，可伴有咽痛、盗汗、恶心、呕吐、腹泻、皮疹、关节疼痛、淋巴结肿大及神经系统症状。大多数患者临床症状轻微，持续 1～3 周后自行缓解。此期在血液中可检测到 HIV RNA 和 p24 抗原，CD4$^+$T 淋巴细胞计数一过性减少，CD4$^+$/CD8$^+$T 淋巴细胞比值倒置。部分患者可有轻度白细胞和血小板计数减少或肝脏生化指标异常。

（2）无症状期：可从急性期进入此期，或无明显的急性期症状而直接进入此期。持续时间一般为 4～8 年。其时间长短与感染病毒的数量和型别、感染途径、机体免疫状况的个体差异、营养条件及生活习惯等因素有关。在无症状期，由于 HIV 在感染者体内不断复制，免疫系统受损，CD4$^+$T 淋巴细胞计数逐渐下降，可出现淋巴结肿大等症状或体征。

（3）AIDS 期：为感染 HIV 后的终末阶段。患者 CD4$^+$T 淋巴细胞计数多＜200 个/μl。此期主要临床表现为 HIV 相关症状、体征及各种机会性感染和肿瘤。

2. 诊断标准　西医诊断标准参照《中国艾滋病诊疗指南（2021 年版）》。

诊断原则：HIV/AIDS 的诊断需结合流行病学史（包括不安全性生活史、静脉注射毒品史、输入未经抗 HIV 抗体检测的血液或血液制品、HIV 抗体阳性者所生子女或职业暴露史等）、临床表现和实验室检查等进行综合分析，慎重做出诊断。HIV 抗体和病原学检测是确诊 HIV 感染的依据；流行病学史是诊断急性期和婴幼儿 HIV 感染的重要参考；CD4$^+$T 淋巴细胞检测和临床表现是 HIV 感染分期诊断的主要依据；AIDS 的指征性疾病是 AIDS 诊断的重要依据。HIV 感染者是指感染 HIV 后尚未发展至 AIDS 期的个体；AIDS 患者是指感染 HIV 后发展至 AIDS 期的患者。

成人、青少年及 18 月龄以上儿童，符合下列 1 项者即可诊断 HIV 感染：①HIV 抗体筛查试验阳性和 HIV 补充试验阳性（抗体补充试验阳性或核酸定性检测阳性或核酸定量＞5000 拷贝/ml）；②有流行病学史或 AIDS 相关临床表现，2 次 HIV 核酸检测均为阳性；③HIV 分离试验阳性。

18 月龄及以下儿童，符合下列 1 项者即可诊断 HIV 感染：①为 HIV 感染母亲所生和 2 次 HIV 核酸检测均为阳性（第 2 次检测需在出生 4 周后采样进行）；②有医源性暴露史，HIV 分离试验结果阳性或 2 次 HIV 核酸检测均为阳性；③为 HIV 感染母亲所生和 HIV 分离试验阳性。

（二）临床分期

1. 早期　即 Ⅰ 期，成人及 15 岁（含 15 岁）以上青少年 HIV 感染者，符合下列 1 项即可诊断：①3～6 个月内有流行病学史和（或）有急性 HIV 感染综合征和（或）有持续性全身性淋巴腺病；②抗体筛查试验无反应，2 次核酸检测均为阳性；③1 年内出现 HIV 血清抗体阳转。15 岁以下儿童 HIV 感染者 Ⅰ 期的诊断需根据 CD4$^+$T 淋巴细胞计数和相关临床表现进行。

2. 中期　即 Ⅱ 期，成人及 15 岁（含 15 岁）以上青少年 HIV 感染者，符合下列 1 项即可诊断：①CD4$^+$T 淋巴细胞计数为 200～500 个/μl；②无症状或符合无症状期相关临床表现。15 岁以下儿童 HIV 感染者 Ⅱ 期的诊断需根据 CD4$^+$T 淋巴细胞计数和相关临床表现进行。

3. AIDS 期　即 Ⅲ 期。成人及 15 岁（含 15 岁）以上青少年，HIV 感染并合并下述各项中的任何 1 项，即可确诊为 AIDS 期；或确诊 HIV 感染，且 CD4$^+$T 淋巴细胞计数＜200 个/μl，也可诊断为 AIDS 期：①不明原因的持续不规则发热 38℃以上，＞1 个月；②腹泻（大便次数多于 3 次/日），＞1 个月；③6 个月之内体质量下降 10%以上；④反复发作的口腔真菌感染；

⑤反复发作的单纯疱疹病毒感染或带状疱疹病毒感染；⑥肺孢子菌肺炎；⑦反复发生的细菌性肺炎；⑧活动性结核病或非结核分枝杆菌病；⑨深部真菌感染；⑩中枢神经系统占位性病变；⑪中青年人出现痴呆；⑫活动性巨细胞病毒感染；⑬弓形虫脑病；⑭马尔尼菲篮状菌病；⑮反复发生的败血症；⑯卡波西肉瘤、淋巴瘤。

15 岁以下儿童符合下列 1 项者即可诊断为 AIDS 期：HIV 感染和 CD4$^+$T 淋巴细胞百分比<25%（<12 月龄），或<20%（12～36 月龄），或<15%（37～60 月龄），或 CD4$^+$T 淋巴细胞计数<200 个/μl（5～14 岁）；HIV 感染和伴有至少 1 种儿童 AIDS 指征性疾病。

（三）中医证候诊断标准与证治分型

中医证候诊断标准参照《艾滋病中医诊疗指南（2013 版）》。

1. 急性期

病毒（侵袭）证：发热微恶风寒，或有畏寒，咽红肿痛，口微渴，头痛身痛，乏力，或见皮疹，瘰疬结节。舌质红，苔薄白或薄黄，脉浮数。

2. 无症状期

（1）常证

气虚证：倦怠乏力，神疲懒言，头晕目眩，面色无华，心悸，自汗，舌质稍淡或正常，脉象或虚或正常。

（2）变证

气阴两虚证：神疲乏力，气短懒言，自汗，盗汗，动则加剧，或伴口干咽燥，五心烦热，身体消瘦；或见干咳少痰，或见腰膝酸软。舌体瘦薄，舌质淡，苔少，脉虚细数无力。

湿热壅滞证：头昏沉如裹，身体困重，胸闷脘痞，口黏不渴，纳呆，便溏不爽，妇女可见带下黏稠、味臭。舌质红，苔厚腻，或黄腻，或黄白相兼，脉濡数或滑数。

痰瘀互结证：局部肿块刺痛，或肢体麻木，胸闷痰多，或痰中带紫暗血块，舌紫暗或有斑点，苔腻，脉弦涩。

气虚血瘀证：神疲倦怠，气短乏力，疼痛如刺，痛处不移，面色黧黑，肌肤甲错。舌质淡紫，或有紫斑，脉涩。

3. AIDS 期

（1）常证

气血两虚证：头晕目眩，头痛隐隐，心悸失眠，遇劳加重，自汗，少气懒言，面色淡白或萎黄，唇甲色淡，心悸失眠，神疲乏力。舌质淡，苔薄白，脉沉细而弱。

痰湿瘀滞证：咳喘咳痰胸闷；脘痞不舒，纳呆恶心，呕吐痰涎，头晕目眩；神昏癫狂，喉中痰鸣；肢体麻木肿硬，半身不遂，痰核乳癖，喉中有异物感。舌质淡紫或有斑点，苔白腻或黄腻，脉滑或弦涩等。

阴竭阳脱证：发热或高热持续不退，神志恍惚，无汗或有汗热不解，口唇干焦，虚羸少气，四肢不温，淡漠呆滞，不思饮食，便秘或溏泻。舌质红或暗淡，常见瘀斑，舌体瘦无神，苔焦黄或腐腻或少苔或剥落，多有裂纹舌，脉细弱或脉微欲绝。

（2）变证（常见机会性感染）

🗂 咳嗽（肺部感染）

风寒袭肺证：咳嗽声重，咽痒，咳痰稀薄，常伴鼻流清涕，头痛，或恶寒微热，无汗等表证，舌淡红，苔白稍厚，脉浮紧。

风热犯肺证：咳嗽频剧，气粗或咳声嘶哑，喉燥咽痛，咳痰色黄，常伴流黄涕，发热头痛，身痛，舌质红，苔薄黄，脉浮数。

痰湿蕴肺证：咳嗽反复发作，咳声重浊，痰多，因痰而嗽，痰出则咳平，痰黏腻或稠厚成块，色白或带灰色。或伴胸闷，脘痞，呕恶，食少，体倦，舌苔白腻，脉濡缓或滑。

痰热壅肺证：咳嗽或喘，气粗，痰多黄稠或白黏，咯吐不爽，或咯血痰，或有身热，气粗，胸胁胀满，口干，烦躁不安，大便闭结，小便短赤，舌质红，苔黄腻，脉滑数。

泄泻（消化道感染）

湿热蕴结证：泄泻腹痛，泻下急迫，或泻而不爽，下痢臭秽，肛门灼热，身热口干，小便短赤，舌质红，苔黄腻，脉滑数。

脾胃虚弱证：大便时溏时泻，迁延反复，食少纳差，脘腹痞胀，稍进油腻食物，则大便次数增加，面色萎黄，神疲乏力，舌质淡，苔薄白，脉细弱。

脾肾阳虚证：黎明前脐腹作痛，肠鸣即泻，完谷不化，腹部喜暖，泻后则安，形寒肢冷，腰膝酸软，舌淡苔白，脉沉细。

蛇串疮（带状疱疹）

肝经郁热证：皮肤簇集性水疱，色鲜红，红斑水疱明显，疱壁紧张，排列成带状，多发生于肝、胆经脉循行部位，灼热刺痛，伴口苦咽干，烦躁易怒，便秘溲赤，或有发热，舌质红，苔黄或黄腻，脉弦滑数。

脾虚湿蕴证：皮肤簇集性水疱，水疱数量较多，色淡红，疱壁松弛，排列成带状，口中黏腻不渴，脘闷食少，腹胀便溏，舌质淡红，苔薄白而腻，脉沉缓或濡或滑缓。

气滞血瘀证：疱疹基底瘀红，皮疹消退后，疼痛仍不止，或伴精神疲倦，夜卧不宁，烦躁不安，舌质暗，苔薄白，脉弦涩。

口疮（口腔溃疡）

脾胃湿热证：口腔黏膜无明显诱因反复出现点状、片状白色或黄色腐物，拭去后呈红色创面或渗血，随后复生，多发生在上腭、舌背、咽峡、附着龈，或两口角湿烂结痂，皲裂粗糙，伴见腹胀便溏，小便短赤，舌质红或稍黄，苔白黄厚腻，脉滑数。

心火上炎证：口腔黏膜的任何部位均可出现单个或多个大小不等溃面，溃烂周围红肿突起，中央凹陷，灼热疼痛，或见牙龈红肿疼痛，龈缘呈火红色线样改变，龈根附有灰黄色腐物，口气臭，易出血，或心烦口渴，小便黄赤，大便干结，舌质红，苔黄，脉数。

脾胃虚寒：症见口腔黏膜反复发生溃烂，溃面大而深，疮色淡白，疼痛不明显，经久不愈，或口腭、舌背、颊黏膜呈现红色斑片，萎薄而干，口干少唾，或舌缘出现白色、灰白色斑块，甚可蔓延至舌腹，呈垂直皱褶、毛茸状，不能被擦去，伴头晕耳鸣，形寒肢冷，神疲乏力，舌质淡，苔白滑，脉沉弱。

发热（上呼吸道感染）

风热犯卫证：发热，头痛，咽喉红肿，或微恶风寒，或鼻塞流黄涕，或口渴，或微咳，或有汗而热不解，大便干或正常，舌质红，苔薄黄或薄白而燥，脉浮数。

风寒束表证：发热恶寒，头痛或身痛无汗，不渴，咽喉不红，或鼻塞流清涕，舌正红或稍淡，苔薄白而润，脉浮紧稍数。

邪犯少阳证：恶寒发热，或寒热往来，口苦咽干，胸脘痞满，干呕，舌质红，苔薄白，脉弦数。

湿热内蕴证：身热不扬、午后热甚，恶寒身重，面色淡黄，胸闷不饥，口不渴，舌质红，苔白腻或薄黄腻，脉濡缓或濡数。

气虚发热证：长期发热，时轻时重，消瘦，倦怠乏力，气短懒言，或汗出，或无汗，舌淡或正常，苔薄白，脉虚数或洪大无力。

气血两虚证：发热恶寒，少气懒言，体倦肢软，面色苍白，时有自汗，易于感冒，或伴心悸怔忡，健忘失眠，或月经过多，舌质淡或淡暗，脉虚弱或细弱。

三、中西医结合治疗思路

（一）西医治疗原则

AIDS 西医治疗原则强调早期、联合、个体化和支持治疗，以最大限度地抑制病毒复制，恢复免疫功能，降低发病率和死亡率。同时，在治疗过程中需要密切监测病情变化和药物不良反应，及时调整治疗方案。

1. 早期治疗　在病情的早期就开始进行规范的抗 AIDS 病毒治疗，有助于控制病毒的复制，减少病毒对免疫系统的破坏，从而改善患者的生存质量和预后。

2. 联合用药　采取 ART 疗法，联合使用多种抗病毒药物。这主要是为了减少单一药物使用时可能出现的耐药性，提高治疗效果。常用的药物组合包括核苷类反转录酶抑制剂、非核苷类反转录酶抑制剂、蛋白酶抑制剂和整合酶抑制剂等。

3. 个体化治疗　根据患者的具体情况，如年龄、性别、病毒载量、CD4$^+$T 细胞计数、耐药情况等，制定个性化的治疗方案。例如，对于耐药患者或有其他禁忌证的患者，需要结合实际情况，制定合理的抗病毒治疗方案。

4. 定期监测　在治疗过程中，需要定期监测患者的病毒载量、CD4$^+$T 细胞计数等指标，以评估治疗效果和病情进展。同时，还需要注意监测药物的不良反应，及时调整治疗方案。

5. 支持治疗　除了抗病毒治疗外，还需要对患者进行支持治疗，包括营养支持、心理治疗等，以提高患者的生存质量和预后。

（二）中西医结合治疗原则

AIDS 中西医结合治疗原则是一个综合性的治疗策略，旨在通过结合中医和西医的优势，为患者提供最佳的治疗效果。这一治疗原则强调个性化治疗、综合护理和持续监测与评估的重要性，并注重预防与康复的结合。主要包括以下几个方面。

1. 西医治疗为基础　西医抗病毒治疗是艾滋病治疗的核心，通过抑制病毒的复制和扩散，减缓病情的进展。这些药物可以最大限度地抑制病毒复制，降低病死率，改善生活质量。针对 AIDS 患者出现的各种机会性感染和并发症，西医会采取相应的治疗措施。

2. 中医辅助治疗　中医强调整体调理和辨证施治，通过调节人体内部环境，增强机体对病毒的抵抗力。常用中药如黄芪、党参等补气药，以及熟地黄、当归等滋阴药，可以辅助增强机体免疫力，缓解症状。中医针对患者的具体症状进行个性化治疗，如发热、乏力、皮疹、腹泻等，通过中药的配伍和调理，可以有效缓解这些症状，提高患者的生活质量。西医的抗病毒药物虽然疗效显著，但往往伴随着一定的副作用。中医则可以通过中药的配伍和调理，减轻或消除这些副作用，提高患者的依从性。

3. 综合治疗策略　中西医结合治疗 AIDS 不是简单的"中药+西药"的叠加，而是基于对患者病情的全面评估，综合运用中西医各自的优势，制定个性化的治疗方案。除了药物治疗外，AIDS 患者还需要进行综合护理，包括日常护理、营养支持治疗和心理支持治疗等。日常护理要注意休息、保暖、饮食均衡等；营养支持治疗可以提供必要的营养成分，以维持生命活动；心理支持治疗则通过倾听、鼓励和支持等方式帮助患者应对压力和情绪困扰。

在整个治疗过程中，应密切监测患者的病情变化及可能出现的药物副作用，并定期评估治疗效果。根据患者的具体情况调整治疗方案，以达到最佳的治疗效果。

（三）临床问题推荐建议

1. 中西医结合治疗 AIDS 有哪些独特优势？

中西医结合治疗 AIDS 的独特优势在于能够结合两者的长处。西医的抗病毒药物可以有效地控制病毒的复制，而中医的辨证论治则可以调理患者的身体，增强免疫力，减少副作用。这种综合治疗方法可以使患者得到更全面、个性化的治疗。

2. 在 AIDS 的治疗中，中医和西医的角色是如何分配的？

在 AIDS 的治疗中，西医主要负责抗病毒治疗和症状控制，确保患者的病情得到及时的控制。而中医则侧重于调理患者的气血、平衡阴阳，帮助患者恢复身体健康。两者在治疗过程中相互配合，共同发挥作用。

3. 中西医结合治疗 AIDS 是否安全？

中西医结合治疗 AIDS 是安全的，但需要由专业医生进行指导。中医和西医的治疗方法各有其安全标准，在专业医生的指导下进行中西医结合治疗可以确保治疗的安全性和有效性。

4. 中西医结合治疗 AIDS 的预后如何？

中西医结合治疗 AIDS 的预后取决于患者的具体情况和治疗方案。但总体来说，通过中西医结合的综合治疗，可以最大限度地抑制病毒复制，恢复免疫功能，提高患者的生存质量和预后。

5. 中西医结合治疗 AIDS 有哪些注意事项？

中西医结合治疗 AIDS 时，患者需要注意以下几点：遵循专业医生的指导，不要自行更改或停止治疗；定期进行检查，监测病情和治疗效果；注意营养支持，保持良好的饮食习惯；接受心理治疗，保持乐观的心态；配合中医的康复治疗方法，如针灸、推拿等，但需在专业医生指导下进行。

（四）中西医结合治疗方案

AIDS 目前的西医治疗手段主要包括针对病毒本身的 ART 治疗。抗病毒治疗的目的是最大限度地抑制病毒复制，使病毒载量降低至检测下限并减少病毒变异；重建免疫功能；降低异常的免疫激活；减少病毒的传播、预防母婴传播；降低 HIV 感染的发病率和病死率、减少非 AIDS 相关疾病的发病率和病死率，使患者获得正常的预期寿命，提高生活质量。目前国际上共有六大类 30 多种抗病毒药物，分别为核苷类反转录酶抑制剂（NRTI）、非核苷类反转录酶抑制剂（NNRTI）、蛋白酶抑制剂（PI）、整合酶抑制剂（INS-TI）、融合抑制剂（FI）及 CCR5 抑制剂。我国的抗逆转录病毒治疗药物有 NRTI、NNRTI、PI、INSTI 及 FI 五大类（包括复合制剂）。除 ART 治疗外，还须针对合并各种机会性感染进行对症治疗，如肺孢子菌肺炎、结核病、非结核分枝杆菌感染、巨细胞病毒感染、单纯疱疹和水痘带状疱疹病毒感染、弓形虫脑病、真菌感染等。

在此基础上，可根据中医证候诊断，选择合适的中药进行协同治疗。

1. 急性期

疫毒（侵袭）证

中医治疗 治法：清热解毒，凉血泻火。

处方：清瘟败毒散加减。

常用药：石膏、生地黄、水牛角、黄连、栀子、桔梗、黄芩、知母、赤芍、连翘、玄参、甘草、牡丹皮、竹叶。

中西医结合要点 在 AIDS 急性期，疫毒侵袭，正气受损，治疗应以清热解毒、扶正祛邪为主。选用具有清热解毒、益气养阴、活血化瘀等功效的中草药，以增强机体免疫力，减轻病毒对机体的损害。西医治疗 AIDS 的关键在于抗病毒治疗，通过高效抗反转录病毒疗法（HAART）等方案，抑制病毒复制，降低病毒载量，从而减缓疾病进展，提高患者生活质量。在急性期，尽早启动抗病毒治疗尤为重要。针对患者免疫功能受损的情况，可给予免疫支持治疗，如使用胸腺肽、白细胞介素-2 等免疫调节剂，以增强机体免疫功能。根据患者的具体症状，如发热、皮疹、淋巴结肿大等，给予相应的对症治疗措施，以缓解患者痛苦。

2. 无症状期

（1）常证

气虚证

中医治疗 治法：益气健脾。

处方：四君子汤。

常用药：人参、茯苓、白术、甘草。

中西医结合要点 在 AIDS 无症状期，部分患者可能表现出气虚的症状，如乏力、气短、自汗、易感冒等。中医通过望、闻、问、切四诊合参，识别气虚证型。治疗以补气为主，兼以扶正祛邪。通过补益气血、健脾养胃的中药，增强机体正气，提高免疫功能。虽然患者处于无症状期，但病毒仍在体内复制。因此，需要继续使用抗病毒药物进行病原治疗，以抑制病毒复制，降低病毒载量。针对气虚证患者免疫功能低下的情况，可给予免疫支持治疗，如使用免疫调节剂等，以增强机体免疫功能。患者需要定期进行病毒载量、CD4$^+$T 淋巴细胞计数等检测，以评估病情变化和治疗效果。

（2）变证

1）气阴两虚证

中医治疗 治法：益气养阴，扶正固本。

处方：生脉散（《内外伤辨惑论》）加减。

常用药：西洋参、黄芪、麦冬、五味子、山药、女贞子、墨旱莲。阴虚有火而口干、心烦不安者，加生地黄、黄连、合欢皮。

中西医结合要点 在 AIDS 无症状期，患者可能因长期疾病消耗、治疗副作用等原因，出现气阴两虚的症状，如气短乏力、自汗盗汗、口燥咽干、手足心热等。中医通过望、闻、问、切四诊合参，识别气阴两虚证型。治疗以益气养阴为主，兼以扶正祛邪。通过补益气血、滋养阴液的方法，增强机体正气，提高免疫功能。西医治疗方面同气虚证。

2）湿热壅滞证

中医治疗 治法：清热化湿，通利化浊。

处方：三仁汤（《温病条辨》）或藿朴夏苓汤（《医原》）加减。

常用药：杏仁、白豆蔻、薏苡仁、滑石、通草、淡竹叶、半夏、厚朴、藿香、茯苓、猪苓、泽泻、淡豆豉。

中西医结合要点 在 AIDS 无症状期，部分患者可能因体内湿热邪气积聚而出现湿热壅滞的症状，如身热不扬、口渴不欲饮、大便溏而不爽、小便短黄等。中医通过望、闻、问、切四诊合参，识别湿热壅滞证型。治疗以清热祛湿、通利化浊为主，通过中药内服、外洗等方式，祛除体内湿热邪气，恢复机体平衡。西医治疗方面同气虚证。

3）痰瘀互结证

中医治疗 治法：化痰祛瘀。

处方：二陈汤（《太平惠民和剂局方》）合桃红四物汤（《医垒元戎》）。

常用药：半夏、陈皮、桃仁、红花、川芎、芍药、当归、地黄。

中西医结合要点 在 AIDS 无症状期，部分患者可能因体内痰浊与瘀血互结而出现痰瘀互结的症状，如瘰疬（颈部淋巴结结核）、肢体麻木、皮肤瘙痒、胸闷咳嗽、舌质暗或有瘀斑、苔腻等。中医通过望、闻、问、切四诊合参，识别痰瘀互结证型。治疗以化痰散结、活血化瘀为主，通过中药内服等方法，祛除体内痰浊与瘀血，恢复机体气血运行。西医治疗方面同气虚证。

4）气虚血瘀证

中医治疗 治法：补气活血。

处方：四君子汤（《太平惠民和剂局方》）合补阳还五汤（《医林改错》）。

常用药：黄芪、当归、赤芍、川芎、地龙、桃仁、红花、生地黄。

中西医结合要点 在 AIDS 无症状期，部分患者可能因气虚无力推动血液运行而出现气虚血瘀的症状，如全身乏力、气短懒言、面色苍白、饮食不香等。同时，可能伴有四肢和躯干部位的肿瘤，肿瘤颜色紫暗，容易出血，并伴有淋巴结肿大。中医通过望、闻、问、切四诊合参，识别气虚血瘀证型。治疗以补气化瘀、活血清热为主，通过中药内服等方法，改善患者的气虚血瘀症状。西医治疗方面同气虚证。

3. 艾滋病期

（1）常证

1）气血两虚证

中医治疗 治法：气血双补。

处方：八珍汤（《正体类要》）加减。

常用药：党参、白术、茯苓、当归、白芍、川芎、熟地黄、升麻、菊花、蔓荆子、甘草。

中西医结合要点 气血两虚证是艾滋病期常见的中医证候之一，主要表现为面色无华、神疲乏力、气短懒言、心悸失眠、头晕目眩、舌淡苔白、脉细弱等症状。中医通过望、闻、问、切四诊合参，准确判断患者是否为气血两虚证，并据此制定个性化的治疗方案。治疗原则以补益气血为主，通过中药内服等方法，改善患者的气血状况。抗病毒治疗是 AIDS 治疗的基础和关键。通过使用高效抗反转录病毒疗法（HAART），抑制 HIV 病毒的复制，降低病毒载量，从而控制病情进展。抗病毒治疗需要长期坚持，并根据患者的具体情况调整药物剂量和方案。艾滋病期患者常出现各种机会性感染，如肺炎、肺结核、肠炎等。针对这些感染，需要选择合适的抗生素或抗真菌药物进行治疗。同时，要注意预防和治疗其他并发症和合并症。艾滋病期患者的免疫功能已严重受损，因此需要进行免疫重建治疗。通过使用免疫调节剂、细胞因子等药物，增强患者的免疫功能，提高机体抵抗力。

2）痰湿瘀滞证

中医治疗 治法：燥湿化痰，调畅气血。

处方：二陈平胃散合血府逐瘀汤。

常用药：法半夏、陈皮、茯苓、苍术、厚朴、川芎、桃仁、红花、赤芍。

中西医结合要点 痰湿瘀滞证是艾滋病期常见的中医证候之一，主要表现为舌体肥大、舌苔厚腻、咳嗽痰多、腹胀、呃逆等症状。中医通过望、闻、问、切四诊合参，准确判断患者是否为痰湿瘀滞证，并据此制定个性化的治疗方案。治疗原则以清热化痰、润燥降气为主。针对患者出现的具体症状进行对症治疗。例如，对于咳嗽痰多的患者，可以使用化痰止咳药物；对于腹胀、呃逆的患者，可以使用促进胃肠蠕动的药物等。西医治疗方面同气血两虚证。

3）阴竭阳脱证

中医治疗 治法：益气固脱，温阳救逆，清热生津。

处方：独参汤（《景岳全书》）合竹叶石膏汤（《伤寒论》）合附子汤（《伤寒论》）加减。

常用药：人参、石膏、天冬、淡竹叶、半夏、知母、附子（炮）、人参、茯苓、白术、白芍、山茱萸、甘草（炙）。

中西医结合要点　中医强调辨证施治，对于阴竭阳脱证者，需要详细分析患者的症状、舌象、脉象等，以判断病情的严重程度和具体证候类型；对于阴竭阳脱的危急重症者，中医会采取"急则治其标"的原则，先通过回阳救逆的方法，以迅速恢复患者的阳气，防止病情进一步恶化。待病情稳定后，再针对患者的具体证候进行调治。治疗关键在于益气养阴、固脱救逆。对于病情严重的患者，需要进行支持性治疗，如维持水电解质平衡、补充营养、纠正贫血等。这些措施有助于改善患者的身体状况，提高生活质量。针对患者出现的具体症状进行对症治疗。例如，对于呼吸困难的患者，可以使用呼吸机辅助呼吸；对于心力衰竭的患者，可以使用强心、利尿、扩血管等药物进行治疗。西医治疗其他方面同气血两虚证。

（2）变证（常见机会性感染）

1）咳嗽（肺部感染）

①风寒袭肺证

中医治疗　治法：疏风散寒，宣肺止咳。

处方：三拗汤（《太平惠民和剂局方》）合止嗽散（《医学心悟》）加减。

常用药：麻黄、杏仁、甘草、桔梗、紫菀、荆芥、防风、前胡、百部、白前、陈皮等。

中西医结合要点　风寒袭肺证是中医对咳嗽（肺部感染）的一种辨证分型，主要表现为咳嗽声重、气急、咽痒、咳白稀痰等症状。中医通过望、闻、问、切四诊合参，准确判断患者是否为风寒袭肺证，并据此制定个性化的治疗方案。治疗原则以宣肺散寒、止咳祛痰为主。西医治疗重点在于控制肺部感染，根据病原学检查结果选择合适的抗生素进行抗感染治疗。对于AIDS患者，由于其免疫功能低下，易并发各种机会性感染，因此需特别注意病原体的鉴别和抗生素的选择。对于病情较重的患者，需进行支持性治疗，如维持水电解质平衡、补充营养、纠正贫血等。这些措施有助于改善患者的身体状况，提高生活质量。抗病毒治疗是AIDS治疗的基础和关键。通过使用高效抗逆转录病毒疗法（HAART），抑制HIV病毒的复制，降低病毒载量，从而控制病情进展。这对于减少肺部感染的发生和加重具有重要意义。

②风热犯肺证

中医治疗　治法：疏风清热，宣肺止咳。

处方：桑菊饮（《温病条辨》）加减。

常用药：桑叶、菊花、杏仁、薄荷、桔梗、连翘、芦根、甘草、黄芩、牛蒡子等。

中西医结合要点　风热犯肺证是中医的一种证型，主要表现为肺气失宣、肺气上逆，患者会出现发热、咳嗽、气粗、咳痰黏稠色黄、鼻流黄涕等症状。针对AIDS患者的肺部感染，需明确病原体后选用合适的抗生素进行治疗。常用的抗生素包括大环内酯类（如阿奇霉素、红霉素）、β-内酰胺类（如青霉素、头孢菌素）等。AIDS患者需坚持抗病毒治疗，以抑制HIV病毒的复制，提高免疫功能。常用的抗病毒药物包括核苷类反转录酶抑制剂（如齐多夫定）、非核苷类反转录酶抑制剂（如依非韦伦）、蛋白酶抑制剂（如茚地那韦）等。包括营养支持、补液、维持水电解质平衡等，以提高患者的整体状况，增强抵抗力。

③痰湿蕴肺证

中医治疗　治法：燥湿化痰，理气止咳。

处方：二陈汤（《太平惠民和剂局方》）合三子养亲汤（《韩氏医通》）加减。

常用药：半夏、陈皮、茯苓、苍术、厚朴、杏仁、紫苏子、莱菔子、白芥子、紫菀、款冬花等。

中西医结合要点　痰湿蕴肺证是中医对咳嗽（肺部感染）的一种辨证分型，主要表现为咳嗽反复发作，咳声重浊，痰多，痰黏腻或稠厚成块，色白或带灰色，每于早晨或食后则咳甚痰多，进甘甜油腻食物加重，同时伴有胸闷、脘痞、呕恶、食少、体倦、大便时溏、舌苔白腻、脉象濡滑等症状。这些症状均是脾湿生痰，上渍于肺，壅遏肺气所致。以健脾燥湿、化痰止咳为治疗原则。针对 AIDS 患者的肺部感染，需明确病原体后选用合适的抗生素进行治疗。由于 AIDS 患者免疫功能低下，易并发各种机会性感染，因此需根据病原学检查结果选用敏感抗生素进行抗感染治疗。AIDS 患者需坚持抗病毒治疗，以抑制 HIV 病毒的复制，提高免疫功能。常用的抗病毒药物包括核苷类反转录酶抑制剂、非核苷类反转录酶抑制剂、蛋白酶抑制剂等。这些药物需根据患者具体情况进行选择和调整。治疗方法包括营养支持、补液、维持水电解质平衡等，以提高患者的整体状况，增强抵抗力。对于病情较重的患者，还需给予吸氧、机械通气等呼吸支持治疗。

④痰热壅肺证

中医治疗 治法：清热化痰，宣肺止咳。

处方：麻黄杏仁甘草石膏汤（《伤寒论》）合苇茎汤（《备急千金要方》）加减。

常用药：麻黄、杏仁、石膏、芦根、薏苡仁、桃仁、冬瓜仁、炙甘草等。

中西医结合要点 痰热壅肺证是中医对咳嗽（肺部感染）的一种辨证分型，主要表现为咳嗽、咳痰量多、痰黄黏稠、胸闷、气促、发热、口渴、舌红苔黄腻、脉滑数等症状。这些症状是热邪与痰浊相互搏结，壅阻于肺，导致肺气失宣所致。以清热化痰、宣肺止咳为治疗原则。西医治疗方面同痰湿蕴肺证。

2）泄泻（消化道感染）

①湿热蕴结证

中医治疗 治法：清热利湿。

处方：葛根黄芩黄连汤（《伤寒论》）合痛泻要方（《景岳全书》）加减。

常用药：葛根、黄芩、黄连、薏苡仁、白芍、白术、陈皮、防风、甘草（炙）等。

中西医结合要点 湿热蕴结证是中医对泄泻（消化道感染）的一种辨证分型，主要表现为腹泻、稀便或脓血便、泄下急迫或泻而不爽，肛门灼热，腹痛，里急后重，烦热口渴，小便短赤，舌红苔黄腻，脉滑数或濡数等症状。这些症状是由于湿热之邪蕴结于肠道，导致肠道传导失司所致。以清热化湿、解毒止泻为治疗原则。针对 AIDS 患者的消化道感染，需明确病原体后选用合适的抗生素进行治疗。由于 AIDS 患者免疫功能低下，易并发各种机会性感染，如细菌、病毒、真菌等病原体引起的感染，因此需根据病原学检查结果选用敏感抗生素进行抗感染治疗。AIDS 患者需坚持抗病毒治疗，以抑制 HIV 病毒的复制，提高免疫功能。常用的抗病毒药物包括核苷类反转录酶抑制剂、非核苷类反转录酶抑制剂、蛋白酶抑制剂等。这些药物需根据患者具体情况进行选择和调整。包括补液、纠正电解质紊乱和酸碱平衡失调等，以维持患者的生命体征稳定。对于腹泻次数过多、脱水严重的患者，需及时给予补液治疗；伴有其他并发症的患者，需给予相应的对症治疗。

②脾胃虚弱证

中医治疗 治法：补脾健胃，化湿止泻。

处方：参苓白术散（《太平惠民和剂局方》）加减。

常用药：党参、白术、茯苓、陈皮、山药、白扁豆（炒）、薏苡仁（炒）、砂仁、肉豆蔻、莲子、甘草（炙）、大枣等。若兼见久泻脱肛、腹胀下坠、头晕目眩、心悸气短等中气下陷证，可合补中益气汤（《脾胃论》），以益气升清、健脾止泻。

中西医结合要点 脾胃虚弱证是中医对泄泻（消化道感染）的一种辨证分型，主要表现为长期腹泻、大便呈稀水状，可伴有腹痛、发热、消瘦、全身乏力、食欲不振、恶心呕吐、吞咽困难或腹胀肠鸣等症状。这些症状是由于脾胃虚弱，运化失职，导致水谷不化，清浊不分。以健脾益气、化湿止泻为治疗原则。西医治疗方面同湿热蕴结证。

③脾肾阳虚证

中医治疗　治法：温补脾肾，固涩止泻。

处方：四神丸（《证治准绳》）加减。

常用药：补骨脂、肉豆蔻、吴茱萸、五味子、生姜、大枣等。以上两种虚证可选用艾灸治疗。常取神阙、关元、足三里，每穴 15～20 分钟，每日 1～2 次。维持治疗 1～2 个月。

中西医结合要点　脾肾阳虚证是中医对泄泻（消化道感染）的一种辨证分型。在 AIDS 患者中，由于长期受病毒侵袭和免疫功能低下，易导致脾肾阳虚，表现为泄泻日久不愈，多在黎明前后腹痛、肠鸣继而泄泻，泻后则安，伴有腰膝酸痛、腹部冷痛、形寒肢冷、不思饮食等症状。舌淡胖而嫩，苔白滑，脉沉细无力。以温补脾肾、固涩止泻为治疗原则。西医治疗方面同湿热蕴结证。

3）蛇串疮（带状疱疹）

①肝经郁热证

中医治疗　治法：清泻肝热，利湿解毒。

处方：龙胆泻肝汤（《医方集解》）加减。

常用药：龙胆草、黄芩、栀子、泽泻、木通、车前子、当归、生地黄、柴胡、甘草、大青叶、板蓝根、紫草、马齿苋、延胡索、赤芍、白芍、滑石。若体虚，可加茯苓、山药等。

中西医结合要点　肝经郁热证是中医对带状疱疹的一种辨证分型。在 AIDS 患者中，由于免疫功能低下，易受病毒侵袭，导致肝经郁热，表现为带状疱疹沿肝经循行部位分布，皮疹鲜红，疱壁紧张，灼热刺痛，伴有口苦咽干、烦躁易怒、小便黄赤、大便干结等症状。舌红苔黄，脉弦数。以清泻肝火、解毒止痛为治疗原则。带状疱疹是由水痘-带状疱疹病毒引起的，因此抗病毒治疗是西医治疗的重要措施。常用药物包括阿昔洛韦、伐昔洛韦、泛昔洛韦等抗病毒药物，这些药物可以抑制病毒的复制，减轻症状，缩短病程。针对带状疱疹的疼痛症状，西医常采用镇痛药物对症治疗。轻中度疼痛可以使用对乙酰氨基酚、非甾体抗炎药等；中重度疼痛则可以使用阿片类药物，如吗啡或羟考酮，或治疗神经病理性疼痛的药物如加巴喷丁、普瑞巴林等。物理治疗如氦氖激光、半导体激光照射、微波治疗等也可用于带状疱疹的治疗。这些物理治疗方法可以促进局部血液循环，加速炎症消退，缓解疼痛和不适。

②脾虚湿蕴证

中医治疗　治法：健脾利湿。

处方：胃苓汤（《丹溪心法》）加减。

常用药：苍术、白术、茯苓、厚朴、陈皮、桂枝、泽泻、猪苓、生姜、大枣、甘草等。

中西医结合要点　脾虚湿蕴证是中医对带状疱疹的一种辨证分型。在 AIDS 患者中，由于免疫功能低下和长期抗病毒药物的使用，易导致脾虚湿蕴，表现为带状疱疹皮疹淡红，疱壁松弛，糜烂渗出，疼痛或轻或重，可伴有腹胀、纳差、大便稀溏、舌淡苔白腻、脉缓或滑等症状。以健脾化湿、解毒止痛为治疗原则。局部治疗主要是应用外用药物，如阿昔洛韦软膏、喷昔洛韦软膏等抗病毒药物，可以涂抹在疱疹部位，以抑制病毒的复制和扩散。同时，也可以使用一些具有收敛、干燥、消炎作用的外用药物，如炉甘石洗剂等。西医治疗其他方面同肝经郁热证。

③气滞血瘀证

中医治疗　治法：活血化瘀，行气止痛。

处方：复元活血汤（《医学发明》）加减。

常用药：柴胡、当归、桃仁、红花、天花粉、穿山甲、栀子、忍冬藤、甘草等。

中西医结合要点 气滞血瘀证是中医对带状疱疹的一种辨证分型。在 AIDS 患者中，由于免疫功能低下和长期疾病的影响，容易导致气血运行不畅，形成气滞血瘀的病理状态。表现为带状疱疹皮疹色暗、结痂，或皮疹消退后仍疼痛不止，伴有面色晦暗、胸闷不适、舌质紫暗或有瘀斑、脉涩等症状。以活血化瘀、通络止痛为治疗原则。西医治疗同肝经郁热证。

4）口疮（口腔溃疡）

①脾胃湿热证

中医治疗 治法：健脾和胃，清热燥湿。

处方：甘草泻心汤。

常用药：甘草、半夏、黄芩、黄连、干姜、党参、大枣等。

中西医结合要点 脾胃湿热证是中医对口腔溃疡的一种辨证分型。在 AIDS 患者中，由于免疫功能低下和长期应用抗病毒药物的影响，易导致脾胃功能失调，湿热内生，表现为口腔溃疡反复发作，溃疡面黄白色，周围红肿，疼痛剧烈，伴有口干口苦、口臭、大便秘结或黏滞不爽、小便黄赤、舌红苔黄腻、脉滑数等症状。以清热燥湿、解毒止痛为治疗原则。西医治疗方面，具体如下。①消炎镇痛：使用具有消炎镇痛作用的药物，如含漱剂（如 0.25% 金霉素溶液、1∶5000 氯己定溶液等）、含片（如杜米芬含片、溶菌酶含片等）等，以缓解局部炎症和疼痛。②促进愈合：使用促进溃疡愈合的药物，如药膜（含有抗生素及可的松等药物，可贴于溃疡面以保护溃疡面并促进愈合）、散剂（如养阴生肌散、黄连散等）等。③抗病毒治疗：针对 AIDS 本身进行抗病毒治疗，以控制病毒复制并改善免疫功能。④免疫调节：根据患者具体情况使用免疫调节剂，以增强机体免疫功能并促进溃疡愈合。

②心火上炎证

中医治疗 治法：清泄心火。

处方：大黄黄连泻心汤。

常用药：大黄、黄芩、黄连、五倍子、薄荷等。

中西医结合要点 心火上炎证是中医对口腔溃疡的一种辨证分型。在 AIDS 患者中，由于免疫功能低下、心理压力、饮食不当等多种因素，可能导致心火亢盛，上炎于口，表现为口腔溃疡反复发作，溃疡面鲜红，疼痛剧烈，伴有心烦易怒、口渴咽干、小便短赤、舌尖红、苔薄黄或黄腻、脉数等症状。以清心泻火、解毒止痛为治疗原则。西医治疗同脾胃湿热证。

③脾胃虚寒证

中医治疗 治法：温中祛寒，补气健脾。

处方：理中汤加味。

常用药：党参、白术、干姜、肉桂、茯苓、黄连、炙甘草等。

中西医结合要点 脾胃虚寒证是中医对口腔溃疡的一种辨证分型。在 AIDS 患者中，由于长期疾病消耗、药物副作用或饮食不当等因素，可能导致脾胃虚寒，表现为口腔溃疡反复发作，但溃疡面多呈淡白色或淡黄色，疼痛相对较轻，伴有口淡不渴、食欲不振、腹胀便溏、四肢不温、舌淡苔白、脉沉迟等症状。以温中散寒、健脾和胃为治疗原则。虽然脾胃虚寒型口腔溃疡的疼痛相对较轻，但必要时仍可使用具有消炎镇痛作用的药物进行局部治疗，如含漱剂、散剂等。使用促进溃疡愈合的药物，如药膜等，以保护溃疡面并促进愈合。西医治疗其他方面同脾胃湿热证。

5）发热（上呼吸道感染）

①风热犯卫证

中医治疗 治法：辛凉解表。

处药：升降散合银翘散加减。

常用药：僵蚕、蝉蜕、桔梗、前胡、炒牛蒡子、荆芥、金银花、玄参、浙贝母、芦苇根、柴胡、黄芩、甘草。

中西医结合要点 风热犯卫证是中医对上呼吸道感染的一种辨证分型，常见于 AIDS 患者因免疫力低下而并发上呼吸道感染时。此证型主要表现为发热、微恶风寒、头痛、咳嗽、痰黏或黄、咽喉肿痛、口渴欲饮、舌尖边红、苔薄白微黄、脉浮数等症状。以辛凉解表、清热解毒为治疗原则。针对 AIDS 本身进行抗病毒治疗，以控制病毒复制并改善免疫功能。这是治疗发热（上呼吸道感染）的根本措施。若上呼吸道感染由细菌感染引起，需根据药敏试验结果选用合适的抗菌药物进行治疗。对于发热症状，可使用物理降温或药物降温的方法进行治疗。物理降温包括温水擦浴、冰敷等；药物降温可选用布洛芬、对乙酰氨基酚等非甾体抗炎药。对于咳嗽、咳痰症状，可使用止咳化痰药物进行对症治疗。如复方甘草口服溶液、盐酸氨溴索口服溶液等。

②风寒束表证

中医治疗 治法：辛温解表。

处方：荆防败毒散加减。

常用药：荆芥、防风、羌活、独活、柴胡、前胡、川芎、桔梗、枳壳、茯苓、党参、甘草等。

中西医结合要点 风寒束表证是中医对上呼吸道感染的一种辨证分型，主要表现为恶寒重、发热轻、无汗、头痛、身痛、鼻塞流清涕、咳嗽吐稀白痰、口不渴或渴喜热饮、苔薄白、脉浮紧等症状。在 AIDS 患者中，由于免疫力低下，更易受到风寒侵袭而引发此类证候。以辛温解表、宣肺散寒为治疗原则。常用方剂如荆防败毒散，该方剂具有发散风寒、解表祛湿的功效，适用于外感风寒初起，恶寒发热、头疼身痛、胸闷咳嗽等症状。具体方剂需根据患者具体情况进行选择和调整，如可加入麻黄、桂枝等药物以增强发汗解表之力，或加入杏仁、桔梗等药物以加强宣肺止咳的作用。该类患者易并发机会性感染，特别是肺部感染，应谨慎使用抗菌药物，避免产生耐药性。同时在使用止咳化痰药物时应密切观察病情变化。西医治疗其他方面同风热犯卫证。

③邪犯少阳证

中医治疗 治法：和解少阳。

处药：小柴胡汤加减。

常用药：柴胡、黄芩、半夏、党参、甘草等。

中西医结合要点 邪犯少阳证是中医对上呼吸道感染的一种辨证分型，主要表现为寒热往来、口苦咽干、目眩、胸胁苦满、默默不欲饮食、心烦喜呕、脉弦等症状。对于 AIDS 患者，由于免疫力低下，易受外邪侵袭，从而引发此类证候。以和解少阳为治疗原则。西医治疗方面同风热犯卫证。

④湿热内蕴证

中医治疗 治法：清热化湿。

处方：三仁汤加减。

常用药：薏苡仁、杏仁、白豆蔻仁、滑石、半夏、通草、厚朴等。

中西医结合要点 湿热内蕴证是中医对上呼吸道感染的一种辨证分型，主要表现为身热不扬（即患者自觉发热，按其肌肤却不甚热）、头身困重、胸闷脘痞、口渴不欲饮、大便黏滞不爽、小便短黄、舌红苔黄腻、脉濡数等症状。在 AIDS 患者中，由于免疫力低下，易受湿热之邪侵袭，从而引发此类证候。以清热祛湿、宣畅气机为治疗原则。西医治疗方面同风热犯卫证。

⑤气虚发热证

中医治疗 治法：补中益气。

处方：补中益气汤。

常用药：党参、白术、黄芪、升麻、柴胡、陈皮、当归、炙甘草等。

中西医结合要点 气虚发热证是中医对上呼吸道感染的一种辨证分型，主要表现为发热、气短乏力、语声低微、自汗、面色㿠白、舌淡苔薄白、脉细弱等症状。这类患者由于正气不足，抗邪无力，容易感受外邪而引发发热等上呼吸道感染症状。以益气固表、清热解毒为治疗原则。西医治疗方面同风热犯卫证。

⑥气血两虚证

中医治疗 治法：气血双补。

处方：十全大补汤或归脾汤。

常用药：党参、白术、炙黄芪、当归、川芎、白芍、熟地黄、肉桂、茯苓、炙甘草等。

中西医结合要点 气血两虚证是中医对上呼吸道感染的一种辨证分型，主要表现为发热、气短乏力、面色苍白或萎黄、头晕目眩、心悸失眠、舌淡苔薄白、脉细弱等症状。这类患者由于正气不足，气血亏虚，抗邪无力，容易感受外邪而引发发热等上呼吸道感染症状。以补气养血、扶正祛邪为治疗原则。西医治疗方面同风热犯卫证。

四、中西医结合诊疗流程图

艾滋病的中西医结合诊疗流程如图 18-1。

曾有过不安全性生活史、静脉注射毒品史、输入未经抗HIV检测的血液或血液制品史、抗HIV阳性者所生子女或职业暴露史等

↓

实验室检测：HIV抗体检测、HIV核酸定性和定量检测、CD4$^+$T淋巴细胞计数、HIV耐药检测等

分期：急性期、无症状期、艾滋病期

治疗
根据辨证分型结果，采用中西医结合的方法进行治疗

急性期 疫毒（侵袭）证 治法：清热解毒，凉血泻火 主方：清瘟败毒散加减	**无症状期** 常证——气虚证 治法：益气健脾 主方：四君子汤	**无症状期** 变证——气阴两虚证 治法：益气养阴，扶正固本 主方：生脉散加减	**无症状期** 变证——湿热壅滞证 治法：清热化湿，通利化浊 主方：三仁汤或藿朴夏苓汤加减

无症状期 变证——痰瘀互结证 治法：化痰祛瘀 主方：二陈汤合桃红四物汤	**无症状期** 变证——气虚血瘀证 治法：补气活血 主方：四君子汤合补阳还五汤

艾滋病期 常证——气血两虚证 治法：气血双补 主方：八珍汤加减	**艾滋病期** 常证——痰湿瘀滞证 治法：燥湿化痰，调畅气血 主方：二陈平胃散合血府逐瘀汤	**艾滋病期** 常证——阴竭阳脱证 治法：益气固脱，温阳救逆，清热生津 主方：独参汤合竹叶石膏汤合附子汤加减

艾滋病期 变证——咳嗽（肺部感染） 风寒袭肺证 治法：疏风散寒，宣肺止咳 主方：三拗汤合止嗽散加减	**艾滋病期** 变证——咳嗽（肺部感染） 风热犯肺证 治法：疏风清热，宣肺止咳 主方：桑菊饮加减	**艾滋病期** 变证——咳嗽（肺部感染） 痰湿蕴肺证 治法：燥湿化痰，理气止咳 主方：二陈汤合三子养亲汤加减	**艾滋病期** 变证——咳嗽（肺部感染） 痰热壅肺证 治法：清热化痰，宣肺止咳 主方：麻黄杏仁甘草石膏汤合苇茎汤加减

艾滋病期 变证——泄泻（消化道感染） 湿热蕴结证 治法：清热利湿 主方：葛根黄芩黄连汤合痛泻要方加减	**艾滋病期** 变证——泄泻（消化道感染） 脾胃虚弱证 治法：补脾健胃，化湿止泻 主方：参苓白术散加减	**艾滋病期** 变证——泄泻（消化道感染） 脾肾阳虚证 治法：温补脾肾，固涩止泻 主方：四神丸加减

艾滋病期 变证——蛇串疮（带状疱疹） 肝经郁热证 治法：清泻肝热，利湿解毒 主方：龙胆泻肝汤加减	**艾滋病期** 变证——蛇串疮（带状疱疹） 脾虚湿蕴证 治法：健脾利湿 主方：胃苓汤加减	**艾滋病期** 变证——蛇串疮（带状疱疹） 气滞血瘀证 治法：活血化瘀，行气止痛 主方：复元活血汤加减

艾滋病期 变证——口疮（口腔溃疡） 脾胃湿热证 治法：健脾和胃，清热燥湿 主方：甘草泻心汤	**艾滋病期** 变证——口疮（口腔溃疡） 心火上炎证 治法：清泄心火 主方：大黄黄连泻心汤	**艾滋病期** 变证——口疮（口腔溃疡） 脾胃虚寒证 治法：温中祛寒，补气健脾 主方：理中汤加味

艾滋病期 变证——发热（上呼吸道感染） 风热犯卫证 治法：辛凉解表 主方：升降散合银翘散加减	**艾滋病期** 变证——发热（上呼吸道感染） 风寒束表证 治法：辛温解表 主方：荆防败毒散加减	**艾滋病期** 变证——发热（上呼吸道感染） 邪犯少阳证 治法：和解少阳 主方：小柴胡汤加减

艾滋病期 变证——发热（上呼吸道感染） 湿热内蕴证 治法：清热化湿 主方：三仁汤加减	**艾滋病期** 变证——发热（上呼吸道感染） 气虚发热证 治法：补中益气 主方：补中益气汤	**艾滋病期** 变证——发热（上呼吸道感染） 气血两虚证 治法：气血双补 主方：十全大补汤或归脾汤

图 18-1　艾滋病的中西医结合诊疗流程图

参考文献

车艳娇，庞立健，吕晓东，等，2019. 中医临床思维模式的科学构建思路和方法[J]. 中华中医药杂志，34（2）：443-447.

陈灏珠，林果为，王吉耀，2013. 实用内科学[M]. 14 版. 北京：人民卫生出版社.

邓成珊，周霭祥，1997. 当代中西医结合血液病学[M]. 北京：中国医药科技出版社.

董立硕，李青伟，张莉莉，等，2023. 基于态靶辨治选方用药的思路与临床应用[J]. 中医杂志，64（3）：250-254.

范永升，2019. 系统性红斑狼疮的中医临床探索与实践[J]. 浙江中医药大学学报，43（10）：1030-1035.

冯晓玲，张婷婷，2021. 中医妇科学[M]. 5 版. 北京：中国中医药出版社.

傅明慧，乔乔，杨华富，2019. 2006 年至 2015 年全国 HIV/AIDS 流行病学特征分析[J]. 中国性科学，28（9）：125-127.

葛龙，李镜，尚文茹，等，2024. 非手术疗法治疗腰椎间盘突出症的循证实践指南[J]. 中国循证医学杂志，24（2）：125-148.

郭励园，王建军，王振，等，2024. 《抑郁症中西医结合诊疗指南》制定的思考[J]. 世界科学技术-中医药现代化，26（1）：12-18.

过伟峰，曹晓岚，盛蕾，等，2020. 抑郁症中西医结合诊疗专家共识[J]. 中国中西医结合杂志，40（2）：141-148.

何清湖，刘胜，2017. 中西医结合外科学临床研究[M]. 北京：人民卫生出版社：294-318.

黄健，张旭，2022. 中国泌尿外科和男科疾病诊断治疗指南：2022 版[M]. 北京：科学出版社：389-432.

李建生，2019. 肺系病辨证纲要与证候的认识[J]. 中医学报，34（1）：1-5.

李凌江，马辛，2015. 中国抑郁障碍防治指南[M]. 2 版. 北京：中华医学电子音像出版社.

李屹龙，薛金贵，2024. 中医药治疗射血分数保留的心力衰竭的研究进展[J]. 中西医结合心脑血管病杂志，22（5）：839-842.

李子龙，李明，王建民，等，2023. 中医药治疗克罗恩病的研究进展[J]. 中国肛肠病杂志，43（8）：73-76.

连方，谈勇，2018. 中西医结合妇产科学临床研究[M]. 北京：人民卫生出版社.

梁雪蕾，李群，肖晴，等，2022. HIV/AIDS 患者抗反转录病毒治疗药物研究进展[J]. 中国艾滋病性病，28（11）：1321-1325.

刘洋，何运胜，赵平武，等，2023. 克罗恩病的临床表现及中西医分型研究进展[J]. 现代消化及介入诊疗，28（3）：390-394.

聂广，2018. 从"分型辨证"到"分期辨证"：中西医结合传染病诊疗模式的推陈出新[J]. 中国中西医结合杂志，38（12）：1501-1506.

潘文奎，1996. 中医内分泌学理论与临床证治的研究[J]. 辽宁中医杂志，23（9）：14-16.

史瑞，李军祥，沈洪，等，2024. 溃疡性结肠炎中医诊疗专家共识（2023）[J]. 中华中医药杂志，39（1）：288-296.

世界中医药学会联合会骨质疏松专业委员会，阎小萍，王拥军，等，2023. 腰椎间盘突出症中西医结合诊疗专家共识[J]. 世界中医药，18（7）：945-952.

孙莹，杜惠兰，李蓉，等，2024. 复发性流产中西医结合诊疗指南[J]. 中国中药杂志，49（9）：2544-2556.

仝小林，何莉莎，赵林华，2015. 论"态靶因果" 中医临床辨治方略[J]. 中医杂志，56（17）：1441-1444.

仝小林，朴春丽，2023. 实用中医内分泌代谢病学[M]. 北京：中国中医药出版社.

王健，郭会军，2022. 中医药治疗艾滋病进展及展望[J]. 中国艾滋病性病，28（3）：257-260.

王树声，李源，古炽明，2022. 尿石症围手术期中西医结合诊疗专家共识[J]. 中国中西医结合外科杂志，28（4）：447-450.

王树声，李源，邹乾明，等，2022. 上尿路结石中西医结合排石治疗中国专家共识[J]. 中国中西医结合外科杂志，28（2）：158-161.

王莹，樊亚东，王倩，等，2022. 基于病证结合探讨中西医结合诊疗模式的高层次发展：吴咸中院士访谈录[J]. 天津中医药大学学报，41（2）：141-143.

王永炎，张伯礼，2007. 中医脑病学[M]. 北京：人民卫生出版社.

吴凡，李泽庚，董昌武，等，2021. 肺系病证候学研究进展[J]. 江西中医药大学学报，33（4）：113-115.

吴江，2005. 神经病学[M]. 北京：人民卫生出版社.

吴开春，梁洁，冉志华，等，2018. 炎症性肠病诊断与治疗的共识意见（2018 年·北京）[J]. 中国实用内科杂志，38（9）：796-813.

谢世平，郭会军，王健，2014. 艾滋病中医诊疗指南（2013 版）[J]. 中医学报，29（5）：617-620.

许伟明，胡镜清，江丽杰，2016. 当代病证结合研究思路和方法进展评析[J]. 世界科学技术-中医药现代化，18（5）：769-775.

张存悌，2002. 尺短寸长 各有所宗：谈宏观辩证与微观辩证[J]. 辽宁中医杂志，29（7）：435.

张高钰，王子涵，樊佳溶，等，2022. 中医药干预射血分数保留的心力衰竭研究进展[J]. 医学综述，28（13）：2679-2683.

张路，唐旭东，2023. 探索建立高质量发展中西医结合血液病模式，助力推进健康中国建设[J]. 南方论刊，（11）：79-81，90.

张元芳，孙颖浩，王忠，2013. 实用泌尿外科和男科学[M]. 北京：科学出版社：390-425.

赵辨，2017. 中国临床皮肤病学[M]. 2 版. 南京：江苏凤凰科学技术出版社.

赵炳南，张志礼，2014. 简明中医皮肤病学[M]. 北京：中国中医药出版社.

赵泽龙，魏戌，银河，等，2023. 腰椎间盘突出症的中西医治疗述评[J]. 世界中医药，18（21）：3005-3012.

中国免疫学会神经免疫分会，常婷，李柱一，等，2021. 中国重症肌无力诊断和治疗指南（2020 版）[J]. 中国神经免疫学和神经病学杂志，28（1）：1-2.

中国医师协会皮肤科医师分会带状疱疹专家共识工作组，国家皮肤与免疫疾病临床医学研究中心，2022. 中国带状疱疹诊疗专家共识（2022 版）[J]. 中华皮肤科杂志，55（12）：1033-1040.

中国中西医结合学会，2023. 溃疡性结肠炎中西医结合诊疗专家共识[J]. 中国中西医结合杂志，43（1）：5-11.

中华医学会风湿病学分会，国家皮肤与免疫疾病临床医学研究中心，中国系统性红斑狼疮研究协作组，2020. 2020 中国系统性红斑狼疮诊疗指南[J]. 中华内科杂志，59（3）：172-185.

中华医学会妇产科学分会产科学组，复发性流产诊治专家共识编写组，2022. 复发性流产诊治专家共识（2022）[J]. 中华妇产科杂志，57（9）：653-667.

中华医学会感染病学分会艾滋病丙型肝炎学组，中国疾病预防控制中心，2022. 中国艾滋病诊疗指南（2021 年版）[J]. 协和医学杂志，13（2）：203-226.

中华医学会骨科学分会脊柱外科学组，中华医学会骨科学分会骨科康复学组，2020. 腰椎间盘突出症诊疗指南[J]. 中华骨科杂志，40（8）：477-487.

中华医学会糖尿病学分会，2014. 中国 2 型糖尿病防治指南（2013 年版）[J]. 中华糖尿病杂志，6（7）：447-498.

中华医学会疼痛学分会脊柱源性疼痛学组，2020. 腰椎间盘突出症诊疗中国疼痛专家共识[J]. 中国疼痛医学杂志，26（1）：2-6.

中华医学会血液学分会红细胞疾病（贫血）学组，付蓉，李莉娟，等，2022. 再生障碍性贫血诊断与治疗中国指南（2022 版）[J]. 中华血液学杂志，43（11）：881-888.

《中华医学杂志》社皮肤科慢病能力提升项目专家组，中国医师协会疼痛科医师分会，国家远程医疗与互联网医学中心皮肤科专委会，等，2021. 带状疱疹相关性疼痛全程管理专家共识[J]. 中华皮肤科杂志，54（10）：841-846.

中华中医药学会，2011. 糖尿病中医防治指南[J]. 中国中医药现代远程教育，9（4）：148-151.

中华中医药学会，2020. 中医内科临床诊疗指南-第一册[M]. 北京：中国中医药出版社：5-19.

中华中医药学会，2020. 中医内科临床诊疗指南-第二册[M]. 北京：中国中医药出版社：5-19.

周华，2016. 中医心脏病学[M]. 北京：人民卫生出版社：245-265.

Chen JS，Tian DC，Zhang C，et al，2020. Incidence，mortality，and economic burden of myasthenia gravis in China：a nationwide population-based study[J]. 5：100063.

Li M，Zhang W，Leng X，et al，2013. Chinese SLE Treatment and Research group（CSTAR）registry：I. Major clinical characteristics of Chinese patients with systemic lupus erythematosus[J]. Lupus，22（11）：1192-1199.